Hans Zulliger
Das magische Denken des Kindes

Unter anderem sind bisher folgende Titel im Psychosozial-Verlag in der Reihe PSYCHOANALYTISCHE PÄDAGOGIK erschienen:

BAND 47 H. Hirblinger: Psychoanalytisch-pädagogische Kompetenzen für die Lehrerbildung. Wahrnehmung, sprachliches Handeln und Erfahrungsorganisation. 2017.

BAND 48 A. Eggert-Schmid Noerr, J. Heilmann, I. Weißert (Hg.): Unheimlich und verlockend. Zum pädagogischen Umgang mit Sexualität von Kindern und Jugendlichen. 2017.

BAND 49 M. Fürstaller: Wenn die Melodie des Abschieds kein Gehör findet. Eine psychoanalytische Untersuchung zur Eingewöhnung in Kitas. 2019.

BAND 50 U. Fickler-Stang: Dissoziale Kinder und Jugendliche – unverstanden und unverstehbar? Frühe Beiträge der Psychoanalytischen Pädagogik und ihre aktuelle Bedeutung. 2019.

BAND 51 U. Finger-Trescher, J. Heilmann, A. Kerschgens, S. Kupper-Heilmann (Hg.): Angst im pädagogischen Alltag. Herausforderungen und Bewältigungsmöglichkeiten. 2019.

BAND 52 M. Steiner: Das Unbewusste im Klassenzimmer. Aggressive Gegenübertragungsreaktionen von Fachkräften in pädagogischen Handlungsfeldern. 2020.

BAND 53 K. Mittlböck: Persönlichkeitsentwicklung und Digitales Rollenspiel. Gaming aus psychoanalytisch-pädagogischer Sicht. 2020.

BAND 54 A. Kerschgens, J. Heilmann, S. Kupper-Heilmann (Hg.): Neid, Entwertung, Rivalität. Zum Wert psychoanalytischen Verstehens tabuisierter und abgelehnter Gefühle für die Pädagogik. 2021.

BAND 55 M. Günther, J. Heilmann, A. Kerschgens (Hg.): Psychoanalytische Pädagogik und Soziale Arbeit Verstehensorientierte Beziehungsarbeit als Voraussetzung für professionelles Handeln. 2022.

BAND 56 H. Hierdeis, A. Würker (Hg.): Praxisfelder der Psychoanalytischen Pädagogik. Pädagogische Interaktionen verstehen und förderlich gestalten. 2022.

BAND 57

Psychoanalytische Pädagogik

HERAUSGEGEBEN VON
BERND AHRBECK, WILFRIED DATLER
UND URTE FINGER-TRESCHER

Hans Zulliger

Das magische Denken des Kindes

Beiträge zur Psychoanalytischen Pädagogik und Kinderpsychotherapie

Ausgewählt, eingeleitet und mit einem Editionsbericht herausgegeben von Reinhard Fatke

Psychosozial-Verlag

Dieser Band wurde gefördert mit Mitteln des Arbeitsbereichs Psychoanalytische Pädagogik des Instituts für Bildungswissenschaften der Universität Wien sowie mit Mitteln der Steger-Hain-Stiftung zur Förderung der Psychoanalyse bei der Akademie für Psychoanalyse München.

Bibliografische Information der Deutschen Nationalbibliothek
Die Deutsche Nationalbibliothek verzeichnet diese Publikation in der Deutschen Nationalbibliografie; detaillierte bibliografische Daten sind im Internet über http://dnb.d-nb.de abrufbar.

Originalausgabe

info@psychosozial-verlag.de
www.psychosozial-verlag.de

Umschlagabbildung: Hans Zulliger, 1962 od. 1963, Foto: Anneke Himpe
Umschlaggestaltung und Innenlayout nach Entwürfen von Hanspeter Ludwig, Wetzlar
Satz: SatzHerstellung Verlagsdienstleistungen Heike Amthor, Fernwald
ISBN 978-3-8379-3197-6 (Print)
ISBN 978-3-8379-7885-8 (E-Book-PDF)

Inhalt

Einführung

Reinhard Fatke

Hans Zulliger war im 20. Jahrhundert im deutschsprachigen Raum einer der meistgelesenen Kinderpsychotherapeuten und (psychoanalytischen) Pädagogen. Mit einer Vielzahl von Büchern (47) und Aufsätzen in Zeitschriften und Sammelbänden (191), die in einer Bibliografie (Schilt, 1983) verzeichnet sind, sowie von Rundfunksendungen, öffentlichen Vorträgen und Weiterbildungsveranstaltungen trug er wesentlich dazu bei, dass nach dem Zweiten Weltkrieg die Psychoanalyse wieder weithin bekannt gemacht und vor allem ihr Anregungspotenzial für die Pädagogik neu entdeckt und verbreitet wurde. Bereits bevor die Nationalsozialisten die Psychoanalyse und damit auch die Psychoanalytische Pädagogik verfemten und die meisten Psychoanalytikerinnen und Psychoanalytiker aus Deutschland und Österreich in die Emigration zwangen und einige von ihnen (z. B. Bruno Bettelheim und Ernst Federn) zuvor in Konzentrationslagern internierten – die in der Schweiz lebenden Psychoanalytikerinnen und Psychoanalytiker blieben zum Glück davor bewahrt –, war Hans Zulliger einer der produktivsten Vertreter psychoanalytischen und psychoanalytisch-pädagogischen Gedankenguts: als unermüdlicher Autor und Mitherausgeber einschlägiger Zeitschriften, als Referent auf Kongressen, als psychoanalytischer Erziehungsberater und Kinderpsychotherapeut und als praktisch tätiger Volksschullehrer. Alle diese Tätigkeiten setzte er auch nach 1945 mit unvermindertem Engagement fort.

Besonders nachhaltige Spuren hat sein Wirken zum einen in der Entwicklung und Begründung eines eigenständigen psychotherapeutischen Ansatzes hinterlassen, den er »deutungsfreie Kinderpsychotherapie« oder »deutungsfreie Spielanalyse« nannte, und zum anderen darin, dass er in origineller Weise die Psychoanalyse für die Pädagogik fruchtbar machte und dabei einen eigenen Stil von Falldarstellungen entwickelte, die seine Praxis einer psychoanalytisch geleiteten Erziehung (und Erziehungsberatung) illustrieren und zugleich, gewissermaßen implizit, theoretische Zusammenhänge und Begründungen verständlich machen.

Sowohl in seiner Kinderpsychotherapie als auch in seiner psychoanalytischen Pädagogik spielt die Besonderheit des kindlichen Denkens eine herausragende Rolle. Beide Tätigkeitsbereiche sind bestimmt von dem Grundsatz: »Das Kind denkt anders als der Erwachsene« (Zulliger, 1956a). Damit ist gemeint, dass Kinder »magisch« denken und so auch fühlen und handeln. Entsprechend der prälogischen Stufe ihrer Entwicklung, deuten sie mithilfe ihrer Fantasie die Wirklichkeit um; sie erfüllen beispielsweise leblose Gegenstände mit Leben und treten so mit ihnen in eine lebendige Interaktion (»Animismus«); oder sie vermenschlichen Tiere (»Totemismus«) und stellen eine enge emotionale Bindung zu ihnen her. Diese magische Funktion in ihrem Denken durchzieht auch die Symbolspiele in dieser Entwicklungsphase. Diese sind von (Fantasie-)Vorstellungen gesteuert, welche die Kinder so stark absorbieren können, dass sie völlig darin aufgehen und sich zuweilen darin verlieren können, ohne doch den Kontakt zur Realität gänzlich zu verlieren. Es sind gewissermaßen *Die magischen Jahre* (Fraiberg, 1959).

Werdegang

Seinen Lebenslauf hat Zulliger in Umrissen selbst skizziert: in einem bislang unveröffentlichten »Curriculum vitae«, das sich in seinem Nachlass befindet und diesen Band eröffnet (Beitrag Nr. 1; s. dazu auch die ergänzenden Bemerkungen im Editionsbericht am Ende des Bandes). Für einen Außenstehenden ist daran erstaunlich, dass er, obwohl mit den Jahren seine internationale Bekanntheit und seine Reputation in Kreisen der Psychoanalyse und der Pädagogik ständig wuchsen, er dennoch zeitlebens, nämlich 47 Jahre lang, Volksschullehrer in dem kleinen Dorf Ittigen bei Bern blieb. Er selbst begründete das einerseits mit seiner Verbundenheit mit der Landschaft und mit dem Dialekt, in dem er sich immer wieder auch literarisch in Form von Gedichten, Erzählungen, Hörspielen und Theaterstücken betätigte (vgl. Zulliger, 1964). Andererseits bildeten die Kinder und Jugendlichen, die er täglich unterrichtete und denen er als Erziehungsberater und als Kinderpsychotherapeut bei mannigfachen Schwierigkeiten helfen konnte, eine unersetzliche Quelle von Erfahrungen, aus denen er jeweils neue Erkenntnisse wie auch Anregungen für sein literarisches Schaffen (s. unten) gewinnen konnte.

Zu der Vielzahl eigener Schülerinnen und Schüler, die er im Lauf seines Lebens unterrichtete (sowie deren Kinder und z. T. sogar Kindeskinder, die über die Jahre ebenfalls in seine Schule eintraten), gesellten sich noch insgesamt 13 »sehr schwierige fremde« Kinder, die er für »je 3 Jahre« als Pflegekinder in seinem Haus aufnahm. Aus allen ist später »etwas Rechtes« geworden: »heute Ärzte, Kaufleute, Goldschmiede, Photographen, Farm-Verwalter, Chemiker usw., alle in geachteten Stellungen« (Zulliger in einer unveröffentlichten Notiz im Nachlass). Aber auch Kinder und Jugendliche, die ihm von Eltern oder von Behörden zu psychotherapeutischen Zwecken zugeführt wurden, sowie solche, für die er um gutachterliche Expertisen gebeten wurde, bereicherten seinen Erfahrungsschatz, der zugleich seine therapeutischen und psychoanalytisch-pädagogischen Erkenntnisse differenzierte und konsolidierte.

Außerdem diente ihm dieses schier unerschöpfliche Reservoir an Fallgeschichten zur Veranschaulichung konkreter Themen, die er in seinen therapeutischen und psychoanalytisch-pädagogischen Veröffentlichungen behandelte. Freilich ist auch festzustellen, dass die Fallgeschichten deutliche Spuren sowohl ihrer Entstehungszeit als auch ihres geografischen Ursprungs tragen. Zum Letzteren gehören die eher beschaulichen Lebens- und Arbeitsverhältnisse im ländlichen und kleinstädtischen Raum, in dem Zulliger wirkte und aus dem seine Schülerschaft wie auch die Klientel seiner Erziehungsberatung und seiner Kinderpsychotherapie stammten. Diese Beschaulichkeit spiegelt sich zuweilen auch in einer gewissen Betulichkeit, welche die sprachliche Darstellung kennzeichnet (z. B. verniedlichende Verkleinerungsformen wie »Büblein«, »Krüglein«, »Stübchen« u.ä.).

Zum Ersteren, der Entstehungszeit, gehört einerseits ein Familienbild, das mit seinen festen Rollenzuweisungen inzwischen weitgehend (wenn auch nicht in allen sozialen Milieus) als überholt gilt. Andererseits gehört dazu, dass auf einen ersten flüchtigen Blick manche der geschilderten »Probleme«, deren Zulliger sich annahm, ebenfalls als überholt erscheinen, so z. B. Naschsucht, Trotz, Lernunlust, Lügen, Ungehorsam, Aufsässigkeit, Bettnässen, Masturbieren u.ä. Nicht, dass es solches Verhalten bei Kindern und Jugendlichen nicht mehr gäbe – immerhin führt Wolff (2021, S. 20) aus der heutigen Praxis der psychoanalytischen Kinderpsychotherapie die gleichen oder ähnliche Auffälligkeiten auf –, aber der Umgang der Eltern damit hat sich mehrheitlich verändert, sodass auf solches Verhalten nicht mehr unbedingt mit harten, vor allem körperlichen Strafen reagiert wird, wie sie in manchen Fallgeschichten geschildert werden. Dennoch darf das nicht darüber hinwegtäuschen, dass – in mancherlei anderen Ausdrucksformen – immer noch als problematisch geltende Verhaltensweisen von Kindern und Jugendlichen, wie z. B. Ignorieren von Verboten und (aggressive) Infragestellung der Erwachsenen-Autorität, die Eltern und andere Erziehungspersonen herausfordern, sodass diese auch immer wieder mit Bestrafungen darauf reagieren, die von den Kindern und Jugendlichen als kränkend empfunden werden. Das sind nicht nur Hausarrest, Fernseh- und Handyverbot, Ausgehbeschränkungen u.ä., sondern, vielleicht noch einschneidender, auch Gleichgültigkeit, Gesprächsverweigerung, emotionale Vernachlässigung bis hin zum Liebesentzug. Bestehen bleibt jedenfalls die Tatsache, dass die Psychodynamik, die in solchen herausfordernden Situationen entsteht, ihre Ursache und zugleich ihren Zweck in unbewussten Prozessen hat, die das Verhalten der Kinder (und Jugendlichen) genauso steuern wie das der reagierenden Erwachsenen. In diesem Sinne lassen sich die Fallgeschichten verstehen als über den jeweiligen konkreten Einzelfall hinausweisende Exempel für die Macht unbewusster Prozesse im Erziehungsgeschehen und für das Potenzial von psychoanalytisch geleiteter Intervention in Familie, Schule, Erziehungsberatung und Therapie. So betrachtet, sind die Fallgeschichten zeitlos.

Deren Vielzahl, die Zulligers wissenschaftliches Werk durchziehen – von kürzeren Vignetten bis zu ausführlichen Fallanalysen –, erklären auch zu einem Gutteil den durchschlagenden publizistischen Erfolg seiner Bücher; die meisten erlebten mehrere Auflagen. Die Fallgeschichten wurden in der wissenschaftlichen Rezeption auch immer wieder als ein besonderes Merkmal hervorgehoben (z. B. Bittner, 1972), weil es sowohl den Fachleuten als auch einem größeren Laienpublikum Grundkonzepte des psychoanalytischen Verstehens von Entwicklungsverläufen im Kindes- und Jugendalter und der kindertherapeutischen Technik veranschaulichte und somit gedanklich nachvollziehbar machte.

> »Es ist nicht meine Absicht, wissenschaftliche Funde zu verniedlichen, aber man kann sie auch so darstellen, dass jeder einigermaßen Gebildete sie erfassen und verstehen kann: unsere deutsche Sprache ist reich genug dazu. Allerdings, so scheint mir, laufen wir gegenwärtig oft Gefahr, im Abstrakten und rein Theoretischen steckenzubleiben. Dies wollte ich vermeiden, obwohl auch ich aus den ›Geschichten‹ das Allgemeingültige schließlich heraus-

> zuheben suche und der Ansicht bin, das Praktische und das Theoretische hätten sich gegenseitig zu ergänzen und einander weiterzutreiben« (Zulliger, 1966a, S. 7).

Die Natur, die Sprache, die Lebensart und die Kinder und Jugendlichen waren also ausschlaggebend dafür, dass Zulliger seiner Heimat und seiner beruflichen Stellung als Volksschullehrer treu blieb und sich durch die internationalen Kontakte, die Tätigkeit in zahlreichen in- und ausländischen Gremien und wissenschaftlichen Gesellschaften, sein Ansehen in der psychoanalytischen Community, seine Verbindungen zu Universitäten (durch Lehraufträge in Bern und Zürich und Ehrendoktorate von den Universitäten Bern und Heidelberg) nicht davon abbringen ließ, in Ittigen zu bleiben und seinem Hauptinteresse nachzugehen, das er einmal folgendermaßen zusammengefasst hat: »Ich arbeite für die Jugend, weil mir dies Freude macht, will ihr mit meiner Schriftstellerei dienen« (unveröffentlichte Notiz im Nachlass; vgl. zur Gesamtbiografie auch Kasser, 1963).

Bemerkenswert ist, dass zwei Weltkriege und der Nationalsozialismus keine sichtbaren Spuren in Zulligers wissenschaftlichem Werk hinterlassen haben, obwohl bereits 1933 bei der Bücherverbrennung in Berlin die Schriften Sigmund Freuds mit dem Kampfspruch »Gegen die seelenzerstörende Überschätzung des Sexuallebens – und für den Adel der menschlichen Seele!« in die Flammen geworfen wurden und obwohl die Nationalsozialisten auch für die Einstellung des Zentralorgans der psychoanalytisch-pädagogischen Bewegung im Jahr 1937 verantwortlich waren, nämlich der *Zeitschrift für psychoanalytische Pädagogik*, dessen Mitherausgeber und einer der produktivsten Autoren Zulliger war. Verunklarend, fast verharmlosend sagte er über diesen Vorgang, dass die Zeitschrift »allerdings – und leider – beim Umbruch in Österreich unterging«. Einer der Gründe für diese Enthaltsamkeit in allgemeinpolitischen Fragen mag darin liegen, dass die Schweiz generell ohnehin ein politisch indifferentes Verhältnis zum Nationalsozialismus praktizierte. Außerdem blieb die Psychoanalyse in der Schweiz von den Repressalien der Nationalsozialisten mangels Zugriffs so gut wie unbehelligt.

Lediglich in Zulligers literarischem Schaffen finden sich Spuren aus der Zeit vom Ersten bis zum Ende des Zweiten Weltkriegs, wenn auch ohne explizite kritische Haltung gegenüber den Kriegen und dem Nationalsozialismus, z. B. in der Erzählung *E Soldate-Wiehnacht* von 1943 und in dem Roman für Jugendliche *Joachim als Grenzwächter* von 1948. Es geht

Zulliger in dieser Zeit eher um Stärkung des Heimatschutzes (in Übereinstimmung mit der Bewegung gleichen Namens), die noch deutlicher zum Ausdruck kommt in den beiden »Festspielen« von 1934 und 1935: *Die Friedensinsel* und *Der Scholle treu*, und in dem 1938 geschriebenen »Schweizerischen Volksliederspiel« *I schwäre Zyte – Aus der Grenzbesetzungszeit 1914*. Diese Schriften – wie auch zahlreiche aus dieser Zeit stammende Gedichte und die »Hymne« von 1948 *Du liebes, schönes Schweizerland* – stehen unausgesprochen, aber deutlich im Dienst der »geistigen Landesverteidigung«, die eine ganze Epoche der Schweizer Literatur prägte (vgl. Sandberg, 2007).

Aus dem Mangel an einer pointierten allgemeinpolitischen und einer gesellschaftspolitischen Positionierung sowie aus der Tatsache, dass Zulliger kein Interesse daran hatte, eine eigene therapeutische Schule zu gründen und diese in theoretischen Auseinandersetzungen mit anderen Strömungen zu begründen, ist vermutlich auch zu erklären, weshalb Zulliger zwar zu den »Psychoanalytischen Pionieren« gerechnet wurde (Alexander et al., 1966) wie auch als »Pionier der Psychoanalytischen Pädagogik« galt und nach wie vor gilt (Fatke & Scarbath, 1995; Manz, 2020), aber in der Epoche nach 1968 keine so breite Rezeption fand wie andere Vertreter der Psychoanalytischen Pädagogik aus den 1920er Jahren, wie beispielsweise Siegfried Bernfeld, August Aichhorn, Fritz Redl oder Bruno Bettelheim (s. dazu auch Fatke, 2022a).

Diese Namen waren freilich auch verbunden mit innovativen Praxismodellen einer psychoanalytisch-pädagogischen Heimerziehung, die – wenn zumeist auch nur von kurzer Dauer – zu Referenzpunkten einer psychoanalytisch-pädagogischen Renaissance in den 1970er Jahren wurden. Hinzu kam, dass die Kinder und Jugendlichen, um die Zulliger sich pädagogisch und therapeutisch kümmerte, nicht so sehr »verwahrlost«, »delinquent« und »emotional gestört« waren wie die Klientel von Bernfeld, Aichhorn, Redl und Bettelheim, sondern eher die »üblichen« Störungen in ihrer Entwicklung aufwiesen, wie »Zerstreutheit, Flatterhaftigkeit, träumerisches Wesen, Arbeitsunlust, Lügenhaftigkeit, Nasch- und Stehlsucht, Stottern, Furchtsamkeit, übertriebene Scheu und Verlegensein, Trotz, Eigensinn, Störrigkeit, Grausamkeit, Prahlsucht, Zerstörungssucht, Hass, üble Gewohnheiten usw.« (Zulliger, 1921, S. 2). Es handelte sich also eher um – wenn z. T. auch gravierende, mitunter sogar therapeutische Interventionen, aber keine institutionelle Unterbringung erfordernde – »Irrwege in der Kinderentwicklung« (A. Freud, 1968).

Psychoanalyse und Kinderpsychotherapie

Von der damals noch jungen Psychoanalyse als einer neuen und wenig bekannten psychologischen Richtung hörte Zulliger erstmals im Alter von 17 Jahren, als er 1910 im Rahmen seiner Lehrerausbildung vom Unterseminar in Hofwil in die Oberabteilung nach Bern wechselte und dort »Kameraden aus der letzten Seminarklasse [...] in aufregender Art« davon erzählten. In diesem Lehrerseminar unterrichtete nämlich Ernst Schneider (als Direktor der Einrichtung), der in seinem Psychologieunterricht »seltsame Dinge berichtete: über Heilungen von Gelähmten, von Leuten mit Platz- und Brückenangst, von Hysterikern und Zwangsneurotikern – auch, dass unsere Träume einen verborgenen, hintergründigen Sinn hätten und sich deuten ließen, ebenso unsere Fehlhandlungen« (Zulliger, 1963/64, S. 555).

Zwar wurde Schneider bald von den vorgesetzten Behörden aus dem Amt gedrängt (und wurde danach Professor für Psychologie an der Universität in Riga), weil sein Psychologieunterricht als wissenschaftlich nicht fundiert und vor allem als anstößig verunglimpft wurde (vgl. Weber, 1999), aber Zulligers Interesse war geweckt und wurde durch das Studium der bereits verfügbaren einschlägigen psychoanalytischen Werke gestärkt. Eine besondere Rolle spielten dabei die Schriften des Zürcher Pfarrers Oskar Pfister, der schon früh (1909) mit Sigmund Freud in Kontakt trat, woraus sich eine lebenslange freundschaftliche Beziehung entwickelte (Noth, 2014). Pfister gehörte nicht nur zu den ersten, die in der Schweiz die Psychoanalyse bekanntmachten, sondern war auch der erste, der die bis dahin vorliegenden und überwiegend auf Erwachsene bezogenen Erkenntnisse der Psychoanalyse auf Jugendliche, d. h. auf seinen Unterricht mit »Unterweisungsschülern« (Konfirmanden), anwendete und daraus das entwickelte, was er »Pädanalyse« nannte, also eine Auswertung der Psychoanalyse für pädagogische Zwecke. Sein umfangreiches Buch *Die psychanalytische Methode* (1913) und seine kürzere, aber prägnantere Schrift *Was bietet die Psychanalyse dem Erzieher?* (1917) gaben Zulliger den Anstoß, das darin geschilderte Vorgehen mit noch jüngeren Kindern auszuprobieren (Zulliger, 1963/64).

Gelegenheit dazu bot ihm seine Lehrerstelle, die er 1912 in der Dorfschule in Ittigen bei Bern antrat. Dort traf er auf Kinder unterschiedlichen Alters (von sechs bis 13 Jahren), die zwar auf den ersten Blick als unauffällig erschienen, von denen einige aber dennoch beunruhigende und sie selbst auch beeinträchtigende Verhaltenssymptome aufwiesen,

> »die irgendwie unnormal waren: sie konnten beim Lesen nicht anfangen, sie stotterten, sie waren zerstreut und flatterhaft, übertrieben scheu und verlegen oder – umgekehrt – sie waren frech und anmaßend, trotzig, störrisch, eigenbrötlerisch, grausam Tieren, Mädchen, Schwächeren gegenüber, sie logen, stahlen usw.« (a. a. O., S. 556).

Zulliger wollte in diesen Fällen »eine auf die besonderen Verhältnisse umgewandelte psychoanalytische Technik« ausprobieren, und er hatte, wie er später mehrmals sagte, »Anfängerglück«. Er dokumentierte seine Erfahrungen mit solchen Einzelfällen, die reichhaltig an Details und ergiebig in der Analyse waren, schmückte sie erzählerisch etwas aus und publizierte sie später (1921 und 1923) in der von Oskar Pfister herausgegebenen Reihe »Schriften zur Seelenkunde und Erziehungskunst« (ein Beispiel daraus ist als Nr. 3 in diesem Band abgedruckt).

Sehr früh schon, nämlich 1913 und 1914, unterzog sich Zulliger einer Psychoanalyse, zunächst in Form einer Therapie, mit der er einen »Vaterkomplex« bearbeiten wollte, der immer dann eine Arbeitshemmung bei ihm auslöste, wenn er »Schulbesuch« hatte, d. h. wenn ein Vorgesetzter zur Unterrichtskontrolle kam (Zulliger, 1959a, S. 34; in diesem Band Beitrag Nr. 5). Recht bald ging die Therapie jedoch in eine »Art Lehranalyse« über, und Zulliger vertiefte seine psychoanalytischen Kenntnisse durch weitere Studien der einschlägigen Schriften S. Freuds und anderer Psychoanalytiker. (Geregelte Ausbildungsgänge in Psychoanalyse gab es in jener Zeit in der Schweiz noch nicht.) Über seine genannten Publikationen ergaben sich auch Kontakte zunächst nach Zürich und danach mit den meisten Fachleuten, die Rang und Namen in der Psychoanalyse hatten, u. a. auch mit Sigmund Freud, dem Zulliger 1922 auf dem VII. Internationalen Psychoanalytischen Kongress in Berlin auch persönlich begegnete und den er später noch zwei Mal in Wien traf. In einem Brief an O. Pfister vom 21.12.1924 nannte Freud Zulligers Publikation *Aus dem unbewußten Seelenleben unserer Schuljugend* von 1923, die er gerade erhalten hatte, ein »prächtiges Büchlein« (Noth, 2014).

Zulligers frühe Arbeiten sind noch nicht frei von Versuchen, die Kinder zum freien Assoziieren (»Was fällt Dir dazu ein?«) anzuhalten und ihnen psychoanalytische Deutungen für ihre Verhaltensauffälligkeiten anzubieten. Erst später lernte er andere kinderpsychotherapeutische Ansätze kennen und entwickelte zwischen den sich ausbildenden verschiedenen Richtungen ein eigenes therapeutisches Verfahren: die »deutungsfreie

Kinderpsychotherapie«. Nachdem Hermine Hug-Hellmuth (1913, 1921) als erste aus dem Wiener Kreis der Psychoanalyse, auf der Basis der von Freud beschriebenen Erfahrungen mit der »Analyse der Phobie eines fünfjährigen Knaben« (S. Freud, 1909b), sich therapeutisch mit Kindern beschäftigte und darüber berichtete, waren es dann vor allem Melanie Klein und Anna Freud, welche die psychoanalytische Kinderpsychotherapie ausbauten und dabei, wie bekannt, ganz unterschiedliche Wege gingen (vgl. auch Henningsen, 1964/65).

Melanie Klein (1921, 1923) wandte die in der Erwachsenenanalyse seinerzeit gängige Technik der beständigen Deutung unbewusster Inhalte auf Kinder unter sechs Jahren an, und zwar unmittelbar im Anschluss an bestimmte Handlungen der Kinder und verbal-direkt. Da diese zum Teil noch im vorsprachlichen Alter waren, nutzte sie für ihre Analysen die Spieltätigkeiten der Kinder als deren spezifische Ausdrucksform für unbewusste Prozesse. Für sie galt aber, »dass die jeder Spieltätigkeit zugrunde liegende, als fortgesetzter Spieltrieb (Wiederholungszwang) wirkende Abfuhr der Masturbationsphantasien ein fundamentaler Mechanismus des Kinderspieles und aller weiteren Sublimierungen ist« (Klein, 1932, S. 21), Während sie in ihren frühen Arbeiten noch ein Konzept von therapeutischer »Spielanalyse« vertrat, das starke erzieherische Elemente enthielt, und sie auch ausdrücklich von »Erziehung mit analytischem Einschlag« sprach (Klein, 1921, S. 299), löste sie später (1923, 1932) diesen pädagogischen Aspekt mehr und mehr von der »Frühanalyse« ab und konzentrierte die therapeutische Technik konsequent auf die von S. Freud definierten Bestimmungsmerkmale des psychoanalytischen Verfahrens (bei Erwachsenen): Deutung unbewusster Fantasien, Übertragung und Gegenübertragung, projektive Identifizierung u. a.

Anna Freud vertrat eine Gegenposition, die u. a. zu einer länger dauernden Kontroverse in der Kinderpsychoanalyse führte. Zum einen bestritt sie, dass man Kinder unter sechs Jahren schon analysieren könne, und konzentrierte sich deshalb auf Kinder zwischen sechs und elf Jahren. Hinzu kam, dass für Anna Freud die Einleitungsphase entscheidend war, in der »mit allen Mitteln um die Liebe des Kindes« geworben, d. h. eine positive Übertragung hergestellt werden müsse (A. Freud, 1927, S. 24). Weil die Analytikerin die Rolle des Ich-Ideals übernehme, müsse sie auch über das Kind »verfügen«, und erst danach könne mit dem Deuten als dem Kernpunkt der Behandlung begonnen werden. Ein weiterer Unterschied in ihrem Ansatz besteht darin, dass Spielelemente, auf die Melanie Klein ihr Hauptaugenmerk richtete, keine vorrangige Rolle spielen, sondern auch freie Assoziationen, Träume, Geschichten, Gespräche und Zeichnungen ausgewertet werden.

Als Abonnent der *Internationalen Zeitschrift für Psychoanalyse* seit 1921, des zentralen, von Sigmund Freud herausgegebenen Publikationsorgans der Psychoanalyse, und als Besitzer der Bücher von Melanie Klein und Anna Freud war Zulliger bestens vertraut mit deren kindertherapeutischen Ansätzen und auch mit der Kontroverse zu diesen beiden Positionen. Er fühlte sich dem Ansatz Anna Freuds näher als dem Melanie Kleins, aber er schlug einen eigenen Weg ein, ohne sich explizit an den theoretischen und praktischen Auseinandersetzungen zu beteiligen. Zwar stellte er ebenfalls das Kinderspiel in den Mittelpunkt, aber nutzte dies nicht lediglich als Material für »beständige Deutungen« gegenüber dem Kind, sondern er behielt die Deutungen unbewusster Vorgänge beim Kind, die natürlich auch er vornahm, für sich und bot sie dem Kind allenfalls in Frageform an (»Könnte es sein, dass …?«).

Hauptsächlich aber nutzte er dieses Wissen, um mittels gezielter Interventionen mit dem Kind interagierend zu kommunizieren, denn: »Es handelt sich darum, dass das Kind etwas *erleben*, und nicht in erster Linie darum, dass es etwas *wissen* lerne. Deshalb erscheint das Deuten fragwürdig« (Zulliger, 1952, S. 80; Hervorh. d. Hrsg.). Oder anders gesagt: »Die Deutung wird durch *Agieren* ersetzt, durch Agieren im *Spiel*, in das, wenn der Zeitpunkt gekommen ist, der Analytiker eingreift« (Zulliger, 1957, S. 371; Hervorh. i. O.). Mit anderen Worten: Zulliger begegnete dem Kind beim Spielen in dessen bevorzugtem Medium von Sinnbildern. Das Kind konnte dann diese Eingriffe ins Spiel, die so etwas wie averbale Deutungsangebote waren, je nachdem annehmen oder ablehnen oder das Spiel in eine andere Richtung lenken.

Dass Zulliger bei der Entwicklung und Begründung seines kinderpsychotherapeutischen Ansatzes einen eigenständigen Weg zwischen (oder jenseits von) Melanie Klein und Anna Freud gegangen ist, zeigt sich vor allem daran, dass er das Spiel als die eigentliche »Sprache des Kindes« ernst genommen und deshalb ins Zentrum seiner therapeutischen Behandlung gestellt hat. Melanie Klein hat die Kinder-Patienten, wie bereits erwähnt, zwar auch spielen lassen, aber an deren Spielhandlungen interessierten sie vor allem die Hinweise für Deutungen, wie es in der Erwachsenentherapie geschieht, und sie hat deshalb auch nicht *mit*-gespielt. Anna Freud dagegen wusste, dass Kinder für Deutungen verbaler Art nicht ohne

Weiteres zugänglich waren, und nahm sich in den therapeutischen Sitzungen deshalb viel Zeit, um die Kinder erst »analysierbar« zu machen und danach deren in Assoziationen, Träumen, Zeichnungen u.ä. produziertes Material für die psychoanalytische Therapie zu nutzen.

Der entscheidende Unterschied von Zulligers Ansatz liegt darin, dass er sich aktiv am Spielen der Kinder beteiligte und seine (averbalen) »Deutungsangebote« in das gemeinsame Spiel einbrachte. Vielleicht noch entscheidender aber ist, dass Zulliger nicht – wie Anna Freud und letztlich auch Melanie Klein – das Kind lediglich als »ein unreifes und unselbständiges« Wesen ansah (A. Freud, 1927, S. 7), sondern die Besonderheit des Denkens, Fühlens und Handelns des Kindes als »magisch-animistisch« begriff und damit im Übrigen mit Ergebnissen und Erkenntnissen der beschreibenden und empirischen Entwicklungspsychologie übereinstimmte, wie sie u. a. von Charlotte Bühler (1918) und insbesondere von Jean Piaget (1945) herausgearbeitet worden sind.

Im Lauf der Behandlung, oft erst nach vielen Sunden, stellte sich zumeist auch die gewünschte therapeutische Wirkung ein, indem der im Spielen zum Ausdruck gelangte pathogene Konflikt aufgedeckt und »dramatisch, agierend abgewandelt und gelöst wird« (Zulliger, 1952, S. 86). Gleichzeitig wird dem Kind »die Möglichkeit gegeben, an Hand der Spiele zu kultivierteren Triebbefriedigungen zu gelangen [...]. Auf gleiche Art können Triebumsetzungen in die Wege geleitet, Triebdomestizierungen in Bewegung gesetzt, Sublimierungen angebahnt werden« (ebd.). Aus diesem Grund nannte Zulliger sein erfolgreichstes Buch, in dem er anhand zahlreicher Beispiele dieses Vorgehen ausführlich darstellte, auch *Heilende Kräfte im kindlichen Spiel* (erstmals 1952, danach viele weitere Auflagen).

Da im täglichen Leben Kinder manchmal auch seelische Belastungen allerlei Art im Spiel zum Ausdruck bringen und damit bearbeiten, ohne dass dies im Rahmen einer Psychotherapie geschähe, und auf diese Weise die zugrunde liegenden Konflikte gewissermaßen »sich von der Seele spielen« (womit in der Alltagssprache das benannt wird, was in der Fachsprache auch »Katharsis«, d.h. Reinigung, genannt wird), lassen sich unter den »heilenden Kräften«, zwar nicht ausschließlich, aber auch *Selbstheilungskräfte* verstehen, die zuweilen durch bloßes, intensives Spielen wirksam werden. Im therapeutischen Rahmen jedoch können diese Heilungskräfte natürlich gezielter eingesetzt und damit noch wirksamer nutzbar gemacht werden. Entscheidend ist, dass der Spielpartner, also die Therapeutin oder der Therapeut, ein umfassendes Verständnis davon hat, wie Kinder fühlen und denken und das dementsprechend in ihrem (Spiel-)Handeln ausdrücken, und dass sie oder er auf der Grundlage dieses Verständnisses auch die »unbewussten Seelenregungen« (Fantasien, Übertragungen, Widerstände, Verdrängungen und andere Abwehrprozesse) erfassen und in gleicher Weise wie das Kind in magisch-animistischer Weise, im Medium des Symbolischen ausdrücken kann.

Diesen Ansatz nannte Zulliger »deutungsfreie Kinderpsychotherapie« bzw. »deutungsfreie Spielanalyse«. Aber das ist nicht in der Weise misszuverstehen, wie es in der Rezeption gelegentlich geschehen ist (so z.B. an einigen Stellen bei Berna, 1973), nämlich dass Zulliger auf psychoanalytisches Deuten gänzlich verzichten oder gar ihm keinerlei Wert zumessen würde. An mehreren Stellen seines Werks hat Zulliger immer wieder darauf hingewiesen, dass auch er natürlich »deute«, aber die besondere Auffassungsgabe der Kinder und ihre Art zu denken berücksichtige und deshalb Deutungen in Spielinterventionen einkleide, um dem magisch-animistischen Denken des Kindes zu entsprechen. Als Therapeut habe er »das Unbewusste seines kleinen Patienten zu erfassen, zu ›verstehen‹ und [...] im Spiele aktiv zu reagieren« (Zulliger, 1959b, S. 28), denn auf diese Weise »setzen wir uns direkt mit dem Unbewussten in Verbindung« (Zulliger, 1952, S. 102). Das Deutungswissen verbleibt also im Bewusstsein des Therapeuten und wird in den prälogischen, magischen Verstehenshorizont des Kindes übersetzt.

> »Er [der Therapeut] muss wissen, wie das Ich und das ›Über-Ich‹ sich im Kinde konstituieren und wie das bewusste und das unbewusste Gewissen als Gegenspieler der Triebimpulse arbeiten. Er muss etwas wissen; der kleine Patient jedoch braucht nicht zu wissen, was der Therapeut weiß und was er über den jungen Patienten im Besonderen weiß« (Zulliger, 1957, S. 371).

Voraussetzung bleibt für Zulliger aber auf jeden Fall, dass auch die deutungsfreie Spieltherapie nur dann durchgeführt werden dürfe und könne, wenn der Therapeut bzw. die Therapeutin eine ordnungsgemäße psychoanalytische Ausbildung, einschließlich einer Lehranalyse, absolviert habe. In Form eines Resümees bringt er die Begründung für seinen kinderpsychotherapeutischen Ansatz auf den Punkt: »Und man tut gut daran, *dem Kind in seinem Denken mit gleichem Denken zu begegnen, damit es einen verstehen könne*. Darauf nun beruht theoretisch die *›Reine Spieltherapie ohne Deuten unbewußter Inhalte und Zusammenhänge‹*« (Zulliger, 1966d, S. 42; Hervorh. i.O.).

Wie sehr das explizite, im Sinne von Melanie Klein »beständige Deuten« bei Kindern auch kontraproduktiv wirken kann und oftmals nur dem narzisstischen Bedürfnis des Therapeuten entspringt, einen möglichst raschen Behandlungsfortschritt zu erzielen, macht ein eindrückliches Beispiel im (bisher unveröffentlichten) Beitrag Nr. 10 über »Kontrollanalysen« deutlich. Darin sagt Zulliger u. a.: »Ich halte von der Deuterei bei Kindern nicht viel. Sie erfasst meist nur die intellektuelle Schicht des Patienten. Das Kind ›weiß‹ dann etwas, und möglicherweise macht ihm Spaß, was es weiß – möglicherweise jedoch auch nicht.« – Von Zulligers zahlreichen Ausführungen über seine »deutungsfreie Kinderpsychotherapie« sind für diesen Band mehrere relevante Beiträge ausgewählt worden: Nr. 4, 5, 6 und 7; auch die sogenannten »Spaziergang-Behandlungen«, die in den Beiträgen Nr. 8 und 9 dargestellt werden, gehören zum Typus der »deutungsfreien Psychotherapie«, in diesem Fall mit Jugendlichen.

Zu ergänzen ist noch, dass Zulliger sehr früh durch eine persönliche Begegnung mit Hermann Rorschach im Rahmen der Schweizerischen Gesellschaft für Psychoanalyse in Zürich dessen »Formdeut-Test« kennenlernte, der bald weltweit als »Rorschach-Test«, bestehend aus ungegenständlichen Tintenbildern, auch »Klecksografien« genannt, bekannt und verbreitet wurde. Wie schon zuvor bei der Idee, die psychoanalytische Arbeit von Oskar Pfister mit Jugendlichen für Kinder jüngeren Alters abzuwandeln und für die Behandlung von deren Verhaltensproblemen anzuwenden, interessierte Zulliger am Rorschach-Test vor allem die Möglichkeit, die Bildtafeln für Kinder anzupassen und zugleich deren Anzahl (zehn) zu reduzieren. Daraus entwickelte sich dann der sogenannte »Zulliger-Tafeln-Test«, bestehend aus drei Bildtafeln und einsetzbar als diagnostische Hilfe neben einer ausführlichen Anamnese (unter Mitwirkung der Eltern) und eigenen Beobachtungen. Bei diesem, oft auch abgekürzt »Z-Test« genannten projektiven Verfahren handelt es sich um ein Instrument, bei dem die (verbalen) Deutungen der Bildtafeln Aufschluss über spezifische Persönlichkeitsmerkmale, gegebenenfalls auch über vorhandene Probleme oder gar Störungen, geben können. Projektive Verfahren wie diese und viele andere (s. Lehmhaus & Reiffen-Züger, 2017) waren von Anfang an umstritten, weil insbesondere von der empirischen Psychologie die Reliabilität und die Validität der Vorgehensweise und damit die Aussagekraft des Tests generell infrage gestellt wurden, aber in der therapeutischen Praxis werden solche Verfahren als diagnostische Hilfsinstrumente immer wieder eingesetzt, sodass der Zulliger-Tafeln-Test von der

Schweizer Testzentrale des Hogrefe-Verlags auch immer noch zu beziehen ist.

Da die Durchführung projektiver Tests nur ein kleiner und in der Regel auch nicht ausschlaggebender Aspekt einer psychotherapeutischen Behandlung ist und deshalb in Fallgeschichten auch nur eine untergeordnete Rolle spielt, ist darauf verzichtet worden, von den immerhin 22 Beiträgen, die Zulliger zu seinem Formdeut-Verfahren veröffentlicht hat, großenteils in angesehenen Fachzeitschriften, Beispiele in diesen Band aufzunehmen. Aber zur Charakterisierung Zulligers als eines wissenschaftlich produktiv-tätigen Kinderpsychotherapeuten gehört es dazu, diesen Aspekt seiner praktischen und wissenschaftlichen Tätigkeit zu erwähnen und auch zu vermerken, dass es mehr als 40 wissenschaftliche Publikationen von anderen Forscherinnen und Forschern, darunter etliche Dissertationen, zu dem »Zulliger-Tafeln-Test« gibt. Hingewiesen sei in diesem Zusammenhang wenigstens auf Zulligers Buchpublikationen zu diesem Verfahren (1948, 1954, 1966c, darin auch eine umfassende Bibliografie zum Z-Test).

Psychoanalyse und Erziehung – psychoanalytische Pädagogik

Die Grenzen zwischen Kinderpsychotherapie und (psychoanalytischer) Pädagogik sind fließend. Schon Sigmund Freud (1925f, S. 566) hatte eine Verbindung hergestellt, indem er als »vollberechtigte Aussage« festhielt, »die Psychoanalyse des erwachsenen Neurotikers sei einer Nacherziehung desselben gleichzustellen«, das heißt sie wolle beim Erwachsenen korrigieren, was in dessen vorangegangener Erziehung im Kindesalter an Schäden entstanden sei. Auch wenn er an derselben Stelle betont, dass die Erziehung im Kindesalter »etwas sui generis ist, das nicht mit psychoanalytischer Beeinflussung verwechselt und nicht durch sie ersetzt werden kann«, bleibt eine enge Verknüpfung von Erziehung und Psychoanalyse bestehen.

Auch Hermine Hug-Hellmuth (1921) betonte, im Kindesalter »kann einzig eine auf *psychoanalytische Erkenntnisse gegründete Erziehung* in Anwendung kommen« (S. 181; Hervorh. i.O.). Und an anderer Stelle sagte sie: »Der heilpädagogische Analytiker darf nie vergessen, dass vor allem die *Kinderanalyse* stets *Charakteranalyse, Erziehung* ist« (S. 179; Hervorh. i.O.).

Für Anna Freud stand ebenfalls außer Frage, dass die Kinderanalyse eng an die Erziehung angebunden werden müsse, zumal aus Erziehungsschwierigkeiten sich später oftmals neurotische Störungen entwickeln. Auch für Anna Freud steht also fest, dass die Kinderanalyse »neben der analytischen Absicht auch ein Stück Erziehungsabsicht« verfolgt (A. Freud, 1927, S. 51), noch deutlicher: »Der Analytiker vereinigt [...] zwei schwierige und eigentlich einander widersprechende Aufgaben in seiner Person: er muss analysieren und erziehen, d.h. er muss in einem Atem erlauben und verbieten, lösen und wieder binden« (a.a.O., S. 82). Aber sie unternimmt keinen Versuch – wie andere Kinderpsychoanalytiker und psychoanalytische Pädagogen jener Zeit auch nicht –, die Gemeinsamkeiten und Unterschiede in den Handlungslogiken, den Mitteln und den Zielen von Psychoanalyse einerseits und Erziehung/Pädagogik andererseits systematisch-theoretisch zu klären.

Vielmehr geht es Anna Freud – insbesondere im letzten, mit »Kinderanalyse und Erziehung« überschriebenen Kapitel ihres Buchs von 1927 – darum, dass sich die Eltern des Kindes als primäre Erziehungspersonen dem Analytiker gänzlich unterstellen müssten, damit dieser die absolute Autorität über das Kind erlange und ihm gelänge, »das Kind in diesem Punkte völlig beherrschen zu können« (a.a.O., S. 76). Das Gleiche trifft auf Anna Freuds berühmt gewordenen vier Vorträge zur »Einführung in die Psychoanalyse für Pädagogen« zu. Auch dort geht es – wieder im vierten Vortrag über »Die Beziehungen zwischen Psychoanalyse und Pädagogik« – vor allem darum, dass die Psychoanalyse sich »zur Kritik der schon bestehenden Erziehungsformen« eigne, sich ferner um die Ausbesserung »der Schäden, [...] die dem Kind während des Erziehungsprozesses zugefügt wurden«, bemühe und ihre zentrale Aufgabe in der »Aufklärung der pädagogischen Situation durch die unbewussten Hintergründe des bewussten Verhaltens« bestehe (A. Freud, 1930, S. 53).

Das ist zweifellos überzeugend und anhand von Fallbeispielen anschaulich dargestellt. Es verbleibt aber überwiegend auf der Praxisebene. Andererseits reflektiert das jedoch auch, dass Anna Freud immerhin eine pädagogische Ausbildung und eine gewisse pädagogische Erfahrung als Lehrerin hatte und deshalb – wie schon Hermine Hug-Hellmuth, die ebenfalls als Lehrerin ausgebildet worden war – den Faktor Erziehung in die Psychoanalyse des Kindes einbrachte. Da dies für Melanie Klein nicht zutraf (sie studierte zunächst Kunst und Geschichte, schloss das Studium aber nicht ab und widmete sich dann ausschließlich der Psychoanalyse), verwundert es nicht, dass sie der Erziehung keinen besonderen Platz in ihrem kinderpsychoanalytischen Ansatz einräumte – auch wenn sie immerhin, gleichsam nebenbei in einer Fußnote (Klein, 1921, S. 274), festhält: »Die auf psychoanalytischer Einsicht basierende Erziehung wird [...] die hemmende und schädigende Überlastung des psychischen Organismus [die durch Verdrängung, Widerstand und Unterwerfung entsteht] zu vermeiden wissen.«

Anders als Anna Freud, die ihre Lehrerinnentätigkeit in der Privatschule nach einigen Jahren wieder aufgab, verbrachte Hans Zulliger, wie erwähnt, sein ganzes Leben bis zur Pensionierung im Schuldienst und wurde so mit einer Fülle von pädagogischen Situationen konfrontiert. Auf diesem Hintergrund unternimmt er auch an mehreren Stellen den Versuch einer zwar nicht theoretisch-systematisch ausgeführten, aber dennoch knappen begrifflichen Bestimmung des Verhältnisses von Erziehung und Kinderpsychotherapie bzw. von Pädagogik und Psychoanalyse. So steht für ihn fest, »dass bei der Spieltherapie auch ›erzogen‹ wird; denn alle Erziehung geht (wie wir es unter Umständen bei der Spieltherapie auch tun) darauf aus, auf dem Wege der Ich-Stärkung das Kind zu befähigen, seine primitiv-asozialen Triebregungen einzudämmen, zu beherrschen« (Zulliger, 1952, S. 135). Somit wird psychoanalytische Pädagogik für ihn zu einer »Nacherziehung mit psychoanalytischer Steuerung« (Zulliger 1966b, S. 83).

Zulliger macht ferner einen Unterschied zwischen der *individuellen Dimension* von Erziehung, wie sie das Erziehungsgeschehen in der Familie kennzeichnet und wie sie auch in den Kontexten von Erziehungsberatung und Kinderpsychotherapie vorherrschend ist, und einer *Gruppendimension*, wie sie der Regelfall im Schulunterricht (und auch in Fürsorgeeinrichtungen) ist. Dass die psychoanalytische Pädagogik diesem Aspekt häufig zu wenig Aufmerksamkeit geschenkt hat, kritisiert er in seinem Beitrag »Über eine Lücke in der psychoanalytischen Pädagogik« von 1936 (in diesem Band Nr. 16). Erst mit der notwendigen Gruppenorientierung kommt die psychoanalytische Pädagogik gemäß Zulliger auch zu ihrem eigentlichen Sinn: »Psychoanalytische Pädagogik ist [...] hauptsächlich Handhabung der psychoanalytisch erforschten Massenpsychologie« (womit in der damaligen und auf S. Freuds Schrift *Massenpsychologie und Ich-Analyse* von 1921 zurückgehenden Terminologie das gemeint war, was später einfach »Gruppenpsychologie« oder auch »Sozialpsychologie« genannt wurde). Zulliger fährt fort:

> »Der psychoanalytische Pädagoge arbeitet bewusst mit den Phänomenen der Massenübertragung, Gegenübertragung, Versagung, Verzicht, Identifikationswunsch der Kinder; er tut es, ohne zu ›analysieren‹, sondern durch

> entsprechende Reaktion und Gegenreaktion, durch sein *Verhalten*. Psychoanalytische Pädagogik ist eine Erziehungsweise, die auf psychoanalytischem Verständnis der Kinder in ihrer Eigenschaft als Einzelindividuum und als Masse und auf dem Verständnis der Erzieherreaktionen beruht. Ihr Zweck ist, die Kinder sozial, mit einem andern Wort ›gemeinschaftsfähig‹ in kulturellem Sinne zu machen« (Zulliger, 1936, S. 343; Hervorh. i. O.).

Das Zusammenspiel von Pädagogik und Psychoanalyse und vor allem die Spielanalyse als Kernstück der deutungsfreien Kinderpsychotherapie durchziehen das ganze wissenschaftliche Werk Zulligers. Genauso präsent sind die Themen »Angst« (Beitrag Nr. 14; s. auch Zulliger, 1966a) und »Gewissen« (Beitrag Nr. 15; s. auch Zulliger, 1953). Hervorzuheben ist ferner, dass sich Zulliger im Zusammenhang mit dem Thema »Angst« immer wieder mit den Lektüregewohnheiten von Kindern und Jugendlichen beschäftigt hat, insbesondere mit dem, was seinerzeit »Schundliteratur« genannt wurde. Gemeint waren damit »billige Groschenheftchen« mit Abenteuer- und Detektivgeschichten oder Liebesschnulzen. Anstatt diese als wertlosen Schund zu verunglimpfen, machte Zulliger – wiederum anhand von Fallbeispielen – plausibel, dass die Lektüre solcher Geschichten vor allem der Angstbewältigung im Kindes- und Jugendalter diene (Beitrag Nr. 11; s. auch Zulliger, 1950).

Ferner gehören »Diebstähle« zu den weitverbreiteten Phänomenen im Kindesalter – und noch mehr im Jugendalter. Nicht nur Eltern wandten sich immer wieder mit diesem Problem an Zulliger, sondern mit den Jahren zunehmend auch die Behörden, vor allem die Jugendanwaltschaften – eine spezielle Einrichtung in der Schweiz, die als Teil der Strafverfolgungsbehörden für die Ermittlung und Durchführung von Strafverfahren bei Kindern und Jugendlichen im Alter von zehn bis 18 Jahren zuständig ist. In der Folge hat Zulliger eine Vielzahl von gutachterlichen Stellungnahmen erarbeitet, in denen er detaillierte Abklärungen auf psychoanalytischer Grundlage vornahm, diese im jeweiligen sozialen Kontext in die Analyse einbezog und begründete Empfehlungen für weitere Maßnahmen gab. Für die Veröffentlichung hat er diese Expertisen dann mit literarischen Mitteln bearbeitet (Beiträge Nr. 12 und 13; s. auch Zulliger, 1956b).

Gerade weil Diebstähle im Jugendalter häufig in der Gruppe begangen werden, kommt der Berücksichtigung dieses Faktors besondere Bedeutung zu (wie in dem als Fallgeschichte umgearbeiteten Gutachten im genannten Beitrag Nr. 13 deutlich wird) und wirft zugleich nochmals ein Licht darauf, wie Dynamiken in Gruppen zu ganz unterschiedlichen sozialen Ausprägungen führen können: zu einer *Horde* oder zu einer *Bande* oder – im besten Fall, der vor allem für Schulklassen anzustreben ist – zu einer *Gemeinschaft* (Zulliger, 1961).

Vollendung

Diese Einführung in das Werk und das Wirken Hans Zulligers bliebe unvollständig, wenn nicht wenigstens noch kurz darauf hingewiesen würde, dass es neben dem Psychoanalytiker, Pädagogen, Erziehungsberater und Kinderpsychotherapeuten auch noch eine andere Seite seines Schaffens gab, die kaum bekannt ist (die wenigen Arbeiten, die sich mit Zulliger beschäftigen, erwähnen diese Seite allenfalls am Rande oder übergehen sie gänzlich) und die dennoch einen beachtlichen Niederschlag gefunden hat, nämlich in insgesamt knapp 200 Publikationen (Schilt, 1983) sowie in zahlreichen Literaturpreisen und anderen Auszeichnungen. Gemeint ist seine schriftstellerische Tätigkeit als Autor von Erzählungen und Romanen, insbesondere für Kinder und Jugendliche, ferner von Theaterstücken für Laienspielgruppen und Hörspielen, von Gedichten, Balladen und Sagensammlungen, von Texten für Festspiele und Volkslieder u.ä. (knappe Hinweise darauf wurden zuvor im Zusammenhang mit Zulligers literarischem Schaffen in der Zwischenkriegszeit gegeben). Welche Verbindungen die erzählenden Texte inhaltlich und formal mit seinen wissenschaftlichen Texten zur Kinderpsychotherapie und psychoanalytischen Pädagogik haben – zumal Sigmund Freud einmal gesagt hat, »dass die Krankengeschichten, die ich schreibe, wie Novellen zu lesen sind« (Breuer & Freud, 1895, S. 149) –, bedürfte eingehender Untersuchungen (Fatke, 2022b).

Nach 47 Jahren im Schuldienst wurde Zulliger im üblichen Alter von 65 Jahren pensioniert und nutzte die neu gewonnene Zeit zur Fortsetzung seiner praktischen Tätigkeit als Erziehungsberater, Gutachter in Jugendstrafsachen und als Kinder- und Jugendpsychotherapeut sowie für weitere Vortrags- und Publikationstätigkeiten.

Als im Oktober 1963 die Teilnehmerinnen und Teilnehmer am 6. Kongress zum Thema »Das schwer erziehbare Kind«, veranstaltet vom Landschaftsverband Rheinland und dem Landesjugendamt, in Köln auf den angekündigten Vortrag von Hans Zulliger mit dem Titel »Die deutungsfreie psychoanalytische Kinderpsychotherapie« warteten, mussten sie erfahren, dass er am Abend zuvor, am 18. Oktober 1963, in Ittigen im Alter von 72 Jahren verstorben war.

Eine autobiografische Notiz in seinem Nachlass, die er einige Jahre zuvor niedergeschrieben hatte, gibt unter der Überschrift »Persönliches« nochmals Einblick in Zulligers Selbstverständnis:

> »Frühaufsteher, arbeitet am Morgen 2–3 Stunden, bevor er zur Schule geht. Am Abend entsprechend früh zu Bett. Leistet das Beste, wenn er es freiwillig tut, unkommandiert und unkontrolliert. Liebt das ›Offizielle‹ nicht, ebenso wenig wie das ›Sentimentale‹. Kann gottsträflich faulenzen, um neue Kraft zu schöpfen. Findet mit Kindern sehr leicht Kontakt. Überschätzt sog. ›Höhepunkte des Lebens‹ nicht, wohl wissend, dass dem Wellenberg das Wellental folgt, genießt aber das Frohe in der Meinung, der Mensch sei nicht zum Leid und zum Dulden auf die Welt gestellt. Zurückhaltend, bestrebt, nicht aufzufallen, ›stiller‹ Arbeiter. Was er haben möchte: Zeit, viel mehr Zeit!«

Literatur

Alexander, F., Eisenstein, S. & Grotjahn, M. (Hrsg.). (1966). *Psychoanalytic Pioneers*. New York: Basic Books.

Berna, J. (1973). *Kinder beim Analytiker. Erziehungsprobleme und Therapie.* München: Piper.

Bittner, G. (1972). *Psychoanalyse und soziale Erziehung*. 3. Aufl. München: Juventa.

Breuer, J. & Freud, S. (1895). *Studien über Hysterie*. Leipzig, Wien: Deuticke.

Bühler, Ch. (1918). *Das Märchen und die Phantasie des Kindes*. Leipzig: Barth.

Fatke, R. (2022a). Psychoanalytisch-pädagogischer Zugang zu herausforderndem Verhalten in stationären Einrichtungen. In S. Huber & St. Calabrese (Hrsg.), *Herausforderndes Verhalten in stationären Einrichtungen. Konzeptionelle, methodische, organisationale und rechtliche Zugänge* (S. 30–44). Stuttgart: Kohlhammer.

Fatke, R. (2022b). Narrative psychoanalytische Pädagogik – Hans Zulliger als Jugendschriftsteller. Zürich. Unveröffentlichtes Manuskript.

Fatke, R. & Scarbath, H. (Hrsg.). (1995). *Pioniere Psychoanalytischer Pädagogik*. Frankfurt am Main: Lang.

Fraiberg, S. (1959). *The Magic Years: Understanding and Handling the Problems of Early Childhood*. New York: Scribner's Sons. (Dt. 1972: *Die magischen Jahre*. Reinbek: Rowohlt.)

Freud, A. (1927). *Einführung in die Technik der Kinderanalyse. Vier Vorträge am Lehrinstitut der Wiener Psychoanalytischen Vereinigung*. Leipzig, Wien, Zürich: Internationaler Psychoanalytischer Verlag.

Freud, A. (1930). *Einführung in die Psychoanalyse für Pädagogen*. Stuttgart, Leipzig: Hippokrates.

Freud, A. (1968). *Wege und Irrwege in der Kinderentwicklung*. Stuttgart: Klett.
Freud, S. (1909b). Analyse der Phobie eines fünfjährigen Knaben. *GW VII*, 241–377.
Freud, S. (1921c). *Massenpsychologie und Ich-Analyse. GW XIII*, 71–161.
Freud, S. (1925f). Geleitwort zu Aichhorn, August (1925): Verwahrloste Jugend. Die Psychoanalyse in der Fürsorgeerziehung. *GW XIV*, 565–567.
Henningsen, H. (1964/65). Die Entwicklung der analytischen Kinderpsychotherapie. Ein historischer Überblick. *Psyche – Zeitschrift für Psychoanalyse und ihre Anwendungen, XVIII*, 59–80.
Hug-Hellmuth, H. (1913). *Aus dem Seelenleben des Kindes. Eine psychoanalytische Studie*. Leipzig, Wien: Deuticke.
Hug-Hellmuth, H. (1921). Zur Technik der Kinderanalyse. *Internationale Zeitschrift für Psychoanalyse, VII*, 179–197.
Kasser, W. (Hrsg.). (1963). *Hans Zulliger. Eine Biographie und Würdigungen seines Wirkens*. Bern: Huber.
Klein, M. (1921). Eine Kinderentwicklung. *Imago, VII*, 251–309.
Klein, M. (1923). Zur Frühanalyse. *Imago, IX*, 222–259.
Klein, M. (1932). *Die Psychoanalyse des Kindes*. Wien: Internationaler Psychoanalytischer Verlag.
Lehmhaus, D. & Reiffen-Züger, B. (2017). *Psychodynamische Diagnostik in der Kinder- und Jugendlichen-Psychotherapie. Die Praxis projektiver Tests*. Frankfurt am Main: Brandes & Apsel.
Manz, B. (2020). *Hans Zulliger (1893–1965) – Pionier der psychoanalytischen Pädagogik und der psychoanalytischen Psychotherapie von Kindern und Jugendlichen*. Triesen: Private Universität im Fürstentum Liechtenstein. Unveröffentlichte Dissertation.
Noth, I. (Hrsg.). (2014). *Sigmund Freud – Oskar Pfister. Briefwechsel 1909–1939*. Zürich: Theologischer Verlag.
Pfister, O. (1913). *Die psychanalytische Methode*. (Pädagogium – Eine Methoden-Sammlung für Erziehung und Unterricht, Band I.) Leipzig, Berlin: Klinkhardt.
Pfister, O. (1917). *Was bietet die Psychanalyse dem Erzieher?* Leipzig: Klinkhardt.
Piaget, J. (1945). *La formation du symbole chez l'enfant: Imitation, jeux et rêve, image et représentation*. Neuchâtel & Paris: Delachaux & Niestlé. (Dt. 1969: *Nachahmung, Spiel und Traum – Die Entwicklung der Symbolfunktion beim Kinde*. Stuttgart: Klett.)
Sandberg, B. (2007). Geistige Landesverteidigung (1933–1941). In P. Rusterholz & A. Sollbach (Hrsg.), *Schweizer Literaturgeschichte* (S. 208–240). Stuttgart: Metzler.
Schilt, Ch. (1983). *Bibliographie der Veröffentlichungen von Hans Zulliger (1893–1965)*. Bern: Vereinigung schweizerischer Bibliothekare. Unveröffentlichte Diplomarbeit.
Weber, K. (1999). *»Es geht ein mächtiges Sehnen durch unsere Zeit«. Reformbestrebungen der Jahrhundertwende und Rezeption der Psychoanalyse am Beispiel der Biografie von Ernst Schneider 1878–1957*. Bern: Lang.
Wolff, A. (2021). *Fallgeschichten und Fallverstehen in der psychoanalytischen Praxis für Kinder und Jugendliche. Gesammelte Texte*. Frankfurt am Main: Brandes & Apsel.
Zulliger, H. (1921). *Psychoanalytische Erfahrungen aus der Volksschulpraxis*. Bern: Bircher.
Zulliger, H. (1923). *Aus dem unbewußten Seelenleben unserer Schuljugend*. Bern: Bircher.
Zulliger, H. (1936). Über eine Lücke in der psychoanalytischen Pädagogik. *Zeitschrift für psychoanalytische Pädagogik, X*, 337–359.
Zulliger, H. (1948). *Der Z-Test. Ein Formdeut-Verfahren zur psychologischen Untersuchung von Gruppen*. Bern: Huber.

Zulliger, H. (1950). Angstbewältigung vermittelst Schund-Phantasie. *Psyche – Zeitschrift für Psychoanalyse und ihre Anwendungen, IV*, 46–55.

Zulliger, H. (1952). *Heilende Kräfte im kindlichen Spiel*. Stuttgart: Klett.

Zulliger, H. (1953). *Umgang mit dem kindlichen Gewissen*. Stuttgart: Klett.

Zulliger, H. (1954). *Der Tafeln-Z-Test*. Bern, Stuttgart: Huber.

Zulliger, H. (1956a). *Das Kind denkt anders als der Erwachsene*. Meiringen: Brügger.

Zulliger, H. (1956b). *Helfen statt strafen – auch bei jugendlichen Dieben*. Stuttgart: Klett.

Zulliger, H. (1957). Psychoanalyse und Kinderpsychotherapie. In Th. W. Adorno & W. Dirks (Hrsg.), *Freud in der Gegenwart* (S. 351–378). Frankfurt am Main: Europäische Verlagsanstalt.

Zulliger, H. (1959a). *Über Spiel-Therapie*. Zürich: Pestalozzianum.

Zulliger, H. (1959b). *Über heilende Kräfte im kindlichen Spiel*. Zürich: Pestalozzianum.

Zulliger, H. (1961). *Horde, Bande, Gemeinschaft – eine sozialpsychologisch-pädagogische Untersuchung*. Stuttgart: Klett.

Zulliger H. (1963/64). Aus der Geschichte der psychoanalytischen Bewegung in der Schweiz. *Psyche – Zeitschrift für Psychoanalyse und ihre Anwendungen, XVII*, 555–559.

Zulliger, H. (1964). Der Hans Zulliger verzellt us sym Läbe. *Schwyzerlüt – Zytschrift für üses Schwyzerdütsch, 26*(2), 5–24.

Zulliger H. (1966a). *Die Angst unserer Kinder. Zehn Kapitel über Angstformen, Angstwirkungen, Vermeidung und Bekämpfung kindlicher Angst*. Stuttgart: Klett.

Zulliger, H. (1966b). Sinn und Technik der deutungsfreien Kinderpsychotherapie. In ders., *Bausteine zur Kinderpsychotherapie und Kindertiefenpsychologie* (2., durchges. u. erw. Aufl., S. 77–98). Bern, Stuttgart: Huber.

Zulliger, H. (1966c). *Praxis des Zulliger-Tafeln- und Diapositiv-Tests und ausgewählte Aufsätze*. Bern, Stuttgart: Huber.

Zulliger, H. (1966d). Das magische Denken des Kindes als theoretische Begründung der deutungsfreien Spielanalyse. In ders., *Bausteine der Kinderpsychotherapie und Tiefenpsychologie* (2., durchges. u. erw. Aufl., S. 35–46). Bern, Stuttgart: Huber.

1 Mein Curriculum vitae

An meiner Wiege scheinen verschiedene Musen gestanden zu haben, denen ich mich hätte verpflichten sollen. Ich zog vor, mich an meine Mütter zu halten. Ich besaß deren zwei, und ich habe mich beiden herzlich angeschlossen. Die eine war meine leibliche Mutter, eine kleine fröhliche Frau, die häufig sang, mich viele Kinderverse lehrte und die natürliche Gabe hatte, im richtigen Augenblick das richtige Wort zu sagen, mich in meinen Kindernöten zu trösten, und die es verstand, ein günstiges Kinderstubenklima herzustellen. Aber meine Eltern waren arm, die Mutter musste mitverdienen helfen. Sie war in einer Diamantenschleiferei, der Vater, ein bescheidener und gütiger Mann, in einer Uhrenfabrik beschäftigt. Darum gaben sie mich einer befreundeten Familie in Obhut, und ich erhielt eine zweite Mutter. Sie war von mittelgroßem Wuchs, blond, rosig, quicklebendig und wohlwollend. Die Leute bewohnten ein Einfamilienhäuschen in unmittelbarer Nähe eines Waldrandes mit einer Hofstatt und einem Bächlein, wo ich nach Herzenslust spielen, Wasserrädlein, Abflüsse und kleine Seen bauen konnte. Der »Großvater« war ein eifriger Fischer; er nahm mich früh schon auf seine Beutezüge mit. Im eigenen Kahn befuhren wir die Gegenden Nidau-Büren-Kanal und die krummen Flussläufe der »alten Aare« im Umkreis von Orpund, Safneren und Meienried im bernischen Seeland, und ich eignete mir mein allererstes Hobby an, das Rutenfischen, dem ich bis über meine Schulzeit hinaus huldigte.

Geboren wurde ich in Mett, das damals ein Bauerndorf war und heute als Industrieort der Stadt Biel eingemeindet worden ist. Ich war erstes Kind, und mir folgten drei Brüder. Der erste wurde lic. rer. pol. und ist Versicherungsbeamter, der zweite ist Tarifbeamter bei der Bern-Lötschbergbahn-Verwaltung, der jüngste ist Seminardirektor in Zürich geworden. Der Vater gab den Uhrmacherberuf auf, um den vielen damaligen »Arbeitskrisen« zu entgehen, die dadurch entstanden, weil allerhand Maschinen erfunden wurden und Arbeitskräfte unnötig machten. Er trat als Arbeiter in die

Eisenbahnwerkstätte in Biel ein. Auch die Mutter gab ihren Fabrikberuf auf und beschäftigte sich mit Heimarbeit, nachdem es den Eltern gelungen war, so viel Geld zusammenzusparen, um ein Stück Land auf dem Mettfeld zu erwerben und darauf ein Haus zu bauen. Es hatte einen Stall- und Scheunentrakt, und wir wurden nebenbei zu Kleinbauersleuten, züchteten Ziegen, Schafe, Kaninchen, Hühner, pflegten einen großen Gemüse- und Blumengarten, pflanzten Rüben und Kohl, ernteten Heu und Emd [i. e. Heu aus dem zweiten Grasschnitt]. Damals lebte ich fernab des Dorfes ein einsames Leben, aber kein langweiliges. Ein Hund war mein Freund, bald rückten auch die Brüder als Gespielen nach. Wenn ich fischen ging oder wenn ich, für unsere Gärten, Pferdemist sammelte, unterließ ich es nie, den Weg über Orpund zu nehmen und am Waldrand die Familie zu besuchen, die mich in meiner Frühzeit gepflegt hatte.

Mit knapp sechs Altersjahren wurde ich in die Schule gegeben und brachte gute Zeugnisse heim. Deshalb ließen mich meine Eltern das Examen ins Bieler Progymnasium machen. Ich bestand es, und nach weiteren fünf Jahren, nach Beendigung der neunjährigen obligatorischen Schulzeit, trat ich ins Staatliche Lehrerseminar Hofwil-Bern ein. Es war im Frühjahr 1908, und damals galt noch der Brauch, dass die Elite der Jungmannschaft den Lehrerberuf ergriff. Wäre ich bei der Aufnahmeprüfung durchgefallen, würde ich mich zum Besuch des dreieinhalbjährigen Obergymnasiums entschlossen haben, um nachher Förster zu werden oder Geometer.

Eigentlich hätte ich Kunstmaler oder Musiker werden wollen. Aber als Kind wenig begüterter Eltern sah ich wohl ein, dass für mich kein »brotloser Beruf« am Platze war.

Im Frühling 1912 erwarb ich mir den Primarlehrerausweis und eine Lehrstelle mit 63 Schülern in Ittigen, einem kleinen Dorf in der Nähe von Bern, wo ich 47 Jahre im Amt war und andere Stellenangebote ausschlug, weil ich mich allmählich anwurzelte.

Zwar – zuerst wollte ich ins Seeland zurück. Im Herbst 1914 war ich für eine Stelle in Biel vorgesehen. In letzter Minute wurde sie aber nicht besetzt, weil der Erste Weltkrieg ausgebrochen war. Ich musste als Soldat an die Grenze, wurde Unteroffizier und dann Leutnant, kam an die Juragrenze, ins Tessin, ins Wallis und in andere Gegenden, lernte viele Leute und mein Heimatland kennen. Schon vorher hatte mich die Lust am Reisen ergriffen. Mit meinem ersten Lohn lud ich meinen Vater ein, die Stadt Genua zu besuchen. Lächelnd erklärte er sich einverstanden. Er lachte noch mehr, als ich ihn in der fremden Stadt am dritten Tage anpumpen musste – ich kam mir nicht mehr als Krösus vor. Aber ich machte weitere Reisen nach München, Paris, Venedig, Berlin, Budapest, Prag, Innsbruck, Kopenhagen, Barcelona, Florenz, Valencia usw., auch nach dem Weltkrieg. Reisen, so fand ich, seien das beste Mittel, um nicht zu versauern, und nicht zu verschulmeistern. Ich wollte der déformation professionnelle entgehen.

Schon während meiner Progymnasialzeit hatte mich mein Zeichnungslehrer darauf aufmerksam gemacht, ich hätte Talent für die bildenden Künste und müsse einst Maler werden. Im Seminar spielte ich leidenschaftlich Violine und träumte davon, einst doch noch Musiker zu werden, und je nach Lust und Laune betrieb ich beide Künste. Während der Grenzbesetzungszeit kam, unerwarteterweise, ein weiteres Talent zum Vorschein. Eine junge Lehrerin, die ich schon während meiner Seminarjahre kennengelernt hatte, bat mich anlässlich eines Wochenendurlaubs, die Stadtbernischen Buchhandlungen zu besuchen und nach guten Weihnachtsversen zu fahnden. Ich fand nur solche in der gemacht-kindlichen Titi-tati-Sprache und war enttäuscht. Da fielen mir an einem Morgen Verse ein, kleine Legenden – gleich ein halbes Dutzend. Ich sandte sie der Lehrerin, und später fand mein Schulinspektor die Kopien in meinem Lehrerpult. Er hielt sie für druckreif und publizierte sie im *Berner Schulblatt*. Damit begann meine literarische Laufbahn. Die Weihnachtsverse vermehrten sich, nachdem ich die Lehrerin Ende 1915 geheiratet hatte und wir einen Buben bekamen. Schließlich ergaben sie ein Bändchen, das zahlreiche Auflagen erlebte. Es war in der Mundart geschrieben, und ihm folgten weitere: Lyrik, Balladen, Geschichten, Theaterstücke. Ich schrieb aber auch in der Schriftsprache: Geschichten, Fabeln, Knaben-Romane.

Während der Seminarzeit fing ich an, mich für Psychologie zu interessieren. In Zürich war der Pfarrer Dr. Oskar Pfister tätig: Er half seinen Unterweisungsschülern anhand der Psychoanalyse Sigmund Freuds, die er zu seinen Zwecken modifizierte. Ich fragte mich, ob man nicht auch jüngeren Kindern, die neurotiformen Affektionen unterlegen waren, mit tiefenpsychologischen Techniken helfen und ob die Psychoanalyse nicht auch für Schulzwecke abgeändert verwendet werden könnte. Sobald ich mich entsprechend vorbereitet hatte, begann ich, bereits vor dem Ausbruch des Ersten Weltkrieges, mit Versuchen und wurde von »Anfängerglück« begünstigt. Im Jahr 1921 erschien mein erstes Buch darüber, und ihm folgten weitere. Es brachte mir die briefliche, später die persönliche Bekanntschaft mit Sigmund Freud ein. Man nahm mich in die Schweizerische Gesellschaft für Psychoanalyse auf, und dort lernte ich das Mitglied Dr. med. Hermann Rorschach kennen und wurde in seinen Test eingeführt.

Meine Frau und ich erzogen ein gutes Dutzend fremder, schwererziehbarer Kinder neben den eigenen »normalen«, einem Sohn und zwei Töchtern – aus ihnen allen ist etwas Rechtes geworden.

Meine vielfältige Arbeit hätte ich überhaupt nicht bewältigen können ohne meine Frau, die mir unentwegt ein guter und tapferer Kamerad ist. Darauf muss hingewiesen werden, wenn ich meinen Lebenslauf niederschreibe. Ohne diese Kameradschaft wäre niemals das aus mir geworden, was ich bin. Denn ohne Anfechtungen, sowohl von außen als auch von innen, vollzog sich meine Entwicklung nicht.

Allmählich stellten sich die Ehrungen ein. Die Schweizerische Schillerstiftung bedachte mich mit Preisen, ebenso erhielt ich zu verschiedenen Malen Literaturpreise des Kantons und der Stadt Bern. Ausländische, dann auch inländische wissenschaftliche Vereinigungen machten mich zum Ehrenpräsidenten oder Ehrenmitglied. Im Jahr 1953 erteilte mir die Universität Bern den Dr. phil. h.c., anno 1958 folgte der Dr. med. h.c. durch die Universität Heidelberg. In Zürich erhielt ich halbjährige Lehraufträge an der Universität, an der Universität Bern einen dauernden. Man berief mich nach Frankreich, Holland, Deutschland, Österreich, Ungarn und der Tschechoslowakei vor dem Zweiten Weltkrieg zu Vorträgen und Kursen, und ich kann mich nicht darüber beklagen, keine Anerkennung gefunden zu haben.

Nach 47 Jahren Amtstätigkeit an der Ittiger Primarschule – ich hatte zuletzt die Kinder und teilweise auch die Enkel meiner ersten Schüler in meinen Klassen – wurde ich 1959 pensioniert. Das bedeutete jedoch nicht, dass ich mich aufs Faulbett setzen konnte. Im Gegenteil, jetzt hieß es: »Er ist jetzt vom Schulamt frei, also hat er Zeit …!« Ich betätige mich heute noch als privater Erziehungs- und Berufsberater, Universitätslehrer, halte weiter Vorträge und Kurse und schreibe Bücher aus meiner vielfältigen Erfahrung, auch noch solche literarischen Inhalts.

Wenn ich zu Beginn dieses Curriculums sagte, an meiner Wiege hätten wohl mehrere Musen gestanden, wird man mir, nachdem ich mein Leben skizziert habe, beistimmen.

Wer glaubt, meine vielfältige Arbeit sei eine »Flucht« gewesen, der irrt. Sie war mir freudiges Bedürfnis. Fast möchte ich sagen, sie sei mir ein Vergnügen gewesen, sei dies heute noch. Dabei ging es mir nicht um den »Ruhm«. Wäre ein Gott dagestanden, und er hätte in der einen Hand den

Ruhm, in der anderen Hand das glückliche Familienleben gehalten und mich wählen lassen zwischen beiden, ich hätte keinen Augenblick gezögert, die zweite Hand und ihren Inhalt zu ergreifen. Denn mir scheint das Zwischenmenschliche wichtiger als der »Erfolg« und alles andere.

2 Psychoanalyse und Pädagogik

I

Meine Damen und Herren!

Die erste Vorlesung habe ich betitelt »Der Einfluss der Psychoanalyse auf die Pädagogik«.

Der viereinhalbjährige Franz Singer wird seit einiger Zeit während der Nacht von Angstzuständen befallen. Er schreckt plötzlich aus dem Schlafe auf, tut zunächst einen lauten Schrei, als stecke er am Messer, und dann weint er erbärmlich. Die Mutter, der Vater oder alle beide stürzen herbei, Franz hat sich aufgesetzt und schwimmt in Tränen. Man fasst das Häufchen Elend liebevoll, nimmt es in die Arme, drückt es an die Brust, und jetzt schluchzt er nur noch, beruhigt sich zusehends. »Was war denn los?«, fragt die Mutter. Franz reißt die Augen weit auf. »Es war ein Wolf in meinem Stübchen«, flüstert er, als habe er Angst, das Untier wieder herbeizurufen, wenn er seinen Namen laut ausspreche. »Ein Wolf?«, sagt der Vater, »Unsinn! Dein Stübchen war ja verschlossen, und wo wäre er denn jetzt hingekommen?« »Irgendwohin«, erwidert Fränzchen, »er hat sich versteckt.« Die Mutter, die ihrem Söhnchen über den Scheitel streicht, gibt dem Gatten einen Blick. Herr Singer versteht; er geht und zieht die Vorhänge zurück. »Da ist der Wolf nicht«, stellt er fest. Er öffnet die Schranktüre, leuchtet hinein, »da ist der Wolf auch nicht.« Er leuchtet unters Bettchen. »Hat sich das Tier etwa hier verborgen? Nein, es ist nicht da. Nirgends ist ein Wolf, Fränzchen. Und, weißt du, wenn einer daherkäme, würde ich mein Gewehr nehmen und ihn erschießen.« Fränzchen lässt sich beruhigen. Die Mutter legt ihn wieder in sein Bett, damit er weiterschlafe. »Bitte«, sagt der Kleine, »lasst doch die Tür einen Spalt breit offen. Dann höre ich, wie ihr atmet, und weiß, ihr seid da, falls der Wolf wiederkommen sollte.« Um nicht nochmals in der gleichen Nacht durch Franz aufgeweckt zu werden, willfahren die Eltern dem Wunsche des

Knaben. Aber in den nächsten Nächten wiederholt sich die Schreckszene. Es handelt sich um einen Pavor nocturnus, würden die Ärzte sagen und leichte Betäubungsmittel und Baldriantropfen oder Orangenblütentee verordnen, die in solchen Fällen in der Regel nichts nützen, wenigstens nicht auf die Dauer. »Was ist da zu tun?«, fragt Herr Singer. »Diese nächtlichen Ruhestörungen halte ich nicht aus, sie machen mich allmählich nervös. Ich muss doch gewiss ausgeschlafen zu meiner Tagesarbeit antreten können. Vielleicht wäre eine tüchtige Tracht Prügel am Platze. In früheren Zeiten hätte man jedenfalls nicht davor zurückgescheut, dieses ›Heilmittel‹ anzuwenden.« Frau Singer schüttelt den Kopf. »Du hast doch gewiss selber gesehen, dass Fränzchen wirklich Angst hat und fest glaubt, es sei ein Wolf dagewesen. Und heute Morgen hat das Büblein zu mir gesagt: ›Weißt du, Mutti, du brauchst nur finster zu machen, dann ist der Wolf da. Ich sehe ihn in der Dunkelheit, und sobald du kommst und das Licht andrehst, verschwindet er. Er fürchtet sich vor dir und auch vor Vati‹ – und du glaubst, man könne diese kleine Wahnidee Fränzchen mit einer Tracht Prügel austreiben.« – »Ach nein«, entgegnet Herr Singer, »aber was ist denn Besseres anzufangen?«

Die Eltern Singer kamen überein, eine Kinderpsychoanalytikerin, Frau Dr. Lenz, aufzusuchen. Diese erteilte einen Rat, der den Eltern komisch vorkam. Herr Singer sollte zusammen mit Fränzchen ein Nachtlämpchen basteln. Er möge mit einer Schere aus einem Konservenbüchsendeckel einen kleinen Stern ausschneiden, in die Mitte ein Löchlein bohren und einen Docht aus Garn durchziehen. An den Hörnern des Sterns solle er Schwimmer aus einem Korkzapfen befestigen, den Stern in ein Glas legen, worin sich eine Lage Wasser und darauf zwei Zentimeter Salatöl befänden. Bei all diesen Arbeiten müsse Fränzchen mithelfen, und der Vater solle ihm freundschaftlich sagen: »So, da hast du jetzt mit mir zusammen ein Licht, *dein* Licht hergestellt. Das stellen wir in deinem Stübchen auf die Schrankecke und zünden es an, wenn du dich zum Schlafen hinlegst. Es brennt die ganze Nacht durch und behütet dich vor dem Wolf. Du wirst sehen, der zeigt sich nicht wieder.« Ob diese Maßnahme etwas nütze, fügte die Beraterin hinzu, sei abzuwarten. Aber vermutlich genüge sie, um die Wolfsangst des Kleinen zu bannen. »Wir könnten Fränzchen aber auch ein kleines elektrisches Nachtlämpchen anschaffen«, erklärte Frau Singer, »solch ein offenes Feuer …« – »Tun Sie dies nicht«, riet die Frau Doktor. »Es kommt sehr darauf an, dass der Knabe den Eindruck hat, *aus eigener Kraft* ein Mittel zur Vertreibung des Wolfes geschaffen zu haben. Dies stärkt sein

Selbstgefühl und des Knaben innere Sicherheit. Und damit kein Unglück geschehe wegen des offenen Feuers – diesen Einwand wollten Sie doch machen, Frau Singer –, stellen Sie das Lämpchen außer Reichweite des Söhnchens. Sie erklären ihm, man müsse sein Licht so hoch stellen, damit der Wolf es nicht ausblasen oder mit der Tatze herunterschlagen könne.« Herr Singer schüttelte zweifelnd den Kopf, als die Gattin ihm berichtete. Aber er folgte dem Rat, und siehe, es stellte sich ein Erfolg ein. Fränzchen schreckte nicht weiter auf. Nach ungefähr einem halben Jahr riet Frau Doktor, an einem Abend dem Fränzchen mitzuteilen, das Salatöl sei gerade ausgegangen, man werde am nächsten Tag anderes kaufen. Es sei zu beobachten, wie sich der Knabe verhalte. Er schlief durch. In der Folge wurde das Experiment von Zeit zu Zeit erneut durchgeführt. Die Wolfsangst zeigte sich nicht wieder. Nun riet Frau Dr. Lenz, mit Fränzchen zu vereinbaren, dass man das Lämpchen nur mehr bereitstelle, es nicht anzünde. Der Wolf glaube dann, es brenne immer noch, und er werde darum nicht erscheinen. Der Ratschlag wurde durchgeführt, und Fränzchen schlief weiter ungestört. Schließlich konnte man das Lämpchen verschwinden lassen. Franz hatte kein Interesse mehr daran, denn eben bastelte er mit dem Vater zusammen einen Lastwagenzug. Die kleine Wahnidee hatte sich aufgelöst.

Wir haben nun ein paar Fragen zu erörtern.

Weshalb fürchtet sich Fränzchen nicht, wenn ein Lämpchen in seinem Stübchen brennt? Er hat uns die Antwort selber gegeben: »Wenn Licht vorhanden ist, dann ist der Wolf nicht da.« Das schlimme Angsttier erscheint nur in der Finsternis, und dann sieht es Fränzchen ganz genau. Denn in seinem kindlichen Denken hält er seine Fantasien für Wirklichkeit.

Jedes Kind, das entdeckt hat, es sei nicht allmächtig, wie es zuallererst glaubte, empfindet Angst. Sie kann sich auf sehr verschiedene Art äußern. Fränzchen ist es gelungen, seine Angst in ein Phobietier, das er in Wirklichkeit nie gesehen hat, zu lokalisieren. Er ist nun der Lebensangst so lange enthoben, als das Phobietier nicht in seiner Nähe ist. Es belästigt ihn nicht, wenn heller Tag herrscht und er mit seinen Augen sehen kann, der Wolf sei nicht da; wenn in der Nacht ein Lichtlein die Schlafkammer beleuchtet und Franz, falls er erwacht, sofort feststellt, er sei in einem ihm bekannten, vertrauten, heimischen Raum und nicht ins leere Dunkel gestellt, dann gilt die mit den Augen erkannte Realität und nicht das mit dem inneren Auge »gesehene« Fantasietier. Der Anblick des vertrauten Raums spendet Fränzchen Trost, beruhigt ihn, schenkt ihm Zuversicht, beschützt ihn.

Ist es jedoch finster, dann weiß Franz, erwachend, nicht, wo er sich befindet. Seine Fantasie hat freies Spiel. Er projiziert seine inneren Bilder, so das Angstbild des Wolfs, in den leeren fremden Raum.

Wir sehen die Bedeutung des Phobieobjekts: es bindet Angst; durch gewisse Zeremonielle, im Falle Franzens mit dem Lichtmachen, kann die Angst vermieden werden. Der Wolf, an den sie gebunden ist, ist nicht mehr da. Ich kannte eine Vierjährige, die Angst vor Hunden hatte, obwohl ihr nie ein Hund ein Leid angetan hatte. Da sah sie einmal, wie der Nachbarhund von der Mutter des Mädchens gefüttert wurde. »Er bellt nicht«, fragte die Kleine, »wenn man ihm Essen gibt?« Und in der Folge brachte sie dem Hund von ihren Speisen, wagte es allmählich, sich ihm ohne Angst zu nähern. Durch das Zeremoniell einer Opfergabe gelang es der Vierjährigen, ihre Angst zu meistern. Das Opfer ist – pars pro toto – ein Selbstopfer. – Eine andere Gleichaltrige hatte die Gänse als Phobietiere ausgewählt, und ohne Begleitung der Eltern wagte sie nirgends vorüberzugehen, wo sie die Anwesenheit von Gänsen vermutete oder wo sie wusste, dass sich welche da befanden. Schließlich entdeckte sie, dass sie ohne Angst an den Phobietieren vorüberkam, wenn sie sich mit Vaters Regenschirm bewaffnete, den sie aufspannte. »Weißt du«, erklärte sie, »dann sieht man die Gänse nicht.« Auch sie bediente sich eines Abwehrzeremoniells.

Aber kehren wir zu Franz Singer zurück. Weshalb sagte Frau Dr. Lenz, es sei möglich, dass ihr Rezept gegen die Wolfsphobie des Knaben fehlschlagen könnte? Erstens: Die Beraterin konnte nicht im Voraus wissen, ob ihre Ratschläge von den Eltern richtig durchgeführt würden. In dieser Hinsicht kann man oft blaue Wunder erleben, auch dann, wenn man den Ratsuchenden ganz genau erklärt, wie sie sich zu verhalten haben. Es wäre beispielsweise möglich gewesen, dass Herr Singer, gereizt von den Schlafstörungen und nachträglich erregt, während der Bastelarbeiten spöttische, hämische Worte an den kleinen Sohn gerichtet, eine Bemerkung eingeflochten hätte, die des Knaben ohnehin herabgesetztes Selbstvertrauen noch ärger würde erschüttert haben, als dies ohnehin schon der Fall war. Dann wäre der Erfolg infrage gestellt gewesen. Zweitens: Die Beraterin konnte nicht wissen, wie tief die Wolfsangst in dem Knaben saß, wie stark sie sich hatte fixieren können, und ob die Maßnahme, die sie angeraten hatte, nicht zu spät kam. Drittens: Die Beraterin war sich wohl bewusst, dass man kleine monosymptomatische Neurosen bzw. deren Symptom in den seltensten Fällen mit einem Rezept zum Verschwinden bringen könne; dass es allgemeingültige Rezepte in der Erziehung überhaupt nicht gebe.

Anderenteils, wenn die Umstände alle günstig liegen, kann man manchmal mit einem einfachen Ratschlag helfen. Dies lehrt die Erfahrung. Also war gestattet, einen solchen auszuprobieren, bevor man eine kinderpsychotherapeutische Kur vorschlug.

Eine weitere Frage: Warum war die Maßnahme, das Rezept, bei Franz wirksam? Was geschah, was vollzog sich in dem Bübchen? War denn mit dem Verschwinden der Wolfsphobie und des damit verbundenen Pavor die Angst aufgelöst? Wenn ja, wie kam die Angstauflösung zustande, ohne dass es nötig wurde, Franz die entsprechenden Inhalte seines Unbewussten in psychoanalytischem Sinne zu deuten und ihm allmählich klarzumachen, der Wolf sei in seiner, Franzens, Fantasie eigentlich eine Abspaltung der Vater-Imago, nämlich der feindselige Anteil des Vaterbildes? Dies hätte doch dem Vorgehen einer Erwachsenen-Psychoanalyse entsprochen. Die Antwort auf die erwähnten Fragen lautet: In Franz wurde das Ich dermaßen gestärkt, dass er allmählich seiner Angst Herr werden konnte. Hinzu kam die gemeinsame Arbeit mit dem Vater; das Lämpchen wurde gebastelt, dann andere Dinge, so der Lastwagenzug. Diese gemeinsame Arbeit brachte dem Sohn den Vater näher, erleichterte auch die Identifikation mit dem Vater. Das Bewusstsein, einen freundschaftlich gesinnten, liebenden Vater zu besitzen, einen, der einen beschützen und etwas gegen den Wolf unternehmen wollte, überwog schließlich den anderen Anteil des inneren Vaterbildes, jenen des fordernden, drohenden, gefährlichen Vaters. Wir wissen, dass die Gefühle, die das Kind seinen Eltern entgegenbringt, immer ambivalent sind; dass die Imagines ein doppeltes Gesicht, ein Janusgesicht haben, eine für das Empfinden des Kindes positive und eine negative Seite. – In Bern auf dem Kornhausplatz steht als Brunnenfigur der »Kindlifresser«. Er ist ein hässlicher Mann mit einem gewaltigen Mund, und eben steht er im Begriff, ein Kind hineinzustoßen, um es zu verzehren. In einer umgehängten Tasche hat er weitere Kinder gesammelt. Es ist dies die mittelalterlich-künstlerische Darstellung jenes vererbten, urtümlichen Teils der Vater-Imago, die dem Kinde feindlich gesinnt ist. Franz Singer hat sie in der Figur des Wolfs verkörpert. Ferner hat er mithilfe des durch das Verhalten des wirklichen Vaters verstärkten gütigen Vater-Imago-Anteils den Wolf in den Hintergrund gerückt, ihn schließlich unwirksam gemacht. Franz identifizierte sich mit dem Vater, weil ihm durch die Basteleien der Vater näherkam. Die reale Beziehung zum Vater wurde inniger, dadurch wurde die reale Angst vor dem Vater, zugleich aber auch die Urangst vor dem bösen Anteil des imaginären Vaterbildes besänftigt und so weit aufgehoben, dass sie nicht weiter wirksam werden konnte. Ihr Maß, könnte man sagen, war erträglich. Angst bewältigt der Mensch regelmäßig dann, wenn er sein Ich entsprechend stärken kann. Das Kind stärkt sein Ich hauptsächlich durch die Identifizierung mit Starken, mit dem Vater, mit anderen Menschen, die ihm als Autoritäten einleuchten.

Die Hauptfrage, die uns beschäftigt, sparte ich auf bis zuletzt, und sie lautet: War das, was mit Franz Singer geschah, psychoanalytische Pädagogik, war es psychoanalytische Kinderpsychotherapie, oder als was ist es einzuordnen? Genau die gleiche Frage könnte man in Bezug auf Freuds klassische Arbeit »Analyse der Phobie eines fünfjährigen Knaben« (Freud, 1909b) stellen. Hier wurde zum ersten Mal in der Weltgeschichte eine infantile Phobie auf psychoanalytischem Wege zum Verschwinden gebracht. Wenn ich nicht irre, trug diese Arbeit dazu bei – sie war im Jahre 1909 erstmals veröffentlicht worden –, dass der Zürcher Pfarrer Dr. Oskar Pfister versuchte, seelisch erkrankten Unterweisungsschülern mithilfe psychoanalytischer Kenntnisse und Techniken zu helfen. Er modifizierte das gewöhnliche psychoanalytische Vorgehen, und im Jahre 1913 gab er eines seiner hauptsächlichsten Bücher, *Die psychanalytische Methode*, heraus. Mir schien damals, dass das, was Pfister mit seinen 15- und 16-jährigen Schülern gelang, vielleicht auch Bedeutung haben könnte für die Heilung psychogen erkrankter Kinder der Volksschulstufe. – Ich bin Lehrer, bin es noch heute; die Psychoanalyse hatte ich am eigenen Leibe und durch das Studieren der damals darüber existierenden Bücher kennengelernt. Es war mir wohlbekannt, dass die Lehren Freuds auf heftigsten Widerspruch gestoßen waren, deshalb ging ich bei meinen Arbeiten an Volksschülern mit äußerster Vorsicht vor. Als man aber einen schweizerischen Direktor eines Lehrerseminars, Ernst Schneider, veranlasste, seinen Posten aufzugeben, weil er den Seminaristen von der Psychoanalyse erzählt hatte, schien mir die Zeit gekommen, ein Bändchen über meine ersten Arbeiten zu publizieren (Zulliger, 1921) und damit zu zeigen, was für ein Segen mit psychoanalytischer Pädagogik an den Schülern getan werden konnte. Es ging mir dabei auch darum, meine Arbeit bei den Fachleuten zur Diskussion zu stellen. Über die gute Aufnahme des Büchleins war ich erstaunt. Es brachte mir die Mitgliedschaft der Schweizerischen Gesellschaft für Psychoanalyse ein, der ich seit 1921 angehöre, und aus Wien kam, von Freud geschrieben, ein ermunterndes Brieflein in mein Haus geflogen. – Damals verstand ich unter psychoanalytischer Pädagogik hauptsächlich das, was ich heute als »kleine psychoanalytische Psychotherapie« bezeichnen würde; und ich arbeitete in sehr ähnlicher Weise wie Pfister. Wenn mein Schüler stotterte, nervösen Husten hatte, Tiere quälte, bei gewissen Schulforderungen mit Durchfall reagierte, einen Tick aufwies, Lernstörungen zeigte usw., dann suchte ich behutsam einzugreifen; und heute darf ich sagen, dass ich von beachtenswertem Anfängerglück begünstigt war. Es gelang mir, den Kindern Hilfe zu bringen. Nachdem ich einen zweiten kleinen Rechenschaftsbericht veröffentlicht hatte (Zulliger, 1923), erschien im Jahre 1925 Aichhorns *Verwahrloste Jugend*, ein Buch, das zu den Grundpfeilern der psychoanalytischen Pädagogik gehört. Schon vorher war mir auf einem Kongress der Psychoanalytiker in Berlin, wo ich Freud zum ersten Mal persönlich sah und sprechen konnte, bekannt geworden, dass auch anderen Ortes als nur in der Schweiz Versuche angestellt wurden, die Psychoanalyse auf mannigfachste Weise der Erziehung dienstbar zu machen – außer in Berlin auch in Wien und in Stuttgart. Autoren wie Heinrich Meng, Anna Freud, Paul Federn, Wilhelm Hoffer, Edith Buxbaum, Fritz Redl, Richard und Editha Sterba, Sabine Spielrein, Josef Friedjung, Otto Fenichel, Frieda Fromm-Reichmann und immer mehr andere traten auf und vereinigten sich schließlich zum Mitarbeiterstab der neugegründeten internationalen *Zeitschrift für psychoanalytische Pädagogik* (1926–1937), die dann allerdings – und leider – beim Umbruch in Österreich unterging und seither nicht wieder erscheinen konnte, weil sich das Zentrum der Psychoanalyse nach den anglo-amerikanischen Ländern verschoben hatte.

Schon in meiner allerersten Veröffentlichung habe ich darauf aufmerksam gemacht, dass im zwischenmenschlichen Bereich des psychoanalytisch orientierten Lehrers und seiner Schüler durch sein Gesamtverhalten eine »andere Einstellung« Platz greife, die äußerst wichtig sei. Ich meinte damit *Phänomene der gelenkten Übertragung und Gegenübertragung*, die in der Schulstube und bei der Schularbeit eine günstige Atmosphäre schaffen. Sie bewirkt, dass Lehrer und Schüler in ihrem Bewussten und Unbewussten leichter, enger miteinander kommunizieren. Allmählich merkte ich, dass dies den Hauptfaktor der psychoanalytischen Pädagogik im Rahmen des Schulehaltens bedeutete; dass also psychoanalytische Pädagogik in der Schule vornehmlich ein *gemeinschaftspsychologisches* Spiel sein müsste, gestützt auf das tiefe Verständnis all der Erscheinungen an den Kindern als Gesamtheit; dass psychoanalytische Schulpädagogik der kollektiven Neurosenprophylaxe und dem seelischen Gesundheitsschutz der Jugend zu dienen habe. Freuds *Massenpsychologie und Ich-Analyse* (Freud, 1921c), sein *Totem und Tabu* (Freud, 1912–1913a) erteilen dem Pädagogen die nötigen

Fingerzeige. Auch sollte er nicht nur die *Drei Abhandlungen zur Sexualtheorie* (Freud, 1905d) und *Das Ich und das Es* (Freud, 1923b) kennen und deren Hinweise in seine praktische Tätigkeit umzusetzen suchen; er sollte auch Abrahams *Versuch einer Entwicklungsgeschichte der Libido* (1924) und *Psychoanalytische Studien zur Charakterbildung* (1925), Alexanders *Psychoanalyse der Gesamtpersönlichkeit* (1927) und Reiks *Geständniszwang und Strafbedürfnis* (1925) eingehend studieren. Aus der psychoanalytischen Lehre muss er all das herausnehmen und zusammenfassen, was er nachher zur Ausübung der seelischen Hygiene der Kinder benutzen kann. Es ist dies für die Gesamtheit mindestens ebenso wichtig, wie wenn er einen einzelnen, in seinem Verhalten abwegigen Schüler wieder auf die rechte Bahn bringt, etwa einen Dieb und Lügner heilt, eine Lernstörung beseitigt – was ihm zwar auch nicht zu tun verboten sein sollte. Nach und nach haben sich nämlich bei der psychoanalytischen Kinderbehandlung gewisse engere Gebiete abgegrenzt. *Psychoanalytische Pädagogik* im Sinne von seelischem Gesundheitsschutz können auch die Eltern und die Kinderpflegerinnen, die Kindergärtnerinnen, Hortleiter usw. treiben, nicht allein nur die Schule. Ein anderer Zweig der psychoanalytischen Pädagogik ist die *Erziehungsberatung* und *Erziehungshilfe*. Hier nähert sich die Arbeit schon der eigentlichen *Kinderpsychotherapie*. Bei dieser haben sich verschiedene Methoden herausgebildet (vgl. den Beitrag »Psychoanalyse und Kinderpsychotherapie« [Beitrag Nr. 4 in diesem Band]).

Um die dreißiger Jahre machte ich bei psychoanalytischen Arbeiten mit Kindern die Beobachtung, dass die kleinen Patienten oft gesund wurden, auch wenn ich ihnen überhaupt nichts gedeutet hatte. Ich konnte mir dies nicht erklären, vermutete, es handle sich um sogenannte »Übertragungsheilungen«, wie wir sie von Erwachsenenanalysen her kennen. Bei ihnen kann es geschehen, dass diese Erwachsenen auf einmal alle ihre Symptome aufgeben und als geheilt erscheinen. Es kann sich darum handeln, dass sich der Patient dem Analytiker gegenüber als besonders gehorsam erweisen möchte; vielleicht darum, weil er in ihm den Vater erblickt und diesem gegenüber Schuldgefühle zu besänftigen hat. Möglich ist auch, dass der Patient unmittelbar vor der Aufhebung eines verdrängten peinlichen Tatbestandes dem Zugriff des Analytikers ausweichen möchte und darum lieber alle seine Symptome aufgibt. Regelmäßig gibt es bei solchen Heilungen Rückfälle in die Krankheit. Bei den Kindern nun, die ich erwähnte, ereigneten sich keine Rückfälle. Die Heilung erwies sich als dauernd. Dabei hatte ich nichts weiter mit den kleinen Patienten getan; nur gespielt hatte ich mit ihnen. Die Spiele hatten *sie* ausgewählt und erfunden oder gefunden; das Spielmaterial war in der Regel sehr primitiv gewesen; aus herumliegenden Zweigen im Garten hatten die Kinder etwa Wohnungen hergestellt, die aussahen wie der Plan eines Architekten – Tannenzapfen oder allerhand Gemüse zu Tieren und Menschen gemacht: »König Kartoffel«, »Prinzessin Lauch«, »Prinz Karott«, »Königin Rübenkohl«; es waren mit diesem Material vom Kind erdichtete dramatische Szenen aufgeführt worden, wobei ich gewisse Rollen zu übernehmen gehabt hatte und ab und zu eigenen Einfällen gefolgt war, um das Kind zu Gegenreaktionen herauszufordern. Beispiel: Wir spielten »Gemüsetheater«. Die kleine Patientin – sie litt unter einem Pavor nocturnus, wie der uns bekannte Franz Singer – hatte aus einem Baumrindenstück ein breites Bett gemacht. Sie legte den »König Kartoffel« hinein, neben ihn die »Prinzessin Lauch« und neben diese die »Königin Rübenkohl«; sie sollten schlafen. Nun ergriff ich die Königin stillschweigend und drängte sie zwischen die Prinzessin und den König. Das etwa sechsjährige Mädchen nahm die Prinzessin und legte sie, mir einen wütenden Blick zuwerfend, wieder neben den König. Als ich dann meinen Eingriff später wiederholte, packte die Kleine die »Königin Rübenkohl«, lief damit zu den Kaninchen und warf sie ihnen zum Fraß vor. »Mach' jetzt, wenn du kannst«, triumphierte das Mädchen und meinte damit, ich möchte den Eingriff wiederholen, wenn ich jetzt noch könne. Ich ließ den »König Kartoffel« weinen. »Meine Königin ist von Ungeheuern gefressen worden«, klagte er durch meinen Mund. »Das tut nichts«, tröstete das Mädchen, »er hat ja die Prinzessin; die kann für ihn kochen und Strümpfe stricken, und warm im Bett gibt sie ihm auch.« Durch meinen Eingriff ins Spiel hatte ich provoziert, dass mir das Mädchen seine Einstellung zur Mutter verriet. Denn für des Kindes Fantasie bedeutete die Königin die Mutter, der König den Vater, die Prinzessin sie selbst. Dies deutete ich der Kleinen *nicht*, aber später einmal ließ ich die neuerstandene »Königin Rübenkohl«, angetan mit einem weißen Tuchfetzen – ich hatte einen anderen Rübenkohl herbeigeschafft – wiedererscheinen, um damit die Auseinandersetzung des Kindes mit seiner Mutter weiterzutreiben. Die Königin erschien nun als Fee, die zaubern konnte. Und sie zauberte der Prinzessin ein eigenes Schlafgemach, das besonders reich und schön ausgestattet wurde – mit Stäbchen, mit Zweigen und Steinen. Damit konnte im Spiel die Versöhnung des Mädchens mit seiner Mutter angebahnt, der weibliche Ödipuskomplex bearbeitet werden usw. Dies mag andeuten, wie ich vorging. Und nach vielen solchen und ähnlichen Spielen verschwand das Symptom, der Pavor, plötzlich und wiederholte sich nicht mehr. Ich habe erstmals im Jahr 1935 darüber publiziert [Zulliger, 1935a; abgedruckt in diesem Band, Beitrag Nr. 7], und später, als ich solche Heilungen auch theoretisch begründen konnte, veröffentlichte ich das Buch *Heilende Kräfte im kindlichen Spiel* (Zulliger, 1952), worin ich die deutungsfreie Spielanalyse bei kleineren Kindern propagierte. Vorher schon hatte Gerdhild von Staabs in Berlin den »Scenotest« entwickelt, der allerdings weniger als therapeutisches und mehr als psychodiagnostisches Hilfsmittel gedacht ist. Man könnte nun darüber streiten, ob die reine Spielanalyse in die psychoanalytische Pädagogik oder ob sie in die psychoanalytische Kinderpsychotherapie einzureihen sei. Und wieder sehen wir, wie undeutlich manchmal die Grenzen zwischen den beiden Disziplinen sind.

Wenn wir uns nun erneut fragen, was eigentlich mit Fränzchen Singer geschehen sei, ob bei ihm Therapie oder Pädagogik angewendet worden sei – dann können wir sagen: Frau Dr. Lenz hat den Eltern Singer psychoanalytisch fundierte Erziehungsberatung erteilt. Man kann nicht wohl von Therapie sprechen, weil Frau Dr. Lenz sich nicht direkt mit Franz beschäftigte und weil den Eltern Singer, welche nur Ratschläge durchführten, die psychologischen Hintergründe dazu nicht bekannt waren.

Es stellt sich nun noch eine letzte wichtige Frage: Inwiefern haben die Lehren Freuds die Pädagogik befruchtet? Sie taten es in dreierlei Hinsicht. Zum Ersten: Es ist heute möglich, allerhand abwegige Erscheinungen am Kinde, schon am kleinen Kinde, seien sie in der Richtung der Neurose, der Verwahrlosung oder Kriminalität, durch psychoanalytisch begründete Eingriffe zu beseitigen. In früheren Zeiten kannte man fast nur die Abschreckungsstrafen, die häufig keinen Erfolg zeitigten und nur bewirkten, dass die Symptomatik verschoben, verändert wurde. Die psychoanalytische Pädagogik fußt hauptsächlich auf der Erkenntnis der infantilen Entwicklungsgeschichte, der Trieb- und der Ichkomponenten und deren Einfluss auf die Verhaltensweisen des Kindes und auf dessen Charakter. Zum Zweiten: Die Psychoanalyse ermöglicht, in der Kinderstube, innerhalb von Kindergruppen, Schulen usw. ein »Klima« zu schaffen, das für die Jugend besonders günstig ist, weil es eine innigere Kontaktnahme gewährleistet. Dieses Klima wirkt prophylaktisch im Sinne der psychischen Hygiene. Außerdem erleichtert es in den Schulen infolge der besseren Kommunikation zwischen Lehrern und Schülern das Lehren und Lernen. Und auch dies ist kein zu unterschätzendes Phänomen. Es ist durch die Praxis erhärtet worden und nicht etwa nur eine theoretische Annahme. Besondere Sparten der psychoanalytischen Pädagogik sind die Erziehungsberatung und die Erziehungshilfe. Wie diese arbeiten, konnte am Beispiel des Franz Singer einigermaßen geschildert werden. Zum Dritten: Die Psychoanalyse kann als Scheidewasser der pädagogischen Theorien und Grundlagen benutzt werden. Es gibt bekanntlich nicht nur eine einzige Pädagogik, es gibt Pädagogiken. Diese Behauptung sei ein wenig deutlicher an zwei Extremen skizziert. Wie man hört, wird gegenwärtig in den Vereinigten Staaten von Amerika da und dort eine möglichst frustrationslose Erziehung betrieben. Es scheint dort das sogenannte »Jahrhundert des Kindes« erst angebrochen zu sein. Jüngst kam eine amerikanische Mutter mit zwei vorschulpflichtigen Kindern, Mädelchen, zu Bekannten. Sie wünschte, ihre Kleinen für längere Zeit in einem gut geführten Kinderheim mit nicht allzu vielen Insassen unterzubringen. Man gab ihr die Adressen solcher Institutionen an, und die Dame reiste zum In-Augenschein-Nehmen hin. Nachdem sie etwa ein Dutzend Heime besucht hatte, kam sie zurück und war ganz entsetzt. »Ihr habt ja keine Kinderheime«, erklärte sie, »ihr habt Kleinkinder-Zwangserziehungsanstalten.« Die Kinder in den besuchten Heimen seien allzu brav, viel zu »erzogen«. Sie müssten sich an bestimmte Ordnungen halten und ein Leben führen wie die Rekruten in einer Kaserne. Sogar die Spiele würden größtenteils angeordnet. Die Überwachung sei zu streng. Kurz, den Kindern werde überhaupt keine Freiheit gewährt. Der gute Ruf der schweizerischen Kinderheime bestehe zu Unrecht, und sie wisse wahrlich nichts Besseres zu tun, als zurückzufliegen und ihre Töchterchen in ein amerikanisches Heim zu geben. – Meine Bekannten waren sehr froh, die kleinen Amerikanerinnen wieder loszuwerden; denn sie hatten sich wie Wilde benommen, hatten sich keinen Befehlen fügen wollen, hatten alles kaputt gemacht, die Pflänzchen in dem Garten ausgerissen, eine Brut junger Kätzchen zu Tode getreten, sich geweigert, zu den richtigen Zeiten bei den Mahlzeiten zu erscheinen, abends zu Bette zu gehen, morgens aufzustehen usw. – Das wäre die Form *einer* Pädagogik. Und nun das Gegenstück: Die Samurai-Kaste im alten Japan setzte die kleinen Knaben, die später todesmutige Krieger werden sollten, von früh auf den größten Ängsten aus. Sie wurden daran gewöhnt, den Vätern und den männlichen Vorgesetzten willenlos zu gehorchen. Dagegen wurde ihnen von Kindesbeinen an die Verachtung alles Weiblichen, auch der Mutter, eingepflanzt. Hatten sie das Schulalter erreicht, kamen sie in besondere Schulen, wo man sie mit äußerster Strenge anfasste und Regeln unterwarf, die Tag und Nacht galten und ihnen überhaupt keine Freiheit ließen. Aus ihnen wurden Kreaturen, die in Kadavergehorsam ihren militärischen Vorgesetzten untertan waren und deren Bestand die beste, zuverlässigste Stütze des Tenno und seines Reiches war.

Eine Aufgabe der Psychoanalyse ist, zu untersuchen, wie sich die verschiedenen Pädagogiken aufbauen, aus was für hintergründigen Motiven sie von ihren Ideologen geschaffen wurden und wo das optimale Maß der pädagogischen Dinge liege. Sollen die Jungmannschaften zur Härte, sollen sie weich erzogen werden? Welche pädagogischen Forderungen sind dem jeweiligen Entwicklungsstadium angemessen, und welche anderen überfordern die Kinder, treiben sie in Fehlentwicklungen hinein? Wie erzieht man das Gewissen der Kinder, damit dieses weder allzu lässig noch überstreng werde? Wie viel Rücksichtnahme auf die Mitwelt darf man dem Kind einer bestimmten Altersstufe zumuten? Wie sind Dressur, Erziehung und Führung psychologisch begründet, und was ist das Bekömmlichste für das Kind? Solche grundsätzlichen Forderungen müssen von der Psychoanalyse geklärt werden im Dienst des allgemeinen seelischen Gesundheitsschutzes der aufkommenden Generationen, die immer dringlicher vor die Aufgabe gestellt werden, das Problem der Aggressivität zu lösen und den Untergang der Menschheit unmöglich zu machen. Es ist dieser gelungen, den Sexualtrieb weitgehend zu domestizieren, ihn in Bahnen zu lenken, die im Allgemeinen für alle erträglich sind. Mit dem Aggressionstrieb ist dies noch nicht geschehen, und aus ihm drohen Weltbrände zu entstehen, die alles vernichten.

Schließlich sei noch auf eine letzte Aufgabe der Psychoanalyse in Bezug auf ihre Auswertung für die Pädagogik aufmerksam gemacht. Der Pädagoge, der von einem psychogenen Übel befallen ist, kann sich einer befreienden Behandlung unterziehen. Die Neurose eines Erziehers wirkt regelmäßig reaktiv auf das Kind oder die Kinder und bewirkt in ihnen eine entsprechende neurotische Verhaltensweise; sie ist ansteckend wie eine Fieberkrankheit. Da ist eine Mutter, die nicht richtig lieben kann; es wackelt die Ehe. Ihr elfjähriger Sohn nässt noch das Bett. Alle Gegenmaßnahmen schlagen fehl. Endlich rät der Frau jemand, sich in eine psychoanalytische Kur zu begeben. Die Mutter wird gesund, die Ehe ist saniert, und der Sohn nässt nicht mehr. – Da ist eine Lehrerin, die einem eigentümlichen Gebetszwang unterlegen ist. Mitten in den Lektionen muss sie mit ihren ABC-Schützen niederknien und beten. Die Sache wird immer schlimmer, wächst sich zur eigentlichen Arbeitshemmung aus; zudem wird das Wesen ihrer kleinen Schützlinge merkwürdig. Eine eigentümliche Angst befällt sie, und auch sie müssen bei jeder passenden oder unpassenden Gelegenheit den lieben Gott zu Hilfe rufen. Nach mehreren Nervenzusammenbrüchen entschließt sich die Lehrerin zu einer Psychoanalyse, findet dabei ihre einstige Arbeitskraft wieder, und ihre Schüler benehmen sich nun normal. – Und da ist ein Lehrer, ein zweifellos geschickter und tüchtiger Berufsmann, bei den Schülern beliebt. Aber jedes Mal, wenn Schulbesuch kommt, fühlt er sich, wie er selber aussagt, wie in einer Zwangsjacke. Dann werden die Schüler durch ihn beunruhigt, reagieren nervös, und das Ergebnis der Lektionen ist kläglich. Eine psychoanalytische Behandlung befreit ihn, und erst jetzt kann er sich voll und unter allen Umständen beruflich entfalten.

Ich will diese Beispiele nicht vermehren. Die Andeutung, wie die Lehren Freuds auch in dieser Beziehung zur Pädagogik beitragen, genüge. Obwohl Freud kein besonderes Buch über die psychoanalytische Pädagogik geschrieben hat – er war schließlich Arzt –, sind seine Forschungen und Funde für die Erziehung von höchster Bedeutung. Dies zu umreißen war mein Anliegen.

II

Meine Damen und Herren!

Heute will ich zu Ihnen über Psychoanalyse in der Volksschulpraxis sprechen.

Ein 13-jähriger Knabe, Karl, kommt an einem Sommermorgen eine Viertelstunde zu spät in die Schule; er ist außer Atem, hat die Knie geschürft; er berichtet: »Ich kann nichts dafür, dass ich erst jetzt habe kommen können. Nach dem Frühstück musste ich, bevor ich mich auf den Schulweg begab, noch die Kaninchen füttern. Da ist mir eine Häsin aus ihrem Gelass gesprungen und im Garten entlaufen. Ich hatte die größte Mühe, sie wieder einzufangen, sie hüpfte mir immer wieder davon. Als ich sie endlich fassen konnte, schlug es vom Kirchturm schon sieben. Nachdem ich das Tierchen versorgt hatte, fasste ich rasch meine Schulsachen zusammen und trabte, was mir aus den Beinen ging. Knapp vor dem Schulhaus angekommen, stolperte ich und fiel lang hin, zerschürfte mir die Knie, und ich zerbrach die Schiefertafel.« Dabei weist er den leeren Rahmen vor. »Du Armer«, entgegnet der Lehrer ruhig. Dann lächelt er Karl freundschaftlich zu. »Und«, fragt er, »wie war es denn mit den Rechenaufgaben?

Standen sie auf der Tafel? Gelt, du hattest sie nicht gemacht?« Karl errötet wie ein Ertappter. »Woher wissen Sie das? Hat es Ihnen meine Schwester berichtet?« Der Lehrer zeigt den kleinen Finger vor: »Nein, nicht euer Klärchen – der da hat es mir gesagt. Geh' jetzt an deinen Platz. Und das nächste Mal, wenn du Rechenaufgaben zu besorgen hast, tue es frühzeitig, dann entrinnt dir am Morgen keine Häsin, du stürzest nicht auf der Straße, und die Tafel zerschlägst du auch nicht. Du kannst auch vermeiden, zu spät zur Schule zu kommen; so spät nämlich, dass du abschätzen kannst: die Hausaufgaben hat der Lehrer schon nachgesehen, und nun merkt er nicht, dass ich sie gar nicht gemacht habe. – Übrigens hätte ich dich um deiner Unterlassung willen nicht so hart bestraft, wie du es tatest: die Knie hätte ich dir keineswegs blutig geschlagen.«

Eine 15-Jährige, Johanna, klagt dem Lehrer, es sei ihr das Taschenmesser entwendet worden. Der Lehrer kennt Johanna als ein ganz zuverlässiges und gewissenhaftes Mädchen. Er weiß, dass es mit seinen Sachen Ordnung hält und nicht zu jener Sorte Schüler gehört, die andere des Diebstahls bezichtigen, wenn sie selber etwas verlegt haben. Dennoch erkundigt er sich: »Wann sahst du dein Messer zum letzten Mal, und wo hattest du es versorgt?« Ehe Johanna antworten kann, ruft eine andere Schülerin, die Sabine: »Mir ist auch ein Frankenstück entwendet worden! Ich hatte es ins Federhalteretui gelegt.« Und kaum hat sie ihren Ausruf getan, streicht sich Sabine mit der linken Hand unter der Nase weg, als wollte sie etwas fortwischen. »Und du, Johanna, hattest du dein Messer auch im Etui?«, fragt der Lehrer. Das Mädchen bejaht die Frage. Vor der großen Pause hatte sie es noch zum Bleistiftspitzen gebraucht. »Wie wäre es, Sabinchen, wenn du Nachschau hieltest nach dem Messer Johannas? Irgendwo bei deinen Sachen wirst du es finden; vielleicht auch draußen im Schulhausgang – in deiner Schultasche.« Sabine errötet, senkt den Blick, beginnt zu weinen. »Trockne deine Tränen, Sabinchen«, ermuntert der Lehrer, »bring du lieber das Messer hervor; und, wenn du willst, sage uns, warum du es weggenommen und warum du geschwindelt hast, es sei dir ein Frankenstück abhandengekommen.« »Ich besitz' überhaupt kein Messer«, heult Sabine, »da dachte ich …« Sie weiß nicht, was sie sich gedacht hat. Aber sie holt Johannas Messer hinter einem Zentralheizungskörper hervor; dort hatte Sabine es versteckt. »Ich habe auch keinen Wagen«, sagt der Lehrer. »Aber dein Onkel fährt in einem herum; du darfst ihn oft begleiten. Was würdest du sagen, wenn ich deinem Onkel den Wagen wegnähme? Es würde ihn nicht freuen und dich wohl auch nicht. Man muss einander sein Eigentum lassen. Übrigens, Sabinchen, vielleicht würde dir dein Onkel ein Messer schenken. Bitt' ihn doch einmal darum. Es ist für dich nicht angenehm, als Diebin entlarvt zu werden. Man muss Sorge tragen zu seinem Gewissen. Deines hat dich gezwungen, rasch zu sagen: ›Mir ist auch ein Frankenstück entwendet worden‹ – gelt? Das ist gar nicht wahr. Ich merkte es dir sofort an, dass du logst. Du tatest es, damit ich nicht denke, du könntest das Messer gestohlen haben.« Zur Klasse gewendet, spricht der Lehrer: »Wir wollen Sabine nicht verurteilen. Mancher, der jetzt ehrlich ist, hat früher auch etwas gestohlen – der Mutter einen Zehner, ein wenig Konfitüre, ein übriggebliebenes Wurststück, Kirschen von den Bäumen des Nachbars usw. Sabine muss nur danach ringen, ehrlich werden zu können, wie jeder in seinem Leben einmal danach ringen muss.«

Die Schulleistungen bei Heinrich Bracher, einem 14-jährigen Sohn eines kleinen Beamten, haben plötzlich in auffallender Weise abgenommen. Es weiß kein Mensch, warum. Die Eltern des Knaben haben den Rückgang auch gemerkt. Die Mutter fragt den Lehrer Heinrichs, ob es möglich sei, dass ein sonst normal veranlagtes und gesundes Kind plötzlich verblöde. Er glaube dies nicht, gibt der Lehrer Bescheid und verspricht, den Knaben gut zu beobachten. Vielleicht könne das Hindernis erkannt und beseitigt werden. Eines Tages soll ein Aufsatz geschrieben werden. Heinrich arbeitet nicht, er träumt vor sich hin, und aufs Löschblatt kritzelt er unbewusst Figuren. Die meisten davon sind kleine Quadrate, denen die Ecken fehlen. Um elf Uhr, bei Schulschluss, behält der Lehrer den Heinrich zurück. »Ich möchte dich was fragen«, sagt er zu ihm. »Du hast da so merkwürdige Vierecklein auf das Löschblatt gemalt. Du brauchst deswegen nicht verlegen zu werden. Ich beabsichtige nicht, dir deswegen Vorwürfe zu machen, dass du Löschblätter verschmierst. Aber was fällt dir denn zu deinen Malereien ein?« »Nichts. Ich wusste gar nicht, dass ich da zeichnete; es kam einfach so. Entschuldigen Sie bitte!« »Schau dir die Vierecklein nochmal an. Fällt dir denn gar nichts dazu ein?« Heinrich errötet auf einmal. »Doch«, murmelt er, lächelt, schüttelt den Kopf, »die Platzgerplatten[1].« »Was fällt dir denn zu den Platzgerplatten ein?«, er-

1 »Platzgerplatten« sind quadratische Eisenstücke mit nach unten gehämmerten Ecken. Man benutzt sie beim sogenannten Platzgerspiel. Es wird auf etwa 15 bis 20 Schritt Entfernung von einer in den Erdboden gekerbten Linie ein Holzstück aufgerichtet und darum herum ein kleiner Kreis gezogen. Auf den Stock legt jeder Spieler ein Fünfrappenstück. Nun wird vom eingekerbten Strich aus nach zuvor vereinbarter oder durch

kundigt sich der Lehrer. »Ich bin treffsicherer als der Vater«, rühmt Heinrich und erzählt, er gehöre mit diesem zusammen einer Spielgruppe an. Er berichtet von seinen Erfolgen, wie viel er dies und jenes Mal gewonnen, wie er zu Hause auf dem Rasenplatz mit dem Vater zusammen ein Spielfeld eingerichtet habe, mit ihm zusammen übe – bald mit Hosenknöpfen, bald mit Geld –, und wie er ihn regelmäßig schlage. Und dem Lehrer fällt es wie Schuppen von den Augen. Nun weiß er, womit sich Heinrich beschäftigt, wenn er träumt. Die Löschblattzeichnungen haben es offenkundig gemacht. Der Lehrer weiß auch, was die Interessen des Schülers vom Lernen und von der Schule ablenkt. Ist es nur das Spiel, die Lust daran, die Befriedigung, die es Heinrich bringt? Nein, die Hauptlust besteht in einem hintergründigen Sachverhalt. Herr Bracher ist ein Pedant und Haustyrann; dies ist dem Lehrer und auch den anderen Leuten wohlbekannt. Er betrachtet seinen Sohn als seinen Besitz, den er zu verwalten hat, wie er auf seinem Büro die Dinge verwaltet. Welch eine Wonne muss es für den Buben bedeuten, etwas entdeckt zu haben, wobei er den Tyrannen stürzen, entwerten, überflügeln kann. Manch ein anderer Halbwüchsiger kennt das Spiel auch, tätigt es ebenfalls so wie Heinrich, hat dabei auch Glück – trotzdem lernt er, leistet er etwas in der Schule und träumt nicht, kritzelt nicht auf seine Löschblätter; denn für ihn hat das Spiel keine besondere, gewichtige, weil eben hintergründige Bedeutung wie für Heinrich Bracher, den es drängt, am Vater Rache zu nehmen für dessen Tyrannis – sozusagen einen Göttersturz durchzuführen. Heinrich kann im Platzgerspiel der negativen Seite seiner ödipalen Einstellung zum Vater Luft machen. Er kann es aber nicht ohne Schuldgefühle; man stürzt seinen Vater nicht ungestraft. Heinrich bezahlt seinen Vatersturz mit schwächeren Schulleistungen, zugleich kann er mit ihnen seinen Vater ärgern, in Verlegenheit versetzen, in Sorgen bringen. Die Determinierung des Leistungsrückgangs ist nicht einfach. Der Lehrer spricht mit den Eltern, berät sie fortlaufend, und nach etwa einem halben Jahr ist die Störung bei Heinrich beseitigt. Hierzu trug auch bei, dass der Lehrer dem Schüler bei jeder Gelegenheit Anerkennung zollte, vermied, ihn zu kritisieren, ihm Bücher lieh, ihn enger zu sich zog, ihm das Bild eines anderen »Vaters« aufdrängte, eines weniger gestrengen und kleinlichen, eines gütigeren, menschlicheren Vaters. Durch sorgfäl-

das Los bestimmter Reihenfolge von den Spielern mit den Eisenplatten nach dem Stock geworfen; fällt er, darf der glückliche Schütze alle die Fünfer behalten, die er außerhalb des Kreises gespickt hat.

tige Arbeit modelte er das Vaterbild des Knaben, die Vater-Imago, um und stärkte das Ichgefühl Heinrichs. Der Erfolg war Beweis dafür, dass sich der Lehrer nicht getäuscht hatte.

Wenn ein Schüler zu spät zum Unterricht kommt, ärgert sich der Lehrer. Handelt es sich um einen grundsätzlich strengen oder vielleicht um einen, der in der Vornacht schlecht geschlafen hat, dann straft er den Schüler. Zumindest gibt der Lehrer dem Schüler zur Kenntnis, dass er nicht zu spät zur Schule zu kommen habe. Wenn in der Schule ein Diebstahl ruchbar wird, ist der Lehrer erzürnt und hilflos. Er veranstaltet wahrscheinlich eine jener berühmten Untersuchungen, die regelmäßig zu nichts führen. Sie brauchen nur Zeit, und ihr Misserfolg drückt auf die Stimmung des Lehrers; er ist betrübt und beunruhigt. Um jedoch gut Schule halten zu können, sollte er von einer ausgewogenen, wenn nicht sogar von einer beschwingten Stimmung getragen sein; ohne sie entbehrt der Unterricht der Spannung und vermag die Schüler nicht zu begeistern.

Wenn in einer Klasse ein einst guter Schüler in seinen Leistungen nachlässt, dann ermahnt ihn der Lehrer, sich stärker anzustrengen. Der Schüler verspricht dies, wird aber sein Versprechen nicht halten können. Dann macht der Lehrer die Eltern auf den Leistungsrückgang aufmerksam; er schreibt ihnen einen Schulbericht mit dem berühmten Passus: »Heinrich könnte, wenn er nur wollte.« Dass Heinrich vielleicht nicht *wollen könne*, davon hat der Lehrer offensichtlich keine Ahnung. Die alarmierten Eltern setzen sich mit dem Lehrer in Verbindung. Man berät, was man unternehmen könnte. Dem armen Heinrich wird die Freizeit beschnitten; er darf weniger Fußball spielen, der Vater verspricht, die Schulaufgaben regelmäßig und genau zu kontrollieren; außerdem muss Heinrich Privatunterricht nehmen, und seine geliebte Briefmarkensammlung wird, bis es besser geht in der Schule, im väterlichen Haussafe versorgt. Mit diesen altbewährten – sind sie denn so bewährt? – Maßnahmen glauben Lehrer und Eltern, Heinrich zu helfen. Und wenn diese den Entzug der Freizeit, das Verbot des Lieblingsspiels, die Verhinderung des Hobbys als Strafe auffassen, hält dies niemand für einen Nachteil, im Gegenteil, der Bub soll nur merken, es gelte nun Ernst.

Was ist denn aber dies für ein komischer, aus der Reihe fallender Lehrer, der freundschaftlich mit dem zu spät kommenden Karl spricht und dessen Unfall als Selbstbestrafung erkennt; der bestimmt erraten kann, dass Sabinchen das diebische Frauenzimmerchen ist, und der es dann nicht einmal bestraft; und der Heinrich nicht mit den üblichen pädagogischen Mitteln, wohl aber auf merkwürdig anmutende Weise von seiner Lernstörung befreit? Es ist ein psychoanalytisch durchgebildeter Lehrer, der psychoanalytische Pädagogik in seiner Volksschule betreibt. Worauf fußt denn seine besondere Art des Arbeitens und des Umgangs mit seinen Schülern? Er begegnet ihnen mit einem viel größeren, einem vertiefteren Verständnis und kommt dadurch näher an sie heran, steht ihnen in ihrem Wesen weniger als ein Fremder gegenüber. Es ist nicht übertrieben auszusagen, dass er sie besser versteht, als sie sich selber verstehen. Sabinchen weiß beispielsweise nicht, dass sie sich als Diebin verrät, indem sie ausruft, ihr sei »auch« ein Frankenstück abhandengekommen, beifügt, wo sie es angeblich verwahrt hatte, und damit anzeigt, wo sie das gestohlene Messer hernahm, und dass es eine Bedeutung hat mit dem Nasewischen mit der linken Hand, dass diese Gebärde nicht zufällig ist und in der Zeichensprache etwas aussagt, das der beobachtende Lehrer in Gedanken in einen Wortbegriff zu übersetzen vermag. Aus dem größeren Verständnis des Lehrers erwächst dessen objektivere und darum ruhigere Haltung. Seine gute Stimmung wird durch den Zwischenfall mit Sabinchen ebenso wenig beeinträchtigt wie durch das Zuspätkommen Karls und den Leistungsschwund Heinrichs. Stimmungen und Verhaltensweisen des Lehrers wirken auf die Schüler ansteckend. Dies ist eine alte Weisheit. Ein mürrischer Lehrer hat eine unfrohe Klasse. Ein leicht erregbarer Lehrer wird von seinen Schülern mit Vorliebe gereizt, hernach weiden sie sich daran, wie sie ihn hatten in die Gänge bringen können. Ein trockener Lehrer – seine Schüler dösen, entbehren selber auch des Schwunges. Ein herrischer Lehrer – die Schüler erfinden Streiche, den Tyrannen zu entwerten, ihn aufs Glatteis zu führen, sich an ihm zu rächen, und hierauf, nicht aufs Lernen und auf den Unterricht zentrieren sich Aufmerksamkeit und Energie. Ein weicher, sentimentaler, in die Schüler verliebter Lehrer – die Kinder betrachten seine Übergüte als Schwäche und ihn als einen Trottel. Immer wirkt das affektive Verhalten des Lehrers auf das seiner Schüler, und aus dem Spiel innerhalb dieser Zweiheit entsteht die »Atmosphäre« in der Schulstube. Wir haben am Beispiel Heinrichs ferner sehen können, dass der psychoanalytisch gebildete Lehrer imstande ist, eine Lernstörung nicht nur in ihrer Motivierung zu verstehen, sondern auch zu beseitigen. In ähnlicher Art vermag er bei anderen kleineren psychogen bedingten Störungen Hilfe zu bringen. Es steht zwar in keinem staatlichen Lehrplan, dass er hierzu verpflichtet ist, aber den pädagogischen Eros kann kein Lehrplan einfangen. Und es gibt im Lehrerleben Verpflichtungen, die sich aus prekären Situationen ergeben, die kein Mensch vorauszusehen und vorauszubestimmen vermag. Wenn ich beim Schulbaden einen Schüler aus dem Wasser ziehe, der zu ertrinken droht, steht dies nicht als Vorschrift im Schulreglement oder Lehrplan verzeichnet; ich tue es in rein menschlicher Verantwortung einesteils und anderenteils darum, weil ich weiß, *wie* ich es machen kann. Und wenn ich weiß, wie ich es machen kann, warum sollte ich einen Schüler nicht auch aus anderen Lebensnöten retten? Noch sind ja, besonders in ländlichen Gegenden, die Schulberatungs- und Schülerhilfestellen wenig ausgebaut, und noch seltener sind dort die Kinderpsychotherapeuten anzutreffen. Umso berechtigter ist es, wenn der Lehrer kleine *Samariterdienste* leistet, *wenn er kann*. Er kann es dann, wenn er die Psychoanalyse kennt. Dass er sie eingehend kennen muss – nicht etwa nur aus den Angaben im Konversationslexikon –, braucht wohl nicht näher ausgeführt zu werden.

Psychoanalytische Pädagogik im Rahmen einer Volksschule zu treiben, besteht jedoch in der Hauptsache gar nicht darin, dass der Lehrer etwas leistet, das der »kleinen Psychotherapie« nahekommt und den *einzelnen* Schüler zum Gegenstande hat. Was ich nun darzustellen mich anschicke, ist viel schwieriger anschaulich zu machen, als was an den Beispielen Karl, Sabine und Heinrich deutlich werden konnte. Eine Schulklasse sollte nicht aus 25 bis 35 Kindern bestehen, von denen jedes einzelne zu seinem Lehrer in einer *Paar-Relation* steht, sondern die Mitglieder müssen untereinander in einer *Gemeinschaftsrelation* verbunden sein. Der Begriff »Gemeinschaft« wird heute für alles Mögliche missbraucht und so ausgeweitet, dass nichts mehr dahintersteckt. Wenn aber wir von einer Gemeinschaft sprechen, wollen wir jenes affektiv begründete Verhältnis darunter verstehen, das Freud in seiner Abhandlung *Massenpsychologie und Ich-Analyse* [1921c] und *Totem und Tabu* [1912–1913a] klargestellt hat. Die tiefere Begründung einer Gemeinschaftsbildung ist immer die Not. Es kann sich um eine sexuelle Not oder um die der Brutpflege, um die Not der Lebensmittelbeschaffung und um die Abwehr feindlich gesinnter anderer Gemeinschaften, um die Abfuhr eigener aggressiver Regungen und um rituell zu vollziehende Jagd usw. handeln, wie bei den Primitiven. Manchmal ist es ein einzelner Starker oder Weiser, der die Gemeinschaftsglieder um sich schart und dann anführt, also eine *Vaterhorde* begründet. Manchmal wächst der Anführer durch seine besonderen Eigenschaften oder durch die Wahl der anderen hervor und versieht den Posten des Chefs seines Kollektivs, was Freud als *Bruderhorde* bezeichnet hat. Es gelingt dem Menschen kaum, in der Isolierung zu leben. In ihm besteht ein sehr mächtiger Drang, sich zu vergesellschaften. Er ist sich auch instinktiv dessen bewusst, dass viele Gleichgesinnte, Gleichgerichtete stärker sind als ein Vereinsamter, Vereinzelter. Man weiß, dass schon zur Zeit der Höhlenbewohner die Menschen in Sippen geordnet, später in primitiven und noch später in immer komplizierter organisierten Staatengebilden miteinander lebten. Auch die Schüler einigen sich zu Gemeinschaften. Die gemeinsame Not wird gewöhnlich im Lehrer gesehen, der allerhand Forderungen, Gebote und Verbote an das Schülerkollektiv stellt und der mit Machtmitteln durchsetzt, was er will. Das Schülerkollektiv, in der Abwehr des Lehrers begründet, bezeichnen wir gewöhnlich als »Bande«, manchmal auch als »Horde«; sie hat einen einzigen, manchmal auch einen kleinen Stab von Anführern. Die Horde geht darauf aus, sich gegenseitig gegen die Anforderungen des Lehrers mit allen Mitteln zu helfen und sich womöglich am Lehrer zu rächen. In ihrem engeren Rahmen wirkt sie sozial, nach außen hin gesehen asozial. Es ist wohl kaum nötig, im Detail zu schildern, was die Horde oder Bande tut, und was für einen aufreibenden Kampf der Lehrer gegen sie führen muss.

Wir wollen uns vielmehr der Frage zuwenden, wie der Lehrer, gestützt auf psychoanalytisches Wissen und Verhalten, dafür sorgen kann, dass sich aus seiner Klasse nicht eine Bande, sondern eine kulturell wertvolle Gemeinschaft bilde, in welcher er die Rolle des Anführers, des Kopfes des Kollektivs spielt. Es gibt Lehrer, berufene, welche ihre Schüler vom ersten Augenblick an faszinieren und dauernd um den Finger wickeln können, ohne es zu beabsichtigen und zu wissen, wieso, warum, aus was für Gründen sie es tun und zu tun vermögen. Wir anderen, weniger Begabten, sehen uns genötigt, uns der wissenschaftlichen Forschungsergebnisse zu bedienen und sie in die Praxis umzusetzen zu suchen. Wie gelingt es dem Lehrer, sich zum Haupt der Schülergemeinschaft aufzuwerfen und zwischen sich und den Kindern jene affektiven Fäden zu spinnen, deren Vorhandensein die Gemeinschaft ermöglicht und aufrechterhält? Er muss die Schüler vor eine gemeinsame Not stellen, an der auch er selber teilnimmt, der er unterworfen ist und die er, zusammen mit den Kindern, zu bewältigen sucht. Zugleich muss er dafür sorgen, dass jeder Schüler das Gefühl hat, von ihm *gleich gerecht geliebt* und verstanden zu werden. Dies bedingt von ihm aus ein vertieftes Verstehenkönnen der Kinder und eine sachlichere Haltung, als dies gewöhnlich der Fall ist. Was ich damit meine, fiel uns bereits zu Beginn dieser Vorlesung auf, als wir sahen, wie sich der Lehrer Karls, Sabines und Heinrichs ganz anders benahm als wir, eigene Erfahrungen in der Schule verallgemeinernd und zu Maßstäben machend, erwarteten. Unter dem Eindruck der gemeinsamen Not und des gleich gerecht Geliebtwerdens setzen sich die Schüler seelisch einander, untereinander gleich. Sie identifizieren sich untereinander, und sie betrachten den Lehrer als *gemeinsames Ich-Ideal*; denn dieser Lehrer ist als Mitglied des Kollektivs den anderen, den Schülern, in vielerlei Beziehungen überlegen – er weiß mehr und er kann mehr. Vor allem vermag er die anderen zu beschützen. So wie er ist, möchte jeder werden. Es kommt hinzu, dass er jedem Kollektivindividuum nicht so fernsteht, dass es den Eindruck hat, es könne ihn überhaupt nie erreichen. Er ist ihm nur um einen Schritt vorgerückter, und diesen Schritt hofft man in naher Zukunft auch tun zu können. So wird der Lehrer unbewusst als *Mittler zum Ideal* aufgefasst und zugleich als Ideal. Er wird heftig geliebt, weil er streng ist in der Forderung in Bezug auf das Ideal und milde, geduldig und verständnisvoll für die Schwächen der Kinder – in der Art, wie der Lateiner formuliert: »Suaviter in modo, fortiter in re« [i. e. »Sanft in der Art, hart in der Sache«]. Er stellt das Ideal dem Kollektiv immer wieder vor Augen, aber er nimmt Rücksicht, wenn die Schüler es nicht allsogleich erreichen. Darin besteht seine Menschlichkeit, sein Wohlwollen, sein – vom Standpunkt der Kinder aus gesehen – Nahesein, sein Schutz, der Sicherheit vermittelt auf dem Glatteis des Lebens. Es entsteht eine sehr enge Kommunikation zwischen Schülern und Lehrer. Sie bewirkt, dass die Schüler das, was er lehrt, also auch das Intellektuelle, welches von ihm herkommt, leichter auffassen, begreifen, verstehen. Damit gewinnt der Lehrer ein nicht unbedeutendes Maß an Zeit, die er für andere als im Lehrplan vorgeschriebene Dinge verwenden kann, vornehmlich zur Befestigung und Pflege jener affektiven Belange, welche die Gemeinschaft kitten.

Die gemeinsame Not, von der gesprochen wurde, kann etwa sein: eine Schüleraufführung, die man an einem im Voraus bestimmten Elternabend durchführen will und die alle Schüler beschäftigt und eben auch den Lehrer. Der Lehrer ist willkommener Regisseur. Die Not kann eine unvorbereitete Radtour auf Nebenwegen mit einem bestimmten Zielpunkt und Abkochen sein. Auf der Hinreise wird die größte Unordnung entstehen, über die alle später schimpfen. Der Mann mit dem Kochkessel, der mit dem Beil ist verlorengegangen; die hungrigen Kameraden müssen sie erst suchen gehen, bevor man die Suppe zubereiten kann. Und auf dem Heimweg, der nun ruhig über die Hauptstraße führen darf – *darf* –, wird die beste Ordnung und Fahrdisziplin herrschen, weil die Schüler sie als *Notwendigkeit* erlebt, beschlossen und organisiert hatten und nicht, weil der Lehrer sie befohlen hatte. – Und da sind die neuen Bücher, so das Französischbuch. Es enthält 45 Lektionen für drei Jahre. »Werden wir wohl dies Jahr 15 Lektionen durchnehmen können?«, fragt der Lehrer. »Dies ist das Pensum, das uns der Staat im Lehrplan vorschreibt. Ich will mir alle Mühe geben, damit wir das Lehrziel erreichen – und ihr?« Die Schüler lachen. »Wir auch, da Sie uns helfen!« »Wir müssen alle einander helfen.« Der gesamte Lernbetrieb und Lehrbetrieb wird umgestellt. Beim Üben darf man gegenseitig vergleichen. Der aufgesetzte Aufsatz darf von einem Kameraden vorkorrigiert werden. Man stellt ein Aufsatzbuch her. Jeder schreibt über seine Erlebnisse anlässlich der Radreise so viele Aufsätze, wie er kann, und illustriert sie. Die losen Blätter werden nachher gebunden. Für den Einband stellt man Kleisterpapiere her und sucht die schönsten heraus. Und das Buch darf schließlich jedes Kind nach dem Los zwei Tage mit nach Hause nehmen.

Der Lehrer kann den gesamten Schulbetrieb weitgehend zur Aufrichtung gemeinschaftlicher Beziehungen umstellen. Er muss es so einrichten, dass der Wettbewerb nicht egoistischen Zielen einzelner Schüler, sondern der Gesamtheitsleistung dient. Gewöhnlich ist es der Ehrgeiz des Schülers, den Kameraden zu überflügeln und persönlich zu glänzen. Solche Bestrebungen können abgebogen werden in den Konkurrenzkampf der Gemeinschaft. Ich will dies am Beispiel des Rechenunterrichts skizzieren. Der Lehrer hat eben die Prozentrechnung als neuen Lehrstoff vorgenommen und erläutert. Es folgt das Einüben. Es werden Aufgaben gestellt. Die Schüler dürfen die Lösungen miteinander vergleichen. Sie erhalten auch den Rechenbuchschlüssel des Lehrers in die Hand, um sich selber zu kontrollieren. Schwächere Rechner werden von ihren Kameraden während der Freizeit hergenommen; denn es gelingt manchmal einem Gleichaltrigen viel besser als dem Lehrer, einem Kameraden etwas beizubringen. Diese Erfahrungstatsache wird ausgewertet. Eines Tages hat die Klasse den Eindruck, sie habe genügend geübt, der hinterste Schüler beherrsche das Prozentrechnen. Nun wird eine Probe, eine Klausur veranstaltet. Der Lehrer sagt etwa: »Ich will sehen, ob ich einen neuen Stoff mit euch durchnehmen kann oder ob ich damit noch zuwarten muss, da das Prozentrechnen noch nicht richtig sitzt. Ich schreibe euch zehn Prozentrechnungen an die Wandtafel; jeder löst sie für sich; man hilft sich nicht gegenseitig, denn sonst wäre das Resultat gefälscht. Ihr seid 30 Köpfe; wenn ihr alle die zehn Rechnungen richtig löst, gibt es 300 richtige Lösungen, also 100%. Wenn ihr 200 richtige Lösungen zustande bringt, sind es $66^2/_3$% usw. – Wir wollen sehen, was herauskommt.« Damit wird der Ehrgeiz jedes Einzelnen angestachelt, im Dienste der Gemeinschaft sein Bestes zu leisten, dem Ziel eines guten Gesamtresultates zu dienen, seine Kraft einzusetzen im Rahmen eines größeren Ganzen, also nicht oder doch nicht nur für persönliche Zwecke.

In starkem Grad gemeinschaftsbildend wirken die freiwilligen Aufsätze. Sie werden auf lose Blätter geschrieben oder in ein besonderes Heft, das nur zwischen dem Verfasser der Niederschriften und dem Lehrer zirkuliert. Es dient nicht allein der sprachlichen Übung, sondern auch der Gewissenserleichterung durch Geständnisse, dadurch der seelischen Hygiene und nicht zuletzt der Bindung an den Lehrer. Es werden ihm mitunter Dinge mitgeteilt, die selbst den Eltern nicht verraten würden. Der Lehrer muss dann unter vier Augen trösten, raten, oft auch versöhnen. So schrieb mir einst ein 15-Jähriger, den ich etwas länger als ein Quartal zu meinen Schülern zählte:

> »Lieber Lehrer, nur Sie können mir helfen. Was soll ich nur tun? Ich liebe die Margrit M., und sie liebt mich. Wenn wir Gelegenheit haben und einander treffen, dann sprechen wir miteinander. Jetzt hat uns aber einmal Frau M. gesehen. Sie schimpfte mit mir, ich sei ein Lausbub und verführe junge Mädchen. Das ist nur, weil Margrit erst ins siebente Schuljahr geht und ich in das achte. Frau M. will bei Margrits Lehrer Klage über mich einreichen, und wir haben doch gar nichts Unschickliches getan. Was soll ich machen? Lieber sterbe ich, als von Margrit zu lassen. Ich habe die letzte Nacht geweint und nicht geschlafen. Wollen Sie mir einen guten Rat geben, sobald als möglich? Mit herzlichem Gruß Heinrich Barben.«

Eine seiner Klassenkameradinnen schrieb:

> »Gestern, als ich allein zu Hause war, kam ein Hausierer und bat mich, ihm etwas abzukaufen. Ich wollte nicht, denn ich hatte kein Geld. Er zeigte mir eine wunderschöne Haarspange. So eine hatte ich mir längst schon gewünscht, da meine Cousine Anna auch eine solche trägt. Ich wurde ganz verrückt, als ich sie sah, die Spange. Da ging ich und nahm aus Mutters Kasse zwei Franken und kaufte das Stück. Erst als er fort war, kam ich zur Besinnung. Die Spange versteckte ich auf dem Dachboden. Die Mutter kam, und ich musste Milch holen. Mir stand fast das Herz still, so hatte ich Angst. Aber sie merkte nicht, dass ihr Geld fehlte. Da war ich eine Zeitlang sehr froh. Aber es ist eben doch nicht recht. Wenn ich der Mutter sage, was ich getan, wird sie ein Geschrei machen und mich beim Vater verklagen, und der macht nicht lange Federlesens. Ich mag ihn auch nicht ärgern; er ist so

> gut zu mir und zu den Geschwistern. Sagt mir, lieber Lehrer, was soll ich nur tun? Alice Becker.«

Wenn in solchen Fällen der Lehrer als Vermittler dient, ist wohl verständlich, dass ihm nachher die betreffenden Kinder völlig ergeben sind und dass ihre Ergebenheit auch auf die übrigen Klassengenossen abfärbt. Noch heikler ist seine Hilfe, wenn ihm ein Bericht abgegeben wird wie der folgende. Er stammt von einer 14-Jährigen, und vielleicht wird man erschrocken finden, so etwas gehöre nicht vor den Lehrer. Wenn aber »so etwas« an den Lehrer herankommt, dann muss er eben nicht den Lehrer spielen, sondern den Menschen und menschlich sein. Der Bericht lautet:

> »Gestern entdeckte ich auf einmal Blut in meinem Hemd. Ich bin gewaltig erschrocken. Ich wusste wohl, dass andere Mädchen das auch haben. Sie sagten es mir und fragten mich, ob ich es auch habe. Aber ich wurde fast ohnmächtig, als ich jetzt das Blut sah. Ich fühlte zuerst nur, ich sei nass und glaubte, ich hätte in die Hosen gemacht. Als die Mutter heimkam, fragte sie: ›Warum bist du so bleich?‹ Ich wusste nicht, dass ich bleich war, aber es wurde mir fast schlecht, und ich sagte der Mutter von dem Blut. Da hat sie geantwortet: ›So, hast du jetzt die Schweinerei auch schon.‹ Mich würgte es, am liebsten hätte ich ihr eine Watsche heruntergehauen. Das ist doch keine Manier, einem so zu antworten, wenn einem hundeelend ist. Warum muss das so sein, und warum haben es die Knaben nicht? Oder haben sie etwas Ähnliches? So muss ich jetzt immer denken, und ich kann gar nicht mehr recht bei der Arbeit sein in der Schule. Nun wissen Sie, warum ich in der ersten Stunde eine so schlechte Probe im mündlichen Rechnen gemacht habe. Gertrud Gandner.«

Wir sehen, da steht ein Mädchen am Beginn einer neurotischen Arbeitshemmung. Es hat aber ein Sicherheitsventil, es vermag sich dem Lehrer zu offenbaren, und der kann ein beginnendes Übel im Zustande des Werdens kupieren [i. e. abschneiden, hier im Sinne von stoppen]. Warum ist es möglich geworden, dass sich Gertrud in ihrer Herzensnot an den Lehrer wenden kann, dass sie so viel von sich selber preisgibt? Weil sie ihm vertraut. Warum kann sie ihm vertrauen? Weil sie vom Gefühl getragen ist, er steht ihr nahe, sehr nahe, viel näher als andere Lehrer gewöhnlich ihren Schülern stehen. Auf was basiert das nahe Gefühlsverhältnis? Auf jenem Schulstubenklima, das der Lehrer zu schaffen wusste, weil er die Bedingungen dazu kennt. Sie gründen auf der Gemeinschaftsrelation, wie Freud sie untersucht und erörtert hat.

Es wäre ein Irrtum zu glauben, dass der Lehrer alle Tage Bekenntnisse wie das zuletzt zitierte in die Hände bekommt. Ich habe es nur darum erwähnt, um zu zeigen, wie weit die Gemeinschaftsrelation reichen kann, und was für Kindernöte sich mitunter dem Lehrer offenbaren. Sollte sich jemand darüber entsetzt haben, möchte ich ihm zurufen: »Honni soit qui mal y pense!« [i. e. Beschämt sei, wer schlecht darüber denkt] und ihn an das Wort des Sophokles erinnern, das Antigone ausruft und das da heißt: »Nicht mitzuhassen, mitzulieben bin ich da.« – Und nun, meine Damen und Herren, glaube ich, Ihnen einigermaßen skizziert zu haben, was psychoanalytische Pädagogik innerhalb der Volksschule ist und leistet, und was für eine Befruchtung die Lehren Freuds der Erziehung bringen können.

3 Das umgestürzte und zerbrochene Tintenfass

Emma Hasler vom siebenten Schuljahr streckt die Hand auf. Ob sie hinausgehen dürfe?

»Bist du nicht schon in der vorigen Stunde hinausgegangen?«

Sie wird rot und bejaht die Frage.

»Langweilige Läuferei – wenn man nicht krank ist, und wenn man Pausen hat«, brumme ich. »Nun, so geh!«

Weiter denke ich mir nichts. Eben entwickle ich mit der Klasse eine naturkundliche Arbeit, die später ins Heft geschrieben werden soll. Umso unangenehmer ist mir die Störung durch das Mädchen.

In der nächstfolgenden Stunde sind die Schüler schriftlich beschäftigt.

»Emma Hasler hat das Tintenfass umgestoßen!«, wird gemeldet. Sie und ihre Kameradin holen vorn bei der Wandtafel Wasserbecken und Lappen, um das besudelte Pültchen zu reinigen.

Plötzlich ein Gelächter.

»Was gibt's?«

»Nun hat Emma das Tintengefäß gerade noch einmal umgestoßen!«

»Hol anderes Wasser«, befehle ich ihr, nachdem ich mir den Schaden angesehen habe. »Kannst das Tintenfässchen auch gerade mitnehmen und reinigen!« Es ist jetzt nämlich fast keine Tinte mehr drin, und neue Tinte verabfolgt man nur in ein sauberes Gefäß.

Nach einiger Zeit, wie Emma nicht wieder hereinkommt, gehe ich hinaus und schaue nach. Das Mädchen sitzt auf dem Brunnentrog und weint herzzerbrechend.

»Nun, was ist los?«

»Ich habe das Tintenfass zerbrochen, ich ließ es fallen!«

»Und jetzt hast du Angst? – Nun, deswegen hättest du gleichwohl hereinkommen dürfen, so ein großes Unglück ist das nicht. – Eines kostet zehn Rappen, und weil du das Fässchen nicht mit Absicht zerbrachst, so gebe ich dir ein neues umsonst.«

Wenn ich das Mädchen beruhigen wollte, so merke ich jetzt, dass Zuspruch nichts fruchtet: Es weint noch viel stärker. Erstaunt betrachte ich es.

»Warum weinst du noch? – Hast du kein Zutrauen zu mir, dass du es mir nicht sagst?«

Es fährt langsam, verlegen, unbeabsichtigt mit der Hand über den Schoß. Ein hilfloser Blick streift mich dazu. Nun versucht es etwas zu sagen, aber die Worte ersticken ihm in der Kehle.

»Ich –«, und wieder wird es rot und dann blass.

Doch ich habe bereits verstanden, was es nicht sagen kann. Ich ahne den Sinn, warum es während der Stunden hinauswollte, warum es die Tinte zweimal verschüttete, schließlich das Fässchen zerbrach, und warum es mit der Hand über den Schoß fuhr.

»Bist du etwa doch krank?«, frage ich vorsichtig.

»Ich glaube, ich weiß es nicht.«

»Warum bliebst du denn nicht zu Hause?«

»Es fing erst während der ersten Stunde an.«

Nun bin ich meiner Sache vollständig sicher. »Ist es heute das erste Mal, dass du blutest?«

»Ja.«

»Kennst du die Bedeutung?«

»O, die anderen (Schülerinnen) haben mir gesagt, das haben viele so.«

»Nun, ich kann dir sagen, es ist etwas ganz Natürliches, du brauchst gar keine Angst zu haben. Alle erwachsenen Mädchen und Frauen haben das so. – Komm jetzt wieder herein, die Stunde ist bald zu Ende. Und wenn du willst, so erkläre ich dir nach Schulschluss, was die Periode – so heißt man das Bluten – für eine Bedeutung hat, du kannst dann mit mir kommen, wenn ich nach Hause gehe.«

»Ist – denn –«

»Ja?«

»Nichts zerbrochen in mir?«

»Nein, zerbrochen ist nichts in deinem Körper, da sei du nur ganz, ganz ruhig! – Und jetzt komm!«

Das Ausschütten der Tinte versinnbildlicht das Fließen des Blutes, das Zerbrechen des Tintenfässchens stellt die kindliche Erklärung, Vermutung und Angst des Vorgangs der Menstruation dar. – Sicher hat die Angst noch einen oder gar mehrere weitere Gründe; denn ein anderes Mädchen wäre ohne Angst – oder doch ohne so große Angst – über den, wenn auch ungewohnten, so doch natürlichen Vorgang hinweggekommen. Allein ich hütete mich, tiefer zu dringen. – Mit den Fehlhandlungen erreichte Emma auch, dass es hinausdurfte.

Oft will uns ein Mitmensch seine Gedanken verbergen, doch sein mimischer Ausdruck verrät ihn. Ähnlich verhält es sich mit den Fehlhandlungen Emma Haslers. So ist auch das Streichen über den Leib nicht zufällig, vielmehr sehr sinnreich: Die Scham erlaubt ihm nicht, geradeheraus zu reden; es weiß nicht, wie es sich ausdrucken müsste; das Erlebnis ist ihm so peinlich, dass ohne Hilfe des Lehrers überhaupt nicht darüber geredet werden kann. Und doch möchte das Kind sich selber verstehen, möchte wissen, was die Erscheinung bedeutet, möchte klagen, verstanden und beruhigt sein. Da kommt ihm als Ausdrucksmittel – mitten im Widerstreit der Gefühle – eine unbewusste symbolische Handlung zu Hilfe.

Ich glaube, ohne psychoanalytisches Rüstzeug müssten mir Emma Haslers Fehlhandlungen unverständlich geblieben sein, ja, ich hätte wahrscheinlich gar nicht darauf geachtet. Dahingegen möchte ich warnen vor der Auffassung, als ob nun ein jedes ähnliche Verschütten von Tinte, Zerschlagen des Gefäßchens und Über-den-Leib-Streichen die gleiche Bedeutung wie bei Emma Hasler hätten – nicht eine jede Fehlhandlung ist so durchsichtig wie die in meinem Bericht. Psychoanalyse ist in erster Linie Individualpsychologie, das heißt die Begründung, die Darstellungsmittel sind immer individuell und dürfen nicht nach einem bestimmten Klischee verstanden und gedeutet werden; der mannigfaltigen und oft verschrobenen Ausdrucksweise der menschlichen Seele wird man nie mit einer vorgefassten Schablone beikommen, denn ein jeder von uns ist anders organisiert.

Das Beispiel hier zeigt uns nebenbei auch, wie notwendig eine zeitige sexuelle Aufklärung wäre …

4 Psychoanalyse und Kinderpsychotherapie

I Psychoanalyse und infantile Denkkategorien

Meine Damen und Herren!

Wenn wir ein Kind, das psychogen erkrankt ist, heilen wollen, sollten wir es erst *verstehen* können. Um dies zu vermögen, sollten wir seine *Sprache* kennen und die Art, wie es die Welt anschaut, wie es denkt. Denkt es denn wie wir Erwachsenen?

Einem jüngeren Kollegen, der in einem Einfamilienhäuschen wohnt, habe ich eine Mitteilung zu machen. Ich fahre auf gut Glück hin und treffe nur des Kollegen Gattin an, die damit beschäftigt ist, im Blumengarten die Rosen zu schneiden. Ihr Mann sei zur Post gegangen, sagt sie, er könne jeden Augenblick zurückkommen, ich möge einen Moment warten und auf der Gartenbank Platz nehmen. Sie legt die Rebschere auf den Tisch, setzt sich mir gegenüber und fängt ein Gespräch an. Kaum hat sie damit begonnen, klirrt in der Nähe ein ungewohntes Geräusch. Wir gehen ihm nach und finden ein Tintenfass ohne Deckel; die rote Flüssigkeit sickert in die Erde. »Das ist der Heini!«, sagt die Mutter lächelnd und zugleich besorgt. Sie hebt das Fläschchen auf. »Was hat er nur wieder angestellt? Ich dachte mir gleich – da es so ruhig war.« Aber da erscheint in der Tür der Heini, ein nahezu drei Jahre altes Bürschchen, rotwangig, von gesundem Aussehen, und er bleibt zögernd auf der Treppe stehen. »Wenn er mit den Augen so Halbmöndchen macht«, flüstert die Mutter, »dann hat er sicher was auf dem Kerbholz.« Heini tritt näher, und jetzt sieht man, dass er mit roter Tinte besudelte Händchen hat. »Hast du Vaters Tintenfass genommen?«, erkundigt sich die Mutter. Das Büblein macht ein völlig harmloses Gesicht. »Nein!«, erwidert es ruhig. »Heini hat nicht Tintenfass genommen. Tintenfass hat Heini angestrichen [i. e. Böses angetan]. Heini hat Tintenfass bestraft, fortgeworfen, rumm, aus dem Fenster!« Er deutet den Flug des Tintenfasses an, lacht. »Hei, ist Tintenfass geflogen! Böses Tintenfass, macht Händchen schmutzig!«

Die kleine Episode verrät uns verschiedene Tatbestände psychologischer Art. Sie zeigt uns, wie ein Kleinkind denkt und dass es ganz anders denkt als ein Erwachsener.

Zum Ersten wird das Tintenfass vermenschlicht. Es handelt. Es hat Heini angestrichen. Und es ist böse. Es hat menschliche Eigenschaften. Das Kind denkt *animistisch-magisch*, und es projiziert die eigene Schuld auf den Gegenstand, anhand dessen es sich mit Schuld beladen hat. Das Tintenfass wird zum »Sündenbock« und hebt damit die Schuld des kleinen Knaben auf. Er ist unschuldig, unschuldig gemacht. Heini konnte wissen, dass ihm das Betreten der Studierstube seines Vaters verboten sei, ebenso das Spielen mit den Gegenständen darin. Er wird durch das Verbot gereizt, den geheimnisvollen Raum trotzdem zu betreten und sich darin umzuschauen. Wir stehen vor einer ähnlichen Situation, wie wir sie aus verschiedenen Volksmärchen kennen: In einem Schlossgebäude wird einem jugendlichen Helden gestattet, alle Räume bis auf einen einzigen zu betreten. Er benutzt die Abwesenheit des Schlossherrn, um in den mit einem Verbot belegten Raum einzudringen, und er wird dafür bestraft. Heini hat die Strafe für das Übertreten des Verbots vorweggenommen und am Tintenfass vollzogen.

Ein deutscher Dichter, Franz Werfel, hat einst [1920] einen Roman geschrieben, der den Titel trägt: *Nicht der Mörder, der Ermordete ist schuldig!* Darin wird in psychologisch feiner Art ausgeführt, dass der Mörder eigentlich aus Notwehr gehandelt hat. Es handelt sich um einen Sohn, der seinen Vater umbringt, weil dieser ihn durch entsprechende Behandlung schließlich zur verbrecherischen Verzweiflungstat zwingt. In Analogie hierzu könnten wir die kleine Episode mit dem Lehrersbübchen überschreiben: »Nicht Heini, das Tintenfass ist schuldig« – denn es hat böswilligerweise des Knaben Händchen besudelt. Dies ist die »logische« Art des frühkindlichen Denkens, und man hat sie als *prälogisch* bezeichnet.

An diesem Denken fällt uns noch etwas anderes auf. Heini gestaltet nicht nur die Dinge um, indem er ihnen menschliches Leben und menschliche Eigenschaften einhaucht; er macht sich zum Mittelpunkt seiner Welt und vermag sie gemäß seiner Fantasie so umzuwandeln, wie es ihm passt. Die *äußere Realität* wird umgedeutet. Die Fantasie des Knäbleins wird für es zur Realität, und auf dem Wege der Fantasie kann Heini mit der Welt walten und schalten, wie ihm beliebt, er beherrscht sie vollkommen und ist jeder Situation gewachsen. Darum ist er noch *eins mit der Welt*. Er befindet sich auf der Stufe der *Allmacht des Gedankens*. Immerhin hat er am Tintenfass bereits die Tücke des Objekts erfahren: Die Tinte hat ihn besudelt. Damit ist der Einbruch der Objektgesetze ins subjektive Befinden des Kleinkindes *erlebt*, und es bahnt sich in Heini nach und nach – gestützt auf eine Menge ähnlicher Erfahrungen – jene Entwicklungsstufe an, da das Kind nicht mehr sich selber, aber dem Vater, den Erwachsenen »Allmacht« zutraut, um diese ganz zuletzt auf den himmlischen Vater, auf Gott, zu delegieren, dann, wenn die *Realitätsprüfung* voll entwickelt ist.

Das infantile Denken richtet sich noch gänzlich nach dem *Wunsch-* und *Lustprinzip*. Erst allmählich und unter dem Erfahrungseindruck, dass die Umwelt ihren eigenen Gesetzen folgt – dass man gezwungen ist, diese anzuerkennen, zu berücksichtigen – und dass es gilt, sein Verhalten in der Welt durch Veränderungsmaßnahmen und durch Anpassung in Einklang zu bringen, richtet sich das menschliche Denken nach dem *Realitätsprinzip*. Damit ein Kind die Stufe des Realitätsprinzips erreichen könne, greift die *Erziehung* frühzeitig ein.

Kehren wir zu der Szene im Garten zurück. Belauschen wir die Auseinandersetzung zwischen Heinis Mutter und ihrem Söhnchen. »Nein!«, sagt die Mutter. »Nicht das Tintenfass ist böse. Heini ist schlimm gewesen. Vati hatte dir verboten, in sein Studierzimmer zu gehen, und du hast es trotzdem getan!« Heini macht ein Mäulchen, senkt den Kopf, seine Blicke werden schwarz. »Heini muss sehen!«, sagt er trotzig. Er meint, er müsse sehen, was in seines Vaters Zimmer ist. »Das weißt du ja längst!«, widerspricht die Mutter. »Wenn Vati da ist, darfst du ja gelegentlich in seine Studierstube.« Heini sinnt ein Weilchen. Dann hebt er plötzlich den Kopf, wirft ihn stolz in den Nacken und ruft: »Wenn Vati nicht da ist, muss Heini schreiben! *Heini ist Vati!*« Er meint, wenn der Vater nicht da sei, wolle er, Heini, wie der Vater schreiben und Vaters Rolle spielen. Er *identifiziert* sich mit dem abwesenden Vater. »Heini ist Vati!«, behauptet er und deutet damit den hohen Grad der Identifikation an; Heini glaubt, wirklich der Vater zu sein. »Nein!«, gibt ihm die Mutter Bescheid und lächelt über den kleinen Mann, »du bist nicht Vati, du bist mein Heinibub!« Zu mir gewendet, entschuldigt sie sich, sie wolle nachsehen gehen, wie die Schreibstube ihres Gatten aussehe – sie hätte dies schon lange tun sollen. Sie ergreift das Tintenfass und eilt ins Haus.

Die Mutter sucht also ihren kleinen Sohn vor die Realität zu stellen. Es dauert jedoch sehr lange, bis ein Kind das eigentliche »Realitätsalter« erreicht hat. Vorher schwimmt es gleichsam in seinen Fantasien, und eine geraume Zeit, etwa vom dritten Altersjahr bis zum Beginn der Vorpubertät, unterscheidet es noch nicht genau zwischen Wunschwelt und dem, was wir *Konfabulation* nennen. Die Einsicht, dass das Kleinkind prälogisch, animistisch und magisch denkt, ist zum allgemeinen wissenschaftlichen Gut geworden. Ebenso, dass es die Tiere und Gegenstände wie sich selber oder wie Geschwister betrachtet, also *totemistisch* auffasst, ist schon lange kein Geheimnis mehr. Die *Tierphobien* bauen sich darauf auf, dass das Kind gewisse Ängste, die eigentlich erwachsenen Personen oder den bösgesinnten Anteilen dieser gelten, auf ein Tier projiziert, das dann vermieden werden kann – diese Tierphobien beweisen und bestätigen das totemistische Denken. Es ist Sigmund Freud gewesen, der erstmals die Psychologie einer infantilen Tierphobie psychologisch geklärt und kinderpsychotherapeutisch geheilt hat. Die Analyse des kleinen Hans ist zum klassischen Stück einer Tierphobie-Behandlung geworden (Freud, 1909b). Auch gewisse Tierfiguren in den Märchen lassen die totemistische Auffassung des infantilen Denkens deutlich werden. Der Wolf in den *Sieben Geißlein* ist der Fantasie entsprungen, dass die Mutter ihre Kinder fressen könnte, was auch in *Rotkäppchen* und in *Hänsel und Gretel* zum Ausdruck kommt. Der Wolf bedeutet wie die Hexe den »bösen«, den feindlich gesinnten Anteil der Mutter, jener Mutter, die anderenteils ja zugleich heiß geliebt und als Schutzmacht geschätzt wird.

Ich sah einmal eine Dreijährige, Trudi Bächler, mit einem Holzstück spielen. Sie hatte es aus der Kiste gezogen, worin die Scheiter zum Feuern lagen, und sie legte ihm ein Taschentuch um. Das Scheit spielte für Trudi die Rolle eines Kindes. Liebevoll sprach das Mütterchen zu seinem Kinde, ließ sich, durch den eigenen Mund, vom Kinde antworten, fütterte es mit seinem Butterbrot, legte es in eine Schachtel schlafen. Die Mutter Trudis, Frau Bächler, hatte das Scheit nötig. Also nahm sie es, zog ihm das Hemdchen ab und stieß es in den Ofen. Trudi, starr vor Schreck, schaute ihr zu. »Du brätst mein Kind?«, stammelte sie dann, und Tränen lösten sich aus ihren Augenwinkeln. »Das ist ja nur ein Holzscheit!«, erwiderte die Mutter. Die Kleine trat auf sie zu wie eine Furie und schlug sie an den Oberschenkel. »Nein!«, rief sie. »Das ist kein Scheit gewesen, sondern meine Sonja!« So hatte sie ihr Kind getauft. In der nächsten Nacht schrie Trudi aus dem Schlafe auf, und in der Folge erkannte man, dass das kleine Mädchen einem richtigen Pavor nocturnus unterlegen sei. Erwacht, behauptete Trudi, es sei eine Hexe ins Schlafzimmerchen gekommen, die hätte sie, Trudi, »nehmen« wollen. »Es gibt doch keine Hexen!«, suchte der Vater zu trösten. »Doch!«, behauptete Trudi. »Sie kommen, sie holen kleine Kinder und wollen sie braten!« Ohne viel von Psychoanalyse zu wissen, konnten die Eltern Bächler den Zusammenhang zwischen dem Pavor und der Szene mit dem Holzscheit ahnen. Später einmal spielte Trudi wieder mit einem Holzscheit. Dann, unvermutet, riss es ihm den umgelegten Tuchfetzen ab und stieß es in den Feuerherd. »Wie?«, fragte die Mutter, die ihr Töchterchen beobachtet hatte. »Du wirfst dein Kind ins Feuer?« »Ja!«, sprach Trudi. »Es hat von mir gesagt, ich sei eine Hexe. Jetzt habe ich es bestraft!« Nach einer Weile fügte Trudi bei: »Es ist ja gar nicht ein Kind, es ist nur ein Holzscheit gewesen!«

»Da soll unsereiner die Kinder verstehen!«, sagte Frau Bächler lächelnd, während sie die Geschichte erzählte. Sie möge sich eingehender erklären, wie sie das meine, bat ich die Frau. »Vor drei oder vier Wochen ist die erste Geschichte mit einem Scheit passiert«, entgegnete sie. »Sie kennen sie ja schon: Ich warf ein als Puppe verkleidetes Stück Holz ins Feuer, und Trudi war untröstlich. Ich hätte ihr Kindchen gebraten, meinte sie. Und jetzt tut sie kaltherzig dasselbe und ist sich bewusst, dass es nur ein Stück Holz war. Das kann ich nicht verstehen!« Am darauffolgenden Tag machte mir Frau Bächler die Mitteilung, ihre Kleine habe durchgeschlafen, in der Nacht nicht mehr wie üblich aufgeschrien. Ob wohl die Hoffnung bestehe, dass der Pavor wieder verschwunden sei? Er blieb verschwunden. Trudi war von ihrem passageren Symptom befreit. Eine *monosymptomatische Neurose* hatte sich von selbst aufgelöst.

Weshalb war dies geschehen? Zunächst: Wir Erwachsenen glauben immer, ein Kind »spiele«, wenn es spielt. Es spielt aber nur in *unseren* Augen – in Wirklichkeit geschieht für das Kind etwas, das völlig ernst ist und nicht nur ein »Spiel«. Für Trudi ist das Scheit, jedenfalls das erste, wirklich ihr Kindchen und nicht nur ein Püppchen. Die Mutter, die das Kindchen, die Sonja, ins Feuer wirft, ist für die Auffassung Trudis zur kinderbratenden Hexe geworden. Sie erscheint Trudi als Schreckfigur in den Träumen. Trudi schreit auf und ruft damit ihre Mutter, auch den Vater, als Schutzmächte herbei. Wie soll man verstehen können, dass die Mutter zugleich für ihre Trudi die Rolle einer kinderbratenden, schlimmen Hexe spielt und die einer Beschützerin gegenüber dieser Hexe? Trudi hat die Mutter gleichsam in zwei Personen aufgespalten, und die Teilung entspricht der Personifikation *ambivalenter* Gefühle des Mädchens seiner Mutter gegenüber. Die »Hexe« ist der »böse«, die herbeigerufene Mutter der »gute« Anteil der Muttervorstellung, des Mutterbildes, der Mutter-

Imago des Kindes. Trudi erkennt in ihren Träumen die bedrohende Hexe nicht als Mutter. Sie hat sie – möglicherweise – einen Augenblick lang als solche aufgefasst, als Frau Bächler das »Kindlein« verbrannte und als Trudi wie eine Furie auf die Frau losging.

Man kann sich vorstellen, dass es für einen Menschen, insbesondere für ein Kind unerträglich ist, die heißgeliebte Mutter, bei der es den einstimmigen leiblichen Zusammenhang dunkel empfindet und die lange Zeit die Ernährerin und jetzt noch die schützende Pflegerin ist, zugleich ablehnen, hassen zu müssen, weil man sie fürchtet – weil man sich von ihr bedroht fühlt. Selbst dann, wenn sich die Mutter dem Kind gegenüber nie so verhalten hat, wie es zufällig Frau Bächler tat, nämlich als kinderbratende »Hexe«, stellt sie doch genug Erziehungsansprüche, wodurch ambivalente Regungen genährt werden. Vor allem fordert sie ununterbrochen *Triebwunsch-Verzichte, Lustverzichte.* »Das tut man nicht – das schickt sich nicht – das und jenes darfst du nicht tun!« Solche Gebote und Verbote treffen das Kind tagtäglich, und nicht gar so selten auch Strafen. Man darf die Decke nicht vom Tisch ziehen; man darf mit den Fäkalien nicht die Tapete bemalen; man darf die Fäkalien und den Urin nur ins Töpfchen abgeben; man darf nicht alles, was man mit den Händchen erreichen kann, in den Mund stecken und essen; lutschen darf man nicht; mit den Händen in die Speiseschüssel langen darf man nicht; man darf nicht mit den Genitalien spielen; man darf die Brüderchen oder Schwesterchen oder Gespielen nicht untersuchen – das darf nur der Herr Doktor; man darf nicht mit Wasser und Erde sich beschäftigen und die Schürzchen beschmutzen; man darf sich nicht splitternackt ausziehen, um im Garten herumzutollen; die Schere ist verboten, das Messer, der Hammer; die Nähnadeln darf man nicht in den Mund stecken; die Zündhölzchen sind tabu: Beständig ist man dazu verurteilt, gerade das nicht zu tun und zu unternehmen, was einem riesig Freude machte. Man darf es nur in den Augenblicken tun, da die Mutter, der Vater nicht da sind. Und man sollte nicht Grund genug haben, die Eltern, die einem als Kind in der Riesenperspektive vorkommen, auch zu hassen – nicht nur zu lieben? Trotzdem hat man sie so nötig. Ohne ihre Liebe kann man nicht existieren.

Wie wird nun der Ambivalenzkonflikt gelöst? Schon der kleine Mensch hat die nötige Plastizität des Seelischen, um das Peinliche, das mit Schuld Beladene, mit Unlust Verkoppelte zu verdrängen. Trudi »verdrängt« die Einsicht, dass Mutter und Hexe dieselbe Person sind. Das Mädchen verarbeitet das Bild, die *Imago*, das es sich von der Mutter geschaffen hat, so, dass es dieses in zwei Teile zerlegt. Der eine ist die gute, die liebende, die hilfreiche Mutter, die es mit der wirklichen Mutter vereinigt. Es agnosziert die wirkliche Mutter mit dem Teil der gütigen Mutter-Imago. Den anderen Teil des Mutterbildes, den gehassten, gefürchteten, unheimlichen, lustverbietenden, als lebensbedrohend fantasierten, fasst es in das vom Kollektiven her vorgebildete »archetypische« Bild der »Hexe«.

Diese Hexe ist tagsüber irgendwo, im Wald vielleicht, jedenfalls nicht da. Außerdem ist die »gute« Mutter da, die einen beschützen würde, falls sich die Hexe zeigen sollte. Aber in der Nacht kommt die Hexe. Sie kommt im Traum – und auch der Traum wird vom kleineren Kind für Wirklichkeit gehalten. Trudi erwacht aus ihrem Hexentraum und glaubt, die Unholdin sei wirklich vorhanden, stecke irgendwo im Dunkel, sei im Schrank, unterm Bett, in einer Zimmerecke, hinterm Fenstervorhang verborgen. Trudi schreit, die besorgten Eltern erscheinen, machen Licht, sprechen beruhigende Worte, zeigen dem Kind, es sei keine Hexe da. Getröstet kann Trudi weiterschlafen – aber in der nächsten Nacht wiederholt sich die Schreckszene.

Nun gelingt dem intelligenten Mädchen eine anderweitige Bearbeitung seines Pavors. Es tut, was einst die Mutter, Frau Bächler, mit dem von Trudi als »Kind« deklarierten Holzscheit getan hat. Trudi, ein wenig älter geworden, *identifiziert* sich mit der »bösen« Mutter, mit der »Hexe« – sie verbrennt ihr Kind. Zugleich ist ihr unterdessen ein Stück Realitätsprüfung gelungen. »Es ist ja nur ein Scheit!«, sagt sie aus. Also hat sie nicht mehr ganz so wie einige Wochen früher gespielt. Das mit einem Tuch versehene Holzstück war ihr Kind, aber zugleich war es Trudi bewusst, dass das Kind nur ein Scheit sei. Fantasiedenken und reales Denken beginnen zu oszillieren, durcheinanderzugehen. Je nach Laune, Lust und Bedarf ist das Kind imstande, die eine oder die andere Denkweise zu verwenden. Es ist jedoch nicht die Realitätsprüfung allein, was Trudi aussprechen lässt, ihr Spielzeug sei nicht ein Kindchen, sondern »nur ein Scheit« gewesen. Trudi möchte sich vor der Mutter und vor sich selber reinwaschen. Sie begehrt nicht, die Schuld auf sich zu nehmen, einen Mord an ihrem Kindlein begangen zu haben. Ob sie nicht doch einen Kindsmord begangen habe, dessen ist sie nicht so ganz sicher. Darum klammert sie sich auf einmal ans reale Auffassen und Denken: Es löst sie von Schuld.

Anderenteils: Wenn es Trudi gelingt, sich mit dem bösen Anteil der Mutter, mit der »Hexe«, zu identifizieren, dann hat sie nicht weiter nötig, sich vor ihr zu fürchten. Denn sie ist jetzt »gleich« wie die Hexe, sie ist selber Hexe. Die Hexe hat Eintritt ins eigene Sein gefunden, sie bleibt nicht länger in die Außenwelt projiziert – und damit ist sie ungefährlich gemacht. Sie ist aus der (Außen-)Welt geschafft. Sie befindet sich nicht mehr im Schlafzimmerchen Trudis, und das Mädchen kann sich gleichsam mit ihr versöhnen, weil es *gleiche Schuld* auf sich nimmt. Es ist auch »böse Mutter«. Selber zur Hexe geworden, kann dem Mädchen keine andere Hexe mehr etwas antun, es ist eins mit ihnen. Die Hexen verfügen nicht über mehr Macht als es. Aus diesen Gründen kann Trudi den Pavor wieder aufgeben. Sie hat jetzt nicht weiter nötig, in der Nacht Schutzkräfte herbeizurufen. In Trudi hat sich eine psychische *Selbstheilung* ereignet. Solche sind bei Kindern sehr häufig anzutreffen. Man beachtet sie meist nur nicht, man versteht sie nicht, man wird sich des Ablaufs nicht bewusst, man denkt nicht daran, es könnte so etwas existieren, und wenn man, als Eltern, etwas darüber weiß, ist man geneigt, oft nur allzu früh zum Erziehungsberater oder Kinderpsychotherapeuten zu laufen. Dies soll man gewiss tun, wenn man sieht, ein Kind sei in arger Weise in seelische Not geraten, und ein oder mehrere Symptome verschwänden nicht wieder. Es ist nicht leicht, die Tragweite eines Symptoms abzuschätzen, und wenn man den symptombildenden Sachverhalt und Hintergrund nicht erkennen kann, ist es besser, eine Fachkraft zu Hilfe zu rufen, als den Dingen den Lauf zu lassen.

Ich wollte eigentlich nur Folgendes dartun: Zahlreiche psychische kleine Affektionen der Kinder werden von ihnen selbst geheilt, denn wäre dem nicht so, würde die gesamte Menschheit neurotisiert sein. Eine *körperliche* Wunde, die man sich zugezogen hat und die unbedeutend ist, heilt von selbst wieder zu, ohne dass wir den Arzt zum Nähen zuziehen, ja, ohne dass wir ein Heftpflaster auflegen. In gleicher Art hilft sich der Mensch bei kleineren *psychischen* Verwundungen, es bedarf hierzu nur einer gewissen Zeit. Einer gewissen Zeit bedarf es ja auch, bis eine körperliche Wunde vernarbt, verschorft und der Schorf abgefallen ist.

Dieser Trost, die Gewissheit der Selbstheilung unbedeutender Verwundungen seelischer Art, darf uns aber nicht daran hindern, die Frage über die seelischen Verhältnisse beim Kind zu stellen und Mittel und Wege zu suchen, sie zu ergründen, also *Entwicklungspsychologie* zu treiben. Diese hat sich der Forschung aufgedrängt, als Sigmund Freud eine Therapie entdeckte, um psychische Konversionssymptome zu beseitigen. Er sah ein, dass die Neurosen der Erwachsenen wohl oft durch akzidentelles Geschehen geweckt, dass ihre Grundlage jedoch in der frühen Kindheit gelegt worden war. Man dürfte formulieren: *Jede Erwachsenen-Neurose ist eigent-*

lich eine unerledigte Kindheits-Neurose. Ihre Wurzeln reichen in der Regel sehr weit zurück – bis auf die Triebstufe des Säuglings, Greifers, Kriechers, die Harntrieb- und die anale Stufe, oder doch in die sogenannte phallische Entwicklungsphase. Die Triebstufen haben auf das Denken des Kindes einen nachhaltigen Einfluss, insbesondere der Kampf zwischen Trieb und Gewissen. Darum ist es gerechtfertigt, zur Abrundung unseres Themas auch hier in groben Zügen das Wesentliche zu skizzieren.

Bei Cicero findet sich die dem Epikur zugeschriebene spätere Hauptthese des Sensualismus, es sei nichts im Geiste vorhanden, was nicht zuerst mit den Sinnen erfasst worden sei (nihil est in intellectu quod non antea in sensu fuerit). Die Psychoanalyse stellt diese Voraussetzung infrage. Ihre Untersuchungen belehren darüber, dass gewisse Vorstellungen und Auffassungsbereitschaften nicht auf dem Wege der Sinnestätigkeit in die Menschen hineingelangen, eher seit Urzeiten vererbt sein müssen und jener tiefsten Schicht des Seelischen angehören, die Freud als »Es« bezeichnet hat und von der er 1923 aussagte, es handle sich um »innere Wahrnehmungen«, welche noch »schlecht gekannt« und so stark mit dem Physiologischen verlötet seien, dass die Grenze zwischen diesem und dem Psychischen verwischt erscheine. Dass bereits während der intrauterinen Entwicklungsstufe sich psychische Vorgänge zeigen, ist – bisher – Spekulation. Niemand kann darüber etwas Sicheres aussagen. Dagegen hat sich durch klinische Beobachtung gezeigt, dass das Geburtserlebnis vorbildlich wird für jedes später eintretende Angsterlebnis mitsamt seinen physiologischen und psychologischen Begleiterscheinungen. Auf der psychischen Ebene ist es das Gefühl des Ausgeliefertseins an eine Übermacht, der vollständigen Vereinsamung, des panischen Schreckens und die Rückkehr in primitivste Fluchtreaktionen, die Regression ins Instinktive und das Stillstellen des Denkens. Dies hat sich insbesondere bei der Behandlung jener Kriegsneurotiker gezeigt, die eine Verschüttung erlebt und sie psychisch nicht bewältigt hatten. Der Kriegsneurotiker wiederholt im Anfall die Schreckszene, weil er sie bearbeiten möchte – und er *kann* sie nicht psychisch erledigen, nur wieder neu verdrängen.

Das Neugeborene braucht eine geraume Zeit, um die *Trennung von der Mutter* richtig zu realisieren und zu akzeptieren. Es muss zuerst die Sinnesorgane einüben und sich auch anderswie physisch und geistig entwickeln. Neuere Forscher wie Adolf Portmann haben von einem »extrauterinen Frühjahr« gesprochen, das vom Säugling durchlebt werden müsse, bevor er in seiner Gestaltung, auch in der psychischen, als »Mensch« angesprochen werden dürfe – vorher befinde er sich noch in einer Art von embryonalem Zustand. Immerhin macht er während dieses Frühjahrs sprunghafte, erstaunliche Fortschritte: Er erlernt das Greifen, Kriechen, die aufrechte Haltung, das Gehen und auch die Verständigung mit der Umwelt durch das Mittel des Sprechens. Die Psychoanalyse bezeichnet diese erste nachgeburtliche Stufe als die *orale*. Das Sinnen und Trachten, das Denken des Kindes ist zunächst darauf gerichtet, sich alles mit dem Mund einzuverleiben, was es tatsächlich erreichen kann oder auch nur mit den Sinnen wahrnimmt. Ich sah einen etwa Dreivierteljährigen, der, als ihn die Mutter abends zu Bett legte, mit den Händen nach dem Mond griff, wütend schrie, weil er ihn nicht fassen konnte und mit den wenigen Worten, die er bereits lallen konnte, deutlich seine Absicht kundtat, er wolle das Gestirn essen; die Mutter verschloss die Fensterläden und holte dem heulenden Kleinen ein kleines, rundes gelbes Gebäck. Da habe er, sagte sie ihm, wonach ihn verlange. Das Büblein, geifernd und gierig, schwieg, stieß das Gebäck sofort in den Mund, biss hinein und sagte beglückt und zufriedengestellt: »Ma-Bubi essen!« (»Ma-Bubi« heißt in der mundartlichen Kindersprache »Mond«, eigentlich »Mann-Licht«.)

Zugleich wird während der oralen Stufe die erste bedeutsame *Verzichtleistung* des Kindes vollzogen: die *Entwöhnung*. Man weiß von ihr aus der Neurosenlehre, dass sie, wenn die Mutter nicht sorgfältig vorgeht, eine traumatisierende Wirkung haben kann. Ich sah ein kleines Mädchen, Töchterchen eines befreundeten Arztes und im Kriechalter, das folgendermaßen »Entwöhnung« spielte und einübte: Es kroch einem großen, roten Ball nach, packte ihn beglückt, beleckte ihn und suchte hineinzubeißen. Dann ließ es ihn rollen, machte hierzu ein besorgtes Gesichtchen, gab einen Klagelaut von sich, kroch alsdann behende dem Ball nach, jauchzte, als es ihn neuerdings in den Händchen hatte, und führte ihn zum Munde. Dieses Spiel wiederholte es unablässig und mit Wonne. Wenn ich beifüge, dass das Mädchen zu diesem Zeitpunkt gerade der Mutterbrust entwöhnt wurde – dass also dieses Erleben die Kleine innerlich beschäftigte –, wird jedermann das Spiel verstehen, selbst wenn er nicht mit psychoanalytischen Gedankengängen vertraut ist.

Für das Kleinstkind spielt die Ernährung eine Hauptrolle, und man hat nachweisen können, dass sie für das künftige Gestalten des Charakters und der damit verbundenen Denkweise wichtig ist. Bekommt das Kind genügend zu essen und vollzieht sich die Entwöhnung allmählich, nicht abrupt, entwickelt sich in der Regel, spurenweise, ein gutmütiger, anderen auch etwas gönnender, altruistischer Charakter mit jenem Zug, den man mit »innerem Halt« bezeichnet – ein Mensch, der mit innerer Zuversicht, Sicherheit in der Welt steht und entsprechend denkt. Sein Gegenteil wird vorgebildet, falls der Säugling hungern muss oder nicht sorgfältig genug entwöhnt wird.

Schon recht frühzeitig wird das Kleinkind an *Reinlichkeit* gewöhnt. Die Mütter zeigen oft einen merkwürdigen, durch ihre eigene einstige Erziehung bewirkten Ehrgeiz, ihre Kinder möglichst früh rein zu haben. Dann *überfordern* sie ihr Kind, wollen es sauber haben, ehe es den Sphinkter beherrschen kann. In einem solchen Fall verläuft die urethral-*anale* Entwicklungsstufe anormal. Der Akzent des kindlichen Lebens und Erlebens wird allzu kräftig auf die »natürlichen« Körperfunktionen gelenkt, und in der Folge können daraus, wie die Erfahrung gelehrt hat, schwere psychische Deformationen entstehen. Es hat sich gezeigt, dass die *Zwangsneurosen* regelmäßig mit der urethral-analen Stufe verknüpft sind, aber auch gewisse Charaktereigenschaften und ihre entsprechenden geistig-intellektuellen Haltungen, so etwa der Geiz, der Sauberkeits- und Ordnungsfimmel, die Herrschsucht – anderenteils, unter normalen erzieherischen Umständen, die Ordnungsliebe, die Sparsamkeit und die Fähigkeit zur Selbstbehauptung. Es sei darauf aufmerksam gemacht, dass sich aus der psychoanalytischen Forschung unter anderem auch eine Charakterkunde ergab, die, von Freud selber begründet, später von Karl Abraham, Ernest Jones, Otto Fenichel, Theodor Reik und anderen weitergeführt worden ist.

Die Entwicklungsstufen fließen ineinander, und nach der analen steht die sogenannte *phallische* im Vordergrund. Sie ist durch den Wissenstrieb und die Auflösung des bereits erwähnten kindlichen Ambivalenzkonflikts gekennzeichnet. Das Kind, dessen geistige Kräfte inzwischen gewachsen sind, realisiert, von akzidentellen Erfahrungen ausgehend, den Unterschied der Geschlechter. Es stellt entsprechende Forschungen an, weil es beunruhigt ist, Menschen mit anderem als dem eigenen Körperbau gesehen zu haben. Das kleine Mädchen entwickelt fast regelmäßig den Gedanken, es sei »noch nicht fertig gewachsen«, oder es sei körperlich *verstümmelt* worden. Der Knabe dagegen, der von der Kleinkinderonanie her seine Geschlechtsteile als Lustquelle entdeckt und den man beim Spielen mit ihnen abgeschreckt, ihm gar mit dem Abschneiden oder Abfallen des Organs gedroht hat, gestaltet eine angstbetonte *Kastrationsfantasie*, und beide, Knabe und Mädchen, suchen sich durch Verbergen zu schützen: Es entsteht die Schamhaftigkeit, die durch erzieherische Einflüsse gefestigt wird. Wenn sie aufgerichtet ist, hören die »Doktorspiele« in der Regel auf, und das Interesse am anderen Geschlecht wird ersetzt durch eine allgemeine Wissbegier.

Noch bedeutsamer aber ist die Auflösung des Ambivalenzkonflikts gegenüber den Eltern. Freud hat, nach klassischem Vorbild, diesen Konflikt als »Ödipuskomplex« bezeichnet. Um ihn zu umschreiben, sei wiederholt: Das Kleinkind, ob Knabe oder Mädchen, möchte die Mutter gänzlich für sich haben, nämlich oral. Später möchten die Kinder bald den einen, bald den anderen Elternteil, etwa beim Spielen, ganz für sich beanspruchen und empfinden es als Störung, wenn der eine elterliche Partner, der momentan nicht erwünscht ist, das Kind durch seine Relationen zu dem gewünschten beeinträchtigt.

Ein Anderthalbjähriger hatte sein ganzes Herz dem Vater verschenkt. War er zu Hause, wollte sich der Kleine nur noch von ihm pflegen und füttern lassen, die Mutter wurde nicht beachtet oder abgelehnt. An einem Abend hatte ihn der Vater ausgezogen, das Bübchen kletterte auf seinen Knien herum. Da erschien die Mutter und wollte ihn ins Bettchen holen. Der Kleine, den Körper gegen den Vater gewendet, drehte in aller Wut sein Köpfchen der Mutter zu und schrie sie, entwertend, an: »Du weißt ja nit emal, was e ›Porse‹ is!« (»Du weißt ja nicht einmal, was ein ›Porsche-Automobil‹ ist!«) Er klammerte sich mit beiden Händchen an den Vater. Etwa einen Monat später, aus nicht festgestellten Gründen, lehnte der gleiche kleine Knabe den Vater völlig ab und hatte sich der Mutter zugewendet. Vielleicht hatte der Vater an den Sohn eine erzieherische Forderung gestellt, die dieser nicht erfüllen wollte. Ich habe früher darauf hingewiesen, dass die Elternteile im Kind darum ambivalente Regungen wecken, weil sie als Erzieher Triebverzichte verlangen.

Jedenfalls sei festgestellt, dass der »Ödipuskomplex« Liebe und Hass *beiden* Eltern gegenüber zum Inhalt hat und dass er, insofern er sich auf den gegengeschlechtlichen Elternteil bezieht, nicht »genital« gemeint ist, da das Kind ja die genitale Stufe seiner Libidoentwicklung noch gar nicht erreicht hat. Es erreicht sie erst im Pubertätsalter – und normalerweise ist dann der Ödipuskomplex bereits zerfallen. Das etwa fünf Jahre alt gewordene Kind löst nämlich seinen Ambivalenzkonflikt, wie wir schon bei der von einer Hexenangst befallenen Trudi sehen konnten, auf dem Wege der *Identifikation*. Wie kräftig die Identifikation bei Kindern ist, erkannten wir, als Heini seiner Mutter gegenüber behauptete: »Heini ist Vati!«

Das Kind verzichtet auf den *äußerlichen* Besitzwunsch, zugleich eignet es sich auf dem Wege der Identifikation die Liebesobjekte mitsamt dem

»gehassten« Anteil *innerlich* an – es *introjiziert* Vater und Mutter. Nun hat es sie für sein ganzes späteres Leben bei sich, in sich – als Teile seines eigenen Selbst. Dieser psychische Vorgang ist darum eminent wichtig, weil nicht allein nur die Personen als äußere Bilder, sondern auch ihr moralisches Verhalten introjiziert werden. Die Bilder – als Vorbilder – werden zu Bestandteilen des *Gewissens*, die ursprünglich von außen an das Kind gestellten moralischen Forderungen werden als eigener *Gewissensanteil* agnosziert und von innen heraus wirksam, das Kind hat seine erste Reife erreicht. Dass es sie erreichen konnte, ist unter anderem auch eine Frucht der Realitätsprüfung, die mitbeteiligt ist an der Überwindung des Ambivalenzkonflikts. Das Denken des Kindes hat nun jene Stufe erreicht, da man es zur Schule schicken darf.

Ich habe die Entwicklung des kindlichen Denkens und seines geistigen Da-Seins darstellen wollen, und ich stellte sie dar anhand der »klinischen« Forschung, die mit psychoanalytischen Methoden arbeitet. Dass das Kind prälogisch, animistisch, magisch und totemistisch denkt, dürfte heute gesichertes wissenschaftliches Gut sein. Es ist auch von nicht psychoanalytisch geschulten Forschern bestätigt worden. Dass, anderenteils, das Denken des Kindes stark von seiner Trieb- und von seiner affektiven Entwicklung abhängig ist, kann wohl kaum bestritten werden. Ich habe versucht, die *theoretischen* Tatbestände von *konkreten* Beispielen abzuleiten, und es sei beigefügt, dass sich diese ins Hundert- und Tausendfache vermehren ließen und sich immer wiederholen.

Was ich vorbrachte, entspricht einer in groben Zügen gezeichneten Übersicht, die sich auf Freuds *Drei Abhandlungen zur Sexualtheorie* [1905d] und seine entwicklungspsychologischen Schriften stützt. Die Übersicht soll uns darauf vorbereiten, die nächste Vorlesung verstehen zu können, die sich die psychoanalytische Kinderpsychotherapie zum Gegenstand nimmt.

II Psychoanalytische Kinderpsychotherapie

Meine Damen und Herren!

Im Jahr 1909 veröffentlichte Freud eine größere Abhandlung über die »Analyse der Phobie eines fünfjährigen Knaben«. Sie ist unter dem Namen »Analyse des kleinen Hans« weltbekannt und »klassisch« geworden. Es war zum ersten Mal in der Geschichte der Psychologie und Medizin, dass es gelang, eine Pferdephobie eines Kleinkindes nicht nur mit neuartigen Techniken zu heilen, sondern auch ihren hintergründigen Inhalt aufzuhellen. Freud hatte längst erfahren, dass gewisse Neurosenformen Erwachsener in ihren Grundlagen in die Frühkindheit zurückreichten. Nun suchte er seine Kenntnisse direkt am kindlichen »Patienten« anzuwenden. Hans war das Söhnchen eines Schülers Freuds. Der Vater machte sich sorgfältige Notizen über die Verhaltensweise und die Aussprüche des Kleinen und legte sie Freud sukzessiv vor. Dieser erteilte Anweisungen, wie Hans psychotherapeutisch begegnet werden müsse, wie man ihm gewisse Erscheinungen und unbewusste Inhalte vorsichtig *deuten*, bewusstmachen könne – er leitete den Behandlungsplan, und die Arbeit wurde schließlich von einem durchschlagenden Erfolg gekrönt.

Schon damals zeigten sich in der Psychotherapie der Kinder zwei Hindernisse oder Schwierigkeiten. *Das Kind vermag nicht frei zu assoziieren*, wie dies der Erwachsene nach einiger Übung zu tun imstande ist, und es hat auch, im Gegensatz zum Erwachsenen, noch kein fertiges Ich. Also bedarf es für die Kinderbehandlung einer besonderen Technik, die sich von der bei Erwachsenen angewendeten deutlich unterscheidet. Das Assoziieren muss durch etwas anderes ersetzt werden, und das unvollendete, schwache Ich muss in Berücksichtigung gezogen, ein Stück *Pädagogik* muss angewendet werden.

Die Arbeit Freuds war ein Vortasten in ein Gebiet, das bislang noch von niemand betreten worden war. Sie sollte grundlegend werden für zwei Disziplinen: die *psychoanalytische Kinderpsychotherapie* und die *psychoanalytische Pädagogik*. Sie flossen zuerst noch ineinander. Man konnte noch nicht umreißen, wie sie sich voneinander unterschieden und was die eine oder die andere Bezeichnung verdiente; die Abgrenzungen wurden erst später erkannt.

Den nächsten Schritt in der Kinderbehandlung tat der Zürcher Pfarrer Dr. Oskar Pfister. Er benutzte seine psychoanalytischen Kenntnisse dazu, um seinen Unterweisungsschülern, wenn der oder jener unter ihnen psychogenen Schwierigkeiten, Hemmungen, neurotischen Affektionen und Charakterschäden unterlegen war, zu helfen, und er erläuterte die Methoden, mit denen er vorging, nannte sie *Pädanalyse*, um sie von der Erwachsenentherapie abzusondern und anzudeuten, sie seien anders als die von Freud angewendeten [Pfister, 1913].

Im Jahr 1921 veröffentlichte ich dann unter dem Titel *Psychoanalytische Erfahrungen aus der Volksschulpraxis* einen ersten Bericht über meine

Versuche, mit elf- bis dreizehnjährigen Kindern dasselbe zu tun, was Pfister mit seinen Unterweisungsschülern getan hat. Dem ersten Bändchen folgte 1923 ein zweites. Wenn wir heute darauf zurückblicken, könnten wir sagen, da läge etwas vor, das man als *kleine Psychotherapie* bezeichnen könnte, und zwar eine, die noch völlig in den Kinderschuhen steckte. Ich möchte – heute – nicht von »Jugendsünden« reden und zu bedenken geben, dass es wahrscheinlich nötig war, Pionierarbeit zu leisten, so viel man davon auch später verwarf. Schon in der allerersten Publikation hatte ich zwar dargelegt – ohne es genauer formulieren zu können –, dass es dem Vorsteher einer Schülerklasse beim Ausüben psychoanalytischer Tätigkeit sehr auf die Beziehungen zwischen dem Lehrer und der Kindergemeinschaft ankommen müsse, ja, dass diese Beziehungen ausschlaggebend seien für den Erfolg. Die Situation des Verhältnisses von Lehrer und Schülern ist nicht die gleiche wie die des Verhältnisses von Arzt und Patient. Skizzieren wir rasch den Unterschied. Der Arzt sitzt in seinem Ordinationszimmer einem einzelnen Menschen gegenüber, das heißt, er sitzt hinter ihm, der in entspannter Lage auf dem Ruhebett daliegt. Der Patient wird immer wieder auf die psychoanalytische Grundregel verpflichtet, alles mitzuteilen, was ihm einfalle, gleichviel, ob es ihm dumm, nicht zur Sache gehörend oder gar peinlich vorkomme. Es braucht geraume Zeit, bis sich der Patient bequemt, sich an diese Regel zu halten. Er ist immer wieder versucht, dies und jenes zu unterschlagen und zu *berichten*, statt zu *assoziieren*. Endlich lernt er es, und er liefert dem Arzt das Material an Einfällen, aus denen allmählich die unbewussten Verwicklungen deutlich werden. Das *Unbewusste* wird *vorbewusst*, und nun sieht der Patient selber klar, wie die Sachverhalte dynamisch miteinander verknüpft sind: Er *deutet* sein Unbewusstes unter der Kontrolle des Arztes, oder der Arzt macht ihm, behutsam, Deutungsvorschläge, die der Patient akzeptieren oder nicht akzeptieren kann. Der sogenannte *Widerstand* im Patienten, eine zensurierende Macht, muss vom Arzt abgebaut werden, und nun vollzieht sich ein merkwürdiger Vorgang, den man *Übertragung* genannt hat. Der Patient entwickelt anstelle seiner ursprünglichen eine »Übertragungsneurose«. Er spielt gleichsam mit dem Arzt als Partner all die frühkindlichen pathogenen Konflikte wieder durch, und der Arzt sorgt dafür, dass sie der Kranke in neuer Art verarbeitet und auflöst.

Der Lehrer aber steht in seiner Schulstube, und sein Partner ist nicht ein einzelner Schüler, sondern eine Vielheit von Schülern, die dasitzt und ihm ins Gesicht schaut. Die affektive Relation ist nicht eine *Paarbeziehung*, sondern sie ist die *Gemeinschaftsrelation* zu einem Führer, der die Kinder erziehen und lehren soll. Im Schüler entsteht deshalb in Bezug auf den Lehrer ein völlig anderes Bild als das, welches im Patienten von seinem Arzt sich aufbaut, obwohl Freud die analytische Situation als »Masse zu zweit« bezeichnet hat.

Von diesem Gesichtspunkt aus lässt sich die *psychoanalytische Pädagogik* von der *Kinderanalyse* abzweigen. Wir wollen uns nun nicht auf weitere Erörterungen über psychoanalytische Pädagogik einlassen, sondern uns der Entwicklung der psychoanalytischen Kinderpsychotherapie zuwenden, nachdem wir gesehen haben, wie sich die erwähnten Arbeitsgebiete in ihren psychologischen Verhältnissen voneinander unterscheiden.

Es wurde bereits dargelegt, dass das Kind, das wegen irgendeiner neurotischen Erscheinung in Behandlung kommt, nicht wie ein Erwachsener imstande ist zu assoziieren. Also muss die Assoziationstechnik durch eine andere ersetzt werden. Es war zuerst Hermine Hug-Hellmuth (1921), die entdeckte, dass das Kind durch selbsterfundene *Spiele* unbewusste Sachverhalte ausdrücken kann. Voraussetzung, diese Spiele in ihrer hintergründigen Bedeutung zu verstehen, ist die Kenntnis der infantilen Entwicklungspsychologie, wie sie sich anhand der Erwachsenenbehandlung retrospektiv und aus direkten Beobachtungen an den Kindern ergeben hatte. Es waren Anna Freud (1927) und Melanie Klein (1932), die erstmals Anweisungen zur Psychoanalyse *kleiner* Kinder bis zum Latenzalter herausgaben und sich mit der *Spieltechnik* auseinandersetzten.

Wenn wir von »Spiel« innerhalb einer Kinderbehandlung sprechen, ist dabei viel mehr inbegriffen als das, was man gewöhnlich mit dem Wort umreißt. Ein Kind spielt mit Bauklötzen, fantasiert dabei, es seien Eisenbahnen oder Autos, die zusammenstoßen. Es kann dasselbe auch mit einem Stuhl oder mit anderen Gegenständen tun. Es zeichnet mit Bleistiften, Farbstiften, es malt mit Wasserfarben, schmiert mit Fingerfarben. Es spinnt einen wirklichen oder einen Tagtraum aus. Es erfindet eine Geschichte oder ein Kasperle-Theaterstück und verlangt, man solle es in die Schreibmaschine diktieren lassen. Es dramatisiert eine selbsterfundene Geschichte, wobei es selber und der Analytiker Rollen zu spielen haben, die im Verlauf des Spiels vielfach gewechselt werden. Oder es verteilt die Rollen auf Kasperlefiguren, denen es seine Gedanken in den Mund legt und seine Impulse zubilligt und sie von den Gestalten durchführen lässt. Es kann anstelle der Kasperlefiguren auch Gemüsepflanzen verwenden. Befindet man sich mit dem Kind draußen auf dem Rasenplatz, werden Kieselsteine verschiedener

Form personifiziert und zum Agieren verwendet, und aus Zweigen können Wohnräume, Betten, Küchen hergestellt werden. Erde und Wasser dienen zum Kuchenbacken oder als Material, um menschliche Figuren zu formen. Das Kind schnitzt Köpfe aus Rüben, oder es modelliert sie sich aus Ton und Plastilin oder Papiermaché, um dann den eigenen Arm als deren Körper zu bezeichnen und sie Handlungen tätigen zu lassen. Noch vielfacher sind die Spielmöglichkeiten im Wald. Was sich da alles aus Tannen- und Föhrenzapfen, Rindenstücken, Eicheln, Wurzeln und Stockteilen, die man rasch mit dem Taschenmesser beschnitzt, an Spielmaterial basteln lässt, geht ins Unendliche – und *je primitiver das Rohmaterial ist, desto größeren Raum lässt es der kindlichen Fantasie.*

Wenn der Kinderanalytiker auf dem Land wohnt, bieten sich ihm und seinen kleinen Patienten viel mehr Möglichkeiten, als wenn er seine Praxis im Zimmer einer Stadtwohnung durchführen muss. Da behilft man sich mit allerhand fertigem Spielzeug, wie es die Spielwarenhandlungen anbieten. Aber ich habe vorgegriffen, schilderte bereits etwas so, wie es *heute* besteht und in den zwanziger Jahren noch nicht in dieser Art bestanden hat. In diese Zeit kehre ich nun zurück, um ein Stück der Entwicklungsgeschichte der Kinderanalyse zu erzählen.

Melanie Klein ging und geht heute noch so vor, dass sie den Kindern ihre Spiele sofort »deutet«. Sie begreift beispielsweise den Zusammenstoß der Bauklötzchen, wie ich ihn soeben schilderte, als *Ur-Szene* und teilt dem Eisenbahnunglück spielenden Kind allsogleich mit, es stelle das dar, was es seine Eltern habe tun sehen. Anna Freud lehnt, und wie mir scheint mit Recht, eine solche Technik ab. Sie ist der Ansicht, es müssten vorerst aus *vielen* Spielen zahlreiche Indizien gesammelt werden, ehe man einen sehr sorgfältig und vorsichtig formulierten Deutungsversuch macht. Geschehe dies nicht, bestehe Gefahr, dass man den Behandlungserfolg gefährde.

Man sah kleine Kinder, Knaben und Mädchen im Alter von fünf und sechs Jahren, die mehr als ein Jahr analysiert worden waren; sie kannten alles und benahmen sich im Gespräch fast wie kleine Analytiker, konnten gewandt deuten und wussten sogar eine Menge Bezeichnungen aus der psychoanalytischen Terminologie; nur *geheilt* waren sie nicht! Sie bettnässten weiter, sie stotterten weiter, ihr Pavor nocturnus bestand weiter. Offenbar hatte die Behandlung nur ihre äußerste seelische Schicht, den Intellekt, nicht aber das *Affektive* angesprochen. Dies hatte man erreicht mit einer Deutungstechnik, die uns als »wild« einleuchtet. Damit sollen die großen Verdienste Melanie Kleins und ihrer Schüler und Schülerinnen nicht herabgemindert werden. Zweifellos hatten sie in vielen Fällen mit ihren kleinen Patienten auch Erfolge, und vor allem ist hochzuschätzen, was Klein zur Kleinkinder- und Entwicklungspsychologie und insbesondere zur Erforschung frühschizoider Zustände beigetragen hat. Mir scheint jedoch, Anna Freud und ihre Schüler verhielten sich mit ihrer vorsichtigeren Arbeitsweise den kleinen Patienten gegenüber angemessener – umso mehr, als man ja auch erwachsenen Patienten die Deutungen nicht einfach sofort an den Kopf wirft, sondern so lange zuwartet, bis sie sich ihnen von selbst aufdrängen. Über Ansichten lässt sich bekanntlich streiten. Dies möchte ich nicht tun, ich wollte nur zwei verschiedenartige Vorgehen darstellen.

Von mir selber kann ich sagen, dass ich weder von Anna Freud noch von Melanie Klein her meine technischen Praktiken entwickelte. Ich betrieb, wie ich darstellte, zunächst »kleine Psychotherapie« an Schülern im Latenz- und Vorpubertätsalter. Nachdem ich darüber zwei kleinere und später einen dickeren Band publiziert hatte, ergab es sich von selbst, dass mehr und immer mehr Kollegen oder Eltern mit »schwierigen« Schülern oder Kindern, auch mit solchen jüngerer oder älterer Altersstufen, zu mir kamen, damit ich ihnen helfe. Erfahrungen brachten mich bei den Kleinen auf die Spieltechnik, und ich ging ungefähr in der gleichen Art vor wie Anna Freud. Ich sammelte aus den Spielen erst viel Material, stellte es dann repetierend den Kindern vor Augen und formulierte einen Deutungsversuch mit einer Frage. »Wäre nicht möglich, dass du damit das oder jenes darstellen möchtest? – Ist es nicht vielleicht so, dass du mit deinen Spielen das oder jenes zum Ausdruck bringen möchtest?« Diese vorsichtige Art des Vorgehens drängte sich mir auf, weil ich mehrmals die Erfahrung machte, dass Kinder, die ich mit allzu bestimmt formulierten Deutungen oder Behauptungen brüskiert hatte, sich weigerten, weiter zu mir zu kommen. Ich merkte, dass man als Kinderanalytiker besonders darauf achtgeben muss, die »positive«, die freundschaftlich-vertrauensvolle Gefühlsbeziehung, die »gute Übertragung« aufrechtzuerhalten – im Gegensatz zur Erwachsenenbehandlung, bei der man die »negative Übertragung« ruhig entgegennimmt, erörtert, ja provoziert, schließlich auflöst. Denn der Erwachsene hat etwas, das das Kind in der Regel nicht empfindet: das *Krankheitsbewusstsein* und die Hoffnung, dass ihm der Therapeut trotz aller inneren und – scheinbar – äußeren Hindernisse über die Krankheit hinweghelfen könne. Das Kind hat nur den *Krankheitsgewinn* und ist gar nicht so erpicht darauf, auf ihn zu verzichten.

Nehmen wir als Beispiel den erwachsenen Bettnässer. Es gibt solche; ich behandelte vor nicht langer Zeit einen von 19 Jahren (Zulliger, 1956/57).

Sein Übel ist ihm äußerst peinlich, selbst wenn nur einige wenige ihm vertraute und verschwiegene Leute davon wissen. Er ergreift jeden Strohhalm, von dem er sich verspricht, er könne ihn retten. Und er nimmt die negative »Übertragung« auf den Analytiker in Kauf – umso mehr, als er den »künstlichen« Zustand der Analysensituation begreift. Der vier- oder fünfjährige Bettnässer aber ist eigentlich gar nicht gewillt, geheilt zu werden. Ihm ist wohl in seiner Haut. Gewiss passt es ihm nicht, dass Mutter und Vater allerhand Bemerkungen über sein Übel machen und Bruder und Schwester ihn hänseln. Aber es freut ihn zu sehen, dass sich die Eltern um ihn *sorgen* – dass er seines Fehlers wegen zum *Mittelpunkt der Familie*, zum »Sorgenkind« geworden ist – dass er die Mutter mit dem Nässen *tyrannisieren* und sie jederzeit in der Nacht, wenn er sich einsam fühlt oder wenn er sie dem Vater nicht gönnt, herbeirufen kann. Er nimmt dabei sogar in Kauf, dass man ihn bestraft. Was bedeutet schon die Strafe, wenn einem das Bettnässen bei den Eltern so überragende Bedeutung gibt, dass die übrigen Kinder und alles andere zweitrangig werden, und dass man diese allmächtigen Erwachsenen, die »Großen« – oh, Balsam für ein herabgesetztes Selbstgefühl – ärgern kann? Und nun hat man ihn, den kleinen Bettnässer, zum Onkel Doktor geführt. Solange dieser lieb zu einem ist, das heißt solange man ihn als »lieb« auffasst, solange man mit ihm »so interessant« spielen kann, weigert man sich nicht, zu ihm zu gehen. Aber wenn man merkt, was er *eigentlich* möchte – dass er einem die wunderbare Waffe des Bettnässens entwinden will – dass der Kerl mit seinen Spielen etwas anderes bezweckt, als sich nur mit einem zu unterhalten – dass er den Spielen eine andere Bedeutung beimisst und sich nicht scheut, diese einem ins Gesicht zu sagen – nein, so etwas ist unlustig, ja gefährlich, und man verzichtet darauf. Der Mann ist böse, und es war Täuschung, ihn für einen guten Onkel zu halten. Man will ihn nicht mehr sehen. Und man weiß durchzusetzen, dass man ihn nicht mehr sehen muss. Schließlich kann man es ja so machen, dass man eine Zeitlang aufs Nässen verzichtet: dann finden auch die Eltern, nun könnten die Besuche aufgegeben werden. Später kann man das Nässen wieder aufnehmen. Was ich hier geschildert habe, ist eine *vorübergehende Heilung aus Gründen einer negativen Übertragung.*

Eine solche ereignet sich weniger häufig als eine andere: eine *vorübergehende Heilung aus Gründen einer positiven Übertragung.* Der kleine Patient, der – nehmen wir dies an – aus Trotz gegen den Vater nässte, hat im Onkel Doktor eine Vater-Doublette gefunden, die sich ganz anders verhält als der leibliche Vater. Er ist immer lieb und ruhig, und man darf mit ihm anfangen, was einem passt. Nie wehrt er ab, nie befiehlt, verbietet, straft er wie der Vater, nie setzt er sich mit Gewalt durch, nie regt er sich auf wie der Vater, und immer hat er Zeit für einen, während sie der Vater oft nicht hat. Die Figur des leiblichen Vaters rückt für das Empfinden des kleinen Patienten in den Hintergrund, verliert an Bedeutung; an seine Stelle tritt der Onkel Doktor, der so geduldig und verständig ist. Ihm zuliebe kann man das Nässen schon aufgeben, denn er bereitet einem nie Angst. Die Realität des wirklichen Vaters verblasst. Sie verblasst zeitweise, und während der Zeit, da sie dies tut, nässt der Kleine nicht mehr. »Also«, sagen sich die Eltern, »ist unser Mäxchen geheilt, demnach brechen wir die Behandlung ab. Denn wir dürfen uns weitere Kosten ersparen.« Sie glauben dem Analytiker nicht, wenn er behauptet, die Behandlung sei noch nicht fertig. »Will er uns würzen?«, fragen sie sich insgeheim, oder: »Ist ihm unser Mäxchen dermaßen lieb geworden, dass er sich nicht von ihm trennen mag?«, und erkannte oder nicht-erkannte Eifersucht regt sich. Ach, man ist ja so froh, dass Mäxchen endlich nicht mehr nässt! Man braucht sich seinetwegen nicht weiter zu sorgen – und man braucht sich auch nicht mehr darüber zu schämen, narzisstisch zu kränken, dass man seiner nicht *selber* erzieherisch Meister wurde und ihn zum Therapeuten schicken musste. Man nimmt Mäxchen aus der Behandlung weg – und man sieht seinen Irrtum erst dann ein, wenn der Rückfall des Bübchens sich ereignet.

Nun machte ich in den dreißiger Jahren eine merkwürdige Erfahrung (vgl. Zulliger, 1932a, 1932b, 1935a, 1935b). *Kinder, denen ich überhaupt nichts gedeutet hatte, wurden plötzlich symptomfrei.* Ich dachte an Übertragungsheilungen. Die Eltern jedoch nahmen die Kinder aus der Behandlung weg, betrachteten sie als geheilt. Sie müssten nur zuwarten, dachte ich, die Rückfälle würden schon kommen. Aber sie kamen nicht. Die betreffenden Kinder waren wirklich gesund geworden. Ich wusste nur nicht, warum sie gesund geworden waren, weil ich das Deuten der unbewussten Inhalte als den Faktor betrachtete, der heilend wirkt, also als das Agens, welches bei den erwähnten Kindern noch gar nicht angewendet worden war. Ich stand vor einem Rätsel. Es fehlte die theoretische Begründung der *deutungsfreien Kinderanalyse.* Erst Jahre später konnte ich das Rätsel lösen (Zulliger, 1952), als ich erkannt hatte, inwiefern sich das »Denken« des Kleinkindes in gänzlich anderen Kategorien bewegt als das des älteren Kindes und der Erwachsenen.

Es hat sich gezeigt, dass neurotische Kinder bis zu ungefähr zwölf Jahren mit der deutungsfreien Spielanalyse geheilt werden können. Die Deutung wird durch *Agieren* ersetzt, durch Agieren *im Spiel*, in das, wenn der Zeitpunkt gekommen ist, der Analytiker eingreift. Der Eingriff muss jedoch ebenso sorgfältig und vorsichtig berechnet sein wie bei Psychoanalysen älterer Kinder und Erwachsener das Deuten. Und der Kinderanalytiker muss selbstverständlich die psychoanalytische Psychologie, die Freud selber als »Tiefenpsychologie« bezeichnet hat (er hat den Ausdruck erstmalig geprägt), genau in gleichem Maße kennen wie der Erwachsenen-Analytiker, vor allem muss er über die Verhältnisse der Entwicklungs- und der Triebpsychologie, der Triebumsetzungen, Sublimierung und über die kindlichen Gewissensregungen stets auf dem Laufenden sein. Er muss wissen, wie das Ich und das »Über-Ich« sich im Kind konstituieren und wie das bewusste und das unbewusste Gewissen als Gegenspieler der Triebimpulse arbeiten. *Er* muss etwas wissen; der kleine Patient jedoch braucht nicht zu wissen, was der Therapeut weiß und was er über den jungen Patienten im Besonderen weiß. Die deutungsfreie Spieltherapie ist vor allem nicht ein Mittel, um die Kenntnis dessen zu umgehen oder zu entbehren, was Freud als die »prägenitale Stufe der Sexualität« oder die *»infantile Sexualität«* bezeichnet hat.

An einem kleinen Beispiel darf ich zeigen, weshalb dies nötig, und zugleich, was unter dem »Eingreifen« ins Kinderspiel gemeint ist. Ein Rechtsanwalt, Herr Dr. Löhner, ruft mich an; er habe ein vierjähriges, bislang »einziges« Töchterchen, Susi; es sei plötzlich einem Pavor nocturnus unterlegen. Man habe geglaubt, die Sache sei nur vorübergehender Art, verschwinde wieder, wie sie gekommen, aber es habe sich nun vier Wochen lang gezeigt, sie werde je länger desto ärger: habe die Kleine erst nur ein einziges Mal aufgeschrien, so geschehe dies jetzt zwei- oder gar dreimal in der gleichen Nacht, und die Sache sei unhaltbar geworden, weil doch die Eltern auch schlafen können sollten. Nachdem mir, wenngleich oberflächlich, die Krankengeschichte mitgeteilt worden ist, fordere ich den Vater auf, Susi von einem tüchtigen Kinderarzt genau körperlich untersuchen zu lassen. Herr Dr. Löhner ist enttäuscht und erstaunt. Ein Pavor sei doch gewiss eine psychogene Angelegenheit, erklärt er mir. Ich muss ihn darauf hinweisen, dass ein Pavor und irgendeine andere psychogen scheinende Affektion *physisch* bedingt sein kann, und ich muss ihm erklären, dass ich als Nichtarzt grundsätzlich kein Kind in Behandlung nehme, das nicht vorerst von einem Arzt untersucht worden ist. Wenn dieser finde, das Kind sei körperlich in Ordnung und die Störung sei seelisch verursacht, dann sei ich zu einer Behandlung bereit. Mit dieser Vorsicht möchte ich sowohl das

Kind, seine Eltern wie auch mich vor einer Fehlbehandlung schützen. Ich sah bei Kindern das nächtliche Aufschrecken verschwinden, wenn der Arzt Oxyuren (Spulwürmer) entdeckt und beseitigt hatte, welche den Eltern entgangen waren; Lernstörungen verschwanden, als der Arzt den Eiweißverlust oder eine beginnende Nierenkrankheit, die niemandem aufgefallen war, behandelt hatte; usw. Bei Susi stellte sich heraus, sie sei körperlich vollkommen gesund. Ihre Störung müsse psychogen sein. Also durfte sie in entsprechende Behandlung genommen werden. Herr Dr. Löhner bringt sein Töchterchen zu mir heraus. Ich lasse sie im Garten mit einer Enkelin spielen, während ich mich vom Vater über die Anamnese so gut wie möglich aufklären lasse. Die Geburt war normal, das Kind wurde acht Monate lang gestillt und allmählich und ohne die geringsten Störungen entwöhnt. Auch bei der Reinlichkeitsdressur zeigten sich keine Schwierigkeiten, das Mädchen war früh sauber. Außer den gewöhnlichen hat es keine Kinderkrankheiten durchgemacht, musste auch keiner Operation unterzogen werden. Anfällig war Susi nie, sie war ein gesundes, frohmütiges und lebhaftes Kind. Es bestehen auch keine hereditären Belastungen. Die Familie Löhner wohnt in einem Einfamilienhaus mit Garten und Rasenplatz in ruhiger Gegend und an einem Bächlein. Außer der Mutter ist noch eine in den dreißiger Jahren stehende Haushaltshilfe, eine sehr mütterliche Person, im Hause. Sie stammt aus dem Dorf, wo der Vater aufgewachsen war, und diente schon bei dessen Eltern. Man hat sie von ihnen übernommen, als Susi zur Welt kam, und zwischen ihr und den Dienstgebern besteht ein familiäres Verhältnis. Susi ist mit Emma gut befreundet. Kurz und gut: Es scheint also alles im Hause Löhner in bester Ordnung zu sein, und niemand kann sich erklären, wieso die Kleine, die von früh auf in einem eigenen Stübchen schlief, plötzlich einen Pavor produziert.

Zur Voruntersuchung gehört – anders als bei der Erwachsenenbehandlung – das möglichst exakte Ausfragen der Eltern. Unter Umständen ist man sogar genötigt, sich zu einem Mittagessen oder einer Zwischenmahlzeit einladen zu lassen, um das kranke Kind im Rahmen seiner Hausgenossen sehen zu können – die Verhaltensweisen dieser dem Kinde gegenüber zu beobachten und gestützt darauf etwa Änderungen zu verlangen. Zur Voruntersuchung benutze ich oft auch eine Testbatterie. Ein Arzt sandte mir eine Zehnjährige, die an einer Lernstörung litt. Sie sei in der Schule oft »abwesend«. Er hatte das Mädchen untersucht, und er hielt es für körperlich gesund, vermutete, die »Konzentrationsstörung« müsse psychogen sein. Schon bei dem Tafel-Z-Test (Zulliger, 1954) erhob sich der Verdacht, es könnte sich um epileptoid verursachte Störungen handeln, und die kurzfristigen »Abwesenheiten«, das angebliche »Träumen«, entsprächen dem »petit mal«. Also musste eine Spezialuntersuchung vorgenommen werden. Der Verdacht bestätigte sich. Demnach hatte das Mädchen nicht Psychotherapie, sondern eine fachärztliche Behandlung nötig, und der Hausarzt, der es untersucht und für gesund befunden hatte, war froh über den Hinweis aus den Tests und die Äußerung meines Verdachts.

Kehren wir zu Susi zurück. Nachdem ich den Vater entlassen, der das Töchterchen nach anderthalb Stunden zurückholen wollte, ging ich zu den im Garten spielenden Kindern. Sie hatten Puppen hervorgenommen, und diese wurden auf Susis Wunsch aus- und umgekleidet. Ich schaltete mich ins Spiel ein, ohne mich an Susi zu wenden, half einfach aus- und umziehen und drängte mich in keiner anderen Weise auf, half einbetten und aufnehmen. Es ergab sich von selbst, dass Susi mit mir zu sprechen begann, und es vollzog sich auf die natürlichste Weise.

Die Hauptbedingung, wenn man ein Kind behandeln möchte, ist nicht, schon bei der allerersten Zusammenkunft von ihm psychoanalytisches »Material« zu gewinnen und mit der Tür ins Haus zu fallen – etwa das Kind über seine Schwierigkeiten (die mehr für die Eltern als für es »Schwierigkeiten« sind) auszuquetschen; die allererste Bedingung ist die Kontaktnahme. Am besten ist, sie geschieht völlig natürlich, unauffällig. Deshalb begegne ich dem Kind nicht im weißen Arbeitsmantel, eher in Hemdsärmeln und wirklich so, als wäre ich der Onkel und es auf einem gewöhnlichen Besuch. Ich reiche ihm auch etwa eine Frucht oder sonst etwas Essbares, um es mir gegenüber so einzustellen, dass es *reaktive mutterbezogene Gefühle* auf mich übertragen könne, nicht nur einen »Vater«, eine väterliche »Autorität« in mir sehe, empfinde. Mit dieser Haltung bereite ich die Übertragungssituationen vor, erleichtere sie, festige den Kontakt, breche die Scheu, die Befangenheit, das »Fremdeln« und dergleichen, mache es dem kleinen Patienten angenehm, den Besuch zu wiederholen. Man soll ihn nicht zu mir »schleppen« müssen, er soll selbst das Verlangen hierzu haben. Ich suche ein *günstiges Übertragungsverhältnis* herzustellen. Erst dann, wenn dieses gefestigt ist, gehe ich vorsichtig auf die Jagd nach jenem »Material«, das unbewusste Zusammenhänge aufdeckt und mit der Affektion in Beziehung steht.

In der Regel hat man zwar schon vorher allerhand dergleichen gesehen. Wenn Susi bei ihrem ersten Besuch Puppen aus- und umkleiden will, es tut, und ich sehe, *wie* sie dies tut, dann weiß ich schon, dass sie sich mit zwei Dingen insgeheim beschäftigt: mit der Frage des Geschlechtsunterschieds und mit der Tendenz, sich zu verkleiden – denn es ist in der Regel so, dass ein puppenspielendes Kind sich mit der Puppe, den Puppen identifiziert. Was ich weiß, ist zunächst nur Verdacht, und ich passe auf, ob dieser sich in weiteren Spielen bestätigt oder nicht. Vor allem wäre es falsch, dem Kind meine Vermutungen mitzuteilen. Es verlöre die Naivität beim Spielen. Bei Susi, die immer wieder in der erwähnten Art Puppenspiele treiben wollte – und es muss beigefügt werden, dass nach der ersten Begegnung meine Enkelin nicht mehr da, also Susi allein mit mir war –, erhärtete sich der Verdacht, und darum, etwa beim zehnten Besuch, ersetzte ich die Puppen durch Karotten. Ich suchte solche mit zwei und mit drei Wurzeln aus. Sofort erklärte Susi die zweiwurzligen zu »Mädchen«, die dreiwurzligen zu »Knaben«. Die Knaben ließ sie sein, den Mädchen legte sie Tuchstücklein um, bekleidete sie. Dann, in einer späteren Phase der Spiele, verlangte sie nach einem Messer, »um alle Kinder gleichzumachen«, wie sie sagte. Sie schnitt den Karotten- »Knaben« die mittlere Wurzel weg und bekleidete sie nachher auch. Im Gespräch kamen nun Susis Fantasien – wir können sagen »Sexual-Fantasien« – über die Entstehung der Mädchen zum Vorschein, konnten erörtert und korrigiert werden. Sie hatte im Strandbad einen kleinen Verwandten nackt gesehen und realisiert, dass es zwei verschiedenartige Sorten von Menschen gebe und dass sie sich nicht allein nur durch verschiedene Kleidung und Haartracht auszeichneten. Dieses Rätsel erklärte sie sich so, dass die Mädchen eigentlich verstümmelte Knaben seien, auch sie selber, und dass man dies durch Kleider tarnen müsse. Etwa in der 50. Behandlungsstunde geschah dann etwas Neues. Es sei die Zwischenbemerkung eingeschaltet, dass hier die Darstellung konzentriert worden ist. Ich nehme aus den vielen Spielen das Wesentliche heraus, erzähle nicht, dass Susi ab und zu auch zu kochen begehrte (was geschah), dass wir Püppchen aus Drähten herstellten und bekleideten und vieles andere mehr taten. Susi bekleidete eine aus einem Holzstück selbstgefertigte Puppe – eine große – mit vielen Lumpen, sodass sie einen dicken Leib bekam; mit Bauklötzchen wurde der Grundriss eines Hauses gelegt, die dicke Puppe kam ins »Bett«, und daneben legte Susi eine kleinere. Diese war das »Kind«, und die große war die »Mutter«. Nun machte ich in der »Wohnung« einen weiteren Raum, legte einen kleinen Laden [i. e. Holzrahmen] als Bett hinein, nahm das Kind und legte es in das abgegrenzte Zimmer und ein längliches Bauklötzchen neben die »Mutter«, den »Vater«. Dabei wurden keine Worte gewechselt. Aber Susi wurde plötzlich wütend. Sie ergriff das längliche Holzstück und warf es weit zum offenen Fenster hinaus, dann legte sie das Kind wiederum neben die Mutter, stand auf, blickte durchs Fenster auf den Rasen, sah nach dem weggeworfenen Holz und sagte grimmig: »Der braucht nicht neben Mutti zu liegen!« Susi hatte das Holzstück, wie ich es beabsichtigte, als »Vater« aufgefasst.

Es sei eine weitere Zwischenbemerkung eingeschaltet. Wahrscheinlich hätte Susi, wenn der »Vater« eine gekaufte, schöne Puppe gewesen, ihn kaum so »brutal« zum Fenster hinausgeschmissen, weil sie ihn als »Wertstück« aufgefasst hätte, das man nicht einfach fortwerfen darf. Ich habe entsprechende Beobachtungen bei Kindern oft gemacht; und darum halte ich es für vorteilhafter, mit ganz primitivem Spielmaterial zu arbeiten – also nicht nur darum, weil dieses der Fantasie des Kindes freieren Raum bietet als naturgetreueres und in der Spielwarenhandlung gekauftes. Solches ist übrigens auch »bewusstseinsnäher«, das heißt, es kommt dem Kind eher zum Bewusstsein, was die Spielfiguren bedeuten – dass der wirkliche Vater, die wirkliche Mutter gemeint ist; aus dem zu frühen Erraten dessen, was das Spiel bedeutet, entstehen oft Angst und Spielhemmungen: Das Kind sieht sich entlarvt in seinen ambivalenten Regungen zu seinen nächsten Verwandten, will, erschrocken über das, was es selber von seinem Unbewussten gedeutet hat, lieber nicht weiterspielen.

Nachdem Susi sich, wie erzählt, verhalten, rief ich ihren Vater an und fragte ihn, ob seine Frau ein zweites Kind erwarte. Sie sei im achten Monat schwanger, wurde mir mitgeteilt. Ich hatte dies vermutet, weil Susi der Mutterfigur im Spiel einen dicken Leib gemacht hatte – und jetzt wurde mir auch sofort die Ätiologie des Pavors klar. Wir bastelten aus dicken Kartoffeln Frauen. Einmal nun schnitt Susi eine Frau auf und sagte, sie möchte sehen, »ob etwas drinnen« sei. Darauf bastelten wir aus Äpfeln Frauen, und wenn man ihnen den Leib öffnete, fand man die Kerne. Von hier aus konnte Susi ein Stück »Sexualaufklärung« gegeben werden, das heißt ihre »Sexualneugier«, die eigentlich Wissbegier war, konnte befriedigt werden. Alsdann kam die Bedeutung des graviden Leibes der Mutter, die Susi geahnt hatte, zur Sprache, und das Mädchen konnte mit der Realität ausgesöhnt werden. Dann verschwand das nächtliche Aufschrecken, das den Zweck hatte, die als gefährdet fantasierte Mutter, der man den Leib aufschneiden müsse und die so ein Kindlein zur Welt bringe, zu Susi zu rufen. Ich schildere nur den *einen* Zug der vielfältigen Motivierung des Pavors, weil ich ja nicht eine vollständige Kranken- und Heilungsgeschichte, sondern etwas von der Technik und dem Ablauf einer deutungsfreien Spielanalyse darstellen möchte.

Erstaunlich mag erscheinen, dass Susi im Spiel den Vater zum Fenster hinauswirft, nicht die Mutter. »Wie steht es denn da mit dem berühmten Ödipuskomplex?«, könnte jemand fragen. Susi hat darauf im Spiel einmal direkt Antwort gegeben. »Die Frau (im Spiel) braucht den Vater nicht für sich zu haben«, erklärte sie. »Wenn der Vater nicht das Kind bei sich haben will, dann soll er nur fort! Und das Kind hat doch seine Mutter so lieb!« Der Gedanke, der im Spiel ausgedrückt ist, lautet: »Wenn ich, Susi, den Vater nicht neben mir haben darf – das heißt für mich haben darf –, dann soll ihn auch niemand anderes für sich haben, auch nicht die Mutter!« Susi wendet sich wie der Fuchs von den Trauben vom Vater ab und dem anderen geliebten Elternteil zu, der Mutter. Die ödipalen Regungen haben sich kompliziert. Sie mussten in weiteren Spielen richtiggestellt werden, um einer Entwicklung in der Richtung der psychischen Homosexualität vorzubeugen. Alle die unbewussten und affektiven Sachverhalte wurden nicht gedeutet, sondern durchgespielt, agiert, abreagiert.

Ich habe mit dem Beispiel Susi illustrieren wollen: Erstens wie ein Stück der *infantilen »Sexualität«* aussieht, wie es ein Kind in arge Konflikte zu bringen vermag und Symptome bewirkt; zweitens wie durch eine *deutungsfreie Spieltechnik* die Konflikte gelöst, die Symptome zum Verschwinden gebracht werden können; und drittens was ich damit meinte, wenn ich vom *Eingreifen des Kinderanalytikers* in die Spiele sprach.

Am konkreten Beispiel lässt sich wohl viel deutlicher zeigen als mit nur abstrakten Erörterungen, wie die deutungsfreie Spieltechnik ungefähr vor sich geht.

Nicht erwähnt wurde dabei, dass, wie ich früher andeutete, der Möglichkeiten in Bezug auf das Spielen noch viele sind. Der Kinderanalytiker kann nicht nach einem bestimmten Schema vorgehen und dieses oder jenes benutzen, etwa ausschließlich die Kasperlefiguren, worauf da und dort geschworen wird, als gäbe es sonst kein anderes Material, mit dem das Kind seine Konflikte und sein Wesen projizieren könne. Die Spieltechnik eignet sich für *kleinere* Kinder. Für *ältere* und intellektuell vorgerücktere, reifere, wird oft eine Kombination der Spieltechnik mit Deuten von Vorteil sein. Bei noch älteren, solchen im Pubertätsalter, kann man so vorgehen, dass eine gewisse Zeit der Behandlungsstunde zum Assoziieren benutzt wird. Mit Pubertierenden habe ich manchmal auch verblüffend gute Erfahrungen gemacht, wenn ich mit ihnen durch einsame Gegenden streifte, mit ihnen sprach, sie sprechen ließ, in Form von Fragen auf Zusammenhänge unbewusster Art aufmerksam machte und so »deutete« und die Behandlung vorwärtstrieb. *Wir sehen uns genötigt, die Techniken nicht stur festzulegen, sie jeder Altersstufe und den jeweiligen Verhältnissen anzupassen.* Dies bedingt, dass wir nicht nur die Psychoanalyse genau kennen und souverän beherrschen, sondern selber anpassungs-, einfühlungs- und einfallsfähig sind. Ja, auch *Intuition* muss der Kinderanalytiker zur Verfügung haben. Für den Erwachsenen-Analytiker genügt es eher, wenn er das mehr Handwerkliche kennt und handhaben kann, weil sich bei diesem Beruf die allgemeinen Regeln viel leichter aufstellen und durchführen lassen. Es genügt *eine* Technik: die, welche uns Freud gelehrt hat. Bei Kinderanalysen dagegen »schwimmen« wir, wenn wir uns an Schemata halten wollen und nicht imstande sind, die klassische Technik so zu *modifizieren*, dass sie dem jeweiligen Fall angepasst ist.

Ob dann das, was wir tun, noch als »Psychoanalyse« bezeichnet werden darf oder nicht – worüber gelehrte Streite ausbrechen könnten –, scheint mir irrelevant. Freud hat einst gesagt, es dürfe sich jede Arbeit »Psychoanalyse« nennen, die die infantile Sexualität mitsamt dem Ödipuskomplex, die Verdrängungs- und Übertragungsphänomene und das Funktionieren der Sublimierungsantriebe berücksichtige. Die Hauptsache aber ist schließlich das Kind, ihm muss geholfen werden, wenn es krank ist.

5 Mein Weg in die Kinderpsychotherapie

Von Tiefenpsychologie, genauer gesagt von den Lehren *Freuds* und *Adlers*, hörte ich zum ersten Mal im Jahr 1911. Damals besuchte ich das bernische Staats-Lehrerseminar. Sein Direktor, *Ernst Schneider*, unterrichtete uns in Psychologie und kam dabei auch auf die allerneuesten Entdeckungen zu sprechen. Sie fanden mein stärkstes Interesse, weil mir schien, sie böten einen bislang ungekannten Zugang zum Mitmenschen. Ich fragte mich schon damals, ob die Funde der Psychoanalyse, insofern sie mir als gesichert erschienen, nicht auf irgendeinem Weg für die Pädagogik fruchtbar gemacht werden könnten.

Eben hatte sich das vollzogen, was Freud die »großen Abfall-Bewegungen von der Psychoanalyse« genannt hatte; Adler hatte sich von Freud abgewendet, und dann folgte *C. G. Jung*.

Dies verwirrte mich. Denn las ich ein Buch eines dieser großen Geister, dann schien mir alles richtig gesehen und gefolgert, und studierte ich ein Werk eines anderen, fand ich es einleuchtend und nicht bestreitbar. Schließlich hatte ich den Eindruck, dass es sich bei den Differenzen eigentlich nur um das Hervorkehren bestimmter Betrachtungsweisen handle, denen je nachdem mehr oder weniger Gewicht beigelegt wurde, und das übrige Drum und Dran sei eher Polemik als Wissenschaft.

Im Jahr 1912 beendigte ich durch Erwerben des Lehrerpatents meine Seminarzeit. In einem damals noch kleinen Dorf am Stadtrand Berns – es ist heute zur Vorstadt angewachsen –, in Ittigen, bekam ich meine erste Anstellung. Man vertraute mir eine Schar von 13- bis 14-jährigen Kindern an, ungefähr gleich viel Knaben wie Mädchen – an der Zahl 63 – in zwei Klassen. Darunter waren Leutchen, von denen ich mir sagen musste, sie seien Neurotiker oder doch Kinder mit gewissen psychogenen Fehlentwicklungen. Das Pflegekind Fritz war ein Bettnässer, bei einem Bauersmann untergebracht. Der sollte Fritz nicht nur beschäftigen, damit er nicht verwahrlose, er sollte den Buben womöglich auch vom Nässen abbringen.

Mit Strenge und damals auf dem Lande üblichen Mitteln glaubte Herr X. dies tun zu können. Fritz musste auf einem Wäschebrett schlafen, musste die beschmutzten Leintücher am Brunnen vor dem Bauernhaus, wo ihn jedermann sehen konnte, selber auswaschen, und wenn er genässt hatte, bekam er Prügel.

Karoline, ein Arbeiterkind, stotterte, wenn sie ein Abschnittchen lesen sollte. War sie jedoch über den Anfang hinweg, ging es ordentlich. Ich machte es so, dass ich die Abschnittanfänge selber langsam vorlas, das Mädchen veranlasste, laut mitzulesen und dann allein weiterzufahren. Den Kameradinnen und Kameraden verbot ich, Karoline auszulachen, suchte ihnen begreiflich zu machen, dass das Mädchen an seiner Eigentümlichkeit *litt*, und ich machte es zu meinem Dienstmägdlein, das in seiner Freizeit für mich Botengänge besorgte und jeden Tag eine bis zwei Stunden von mir beschäftigt wurde. War nichts anderes zu tun, gab ich Karoline, die handgeschickt war, Wolle, damit sie für mich Socken strickte.

Emil war ein Tierquäler. Nichts bereitete ihm größere Freude, als wenn er auf dem väterlichen Hof einem Mutterschaf oder einem Kalb einen Fußtritt geben konnte. Dem Vater gehorchte er aufs Wort, solange er sich in dessen Aktionsradius befand. Auch mir gegenüber spielte er den Leisetreter. Wenn er sich aber unbeobachtet wusste, pufte er seinen Nachbarn oder er riss ihn an den Haaren; er schikanierte in den Schulpausen auch die Mädchen, suchte Gelegenheiten hierzu.

Es gab in der beachtlich großen Schar meiner Schüler noch weitere, von denen ich den Eindruck hatte, sie befänden sich auf dem Weg einer Fehlentwicklung.

Damals hatte ich noch recht viel freie Zeit. Ich benutzte sie, um über meine Schäflein nachzudenken und Wege ausfindig zu machen, um sie aus ihren Verstrickungen zu lösen. Dass ich dabei von tiefenpsychologischen Erkenntnissen ausging, darüber sprach ich mit keinem Menschen. Insbesondere hütete ich mich, den Ausdruck »Psychoanalyse« in den Mund zu nehmen, denn mit ihm hätte ich das Publikum kopfscheu gemacht.

Den Abwegigen unter meinen Schülern wandte ich mein besonderes Interesse zu. Den Bettnässer Fritz, der gute Aufsätze schrieb und fabelhafte Farbzusammenstellungen zu machen verstand, rühmte ich vor den anderen, und als wir ein Aufsatzbuch verfertigten, wurde zum Einband *sein* Kleisterpapier als das schönste ausgewählt. Ich suchte bei jeder Gelegenheit sein Selbstgefühl, sein Ich, zu stärken und ihn zu ermuntern – der Bub wurde aufgeschlossener und zukunftsgläubiger, und schließlich zeigte meine Behandlung einen vollen Erfolg: Fritz nässte nicht mehr ein. Das Publikum fand, sein Patron [i. e. hier: der Pflegevater] habe mit seinen rigorosen Maßnahmen einen Sieg davongetragen – Prügel, Waschbrettliegen und Demütigungen hätten den Knaben dazu gebracht, das Nässen aufzugeben. Ich wusste es besser, aber ich schwieg, um den Narzissmus des Pflegevaters zu schonen. Denn er war stolz auf *seinen* Erfolg und darum geneigt, Fritz ein gutes Stück menschlicher gegenüberzutreten. Dies bedeutete für den Buben viel – der Arme hatte in seinem Leben schon ein gutes Maß Unmenschlichkeit ertragen müssen.

Mir war das Anfängerglück hold. Die sprachgehemmte Karoline brachte ich dazu, dass sie frei reden und lesen konnte. Niemandem durfte ich verraten, wie ich es anstellte. Einmal, als meine Hausleute alle weg waren, ermunterte ich Karoline, bei verschlossenen Fenstern alle »wüsten Worte« herauszuschreien, und dies half wie ein Zauber. Durch Aussprachen und Fragen hatte ich zuvor herausgebracht, dass sie einst von ihrer Mutter äußerst streng bestraft worden war, als sie ein anales Wort benutzt hatte. Daraufhin war sie besonders »fein« geworden, ja, fast stumm, unfähig, ein Gespräch zu beginnen. Aus Karoline ist nach ihrem Schulaustritt eine reisende Tuchverkäuferin geworden, die die Hausfrauen besuchte, um ihnen Kleiderstoff aufzuschwatzen, was ihr mit Leichtigkeit gelang – und dies ist mir später wie die Krönung meiner Behandlung vorgekommen.

Dem Tierquäler und Mädchenschikaneur Emil konnte ich, nachdem ich mich mit ihm gut befreundet hatte, nachweisen, *deuten*, dass er an seinen Opfern seine Wut auf die nachgeborene und vom Vater bevorzugte Schwester austobte, und allmählich besserte sich sein Verhalten.

Bislang war es nirgendwo üblich gewesen, dass ein Lehrer mit anderen Mitteln als mit denen der Strenge und der Machtentfaltung gegen Kinderfehler, wie ich sie andeutete, vorging.

Die Technik, die ich benutzt hatte, war äußerst einfach gewesen: Ich hatte mich als Mensch den Kindern zu nähern versucht und mit ihnen Gespräche gepflogen. Dabei hatte ich ihnen, soweit ich sie verstanden hatte, ihre unbewussten Regungen und Strebungen gedeutet in jener Weise, wie ich es in einer Art »Lehranalyse« bei einem Arzt selber erfahren hatte. Ihn hatte ich zwar nicht nur aus Wissbegier aufgesucht. Er sollte mich von einer Hemmung befreien, die darin bestand, dass ich nicht recht arbeiten, nicht nach Wunsch arbeiten und mich voll in der Arbeit entfalten konnte, wenn ich Schulbesuch hatte. Ich empfand mich unter sotanen [i. e. derartigen] Umständen in einer Situation, wie wenn ein strenger Vater oder Lehrer seinem Sohn oder Schüler beim Aufsatzmachen über die Schultern schaut und ihn bei den Ohren nimmt, wenn der Schreiber einen Orthografiefehler macht. Anders gesagt – und ich *wusste* dies auch –, ich litt an einem *Vaterkomplex*. Das Symptom verlor sich relativ rasch – und der Gewinn meiner psychotherapeutischen Kur war außerdem, dass ich die Arbeitsweise eines Psychotherapeuten am eigenen Leib erfahren hatte. Es galt, das Gelernte so zu modifizieren, dass man es auf Kinder anwenden konnte.

Denn allgemach – es waren unterdessen die zwanziger Jahre des Jahrhunderts angerückt – sprach es sich unter Freunden und Bekannten herum, was ich mit dem und jenem meiner Schüler erwirkt hatte. Es kamen Leute zu mir, die erzieherische Schwierigkeiten mit ihrem Nachwuchs hatten. Ohne dass ich es je beabsichtigt, führte mich mein Weg zur Rolle des Erziehungsberaters und Erziehungshelfers. Zuletzt suchten mich auch bislang Unbekannte auf, die Hilfe nötig hatten.

Daran war unter anderem schuld, dass ich meine ersten Bändchen im Sinne von Rechenschaftsberichten über meine Arbeit publiziert hatte (Zulliger, 1921, 1923). Denn ich fand mich auf ganz einsamem Posten, und mich verlangte nach Kritik. Fachleute mussten meine Arbeiten besprechen, und ich hoffte, von ihnen zu lernen.

Und wiederum – wie bei der Arbeit selber – begünstigte mich das Glück. Man lud mich ein, vor einer wissenschaftlichen Gesellschaft Vorträge zu halten; da lernte ich unter anderen *Hermann Rorschach* und *Hans Behn-Eschenburg*, die Psychodiagnostiker, kennen, später auch *Sigmund Freud* und an Kongressen die bedeutenden Männer und Frauen seiner Internationalen Psychoanalytischen Vereinigung.

Es war in meinem Leben so, dass die Dinge an mich herankamen, ohne dass ich ihnen rief, und ich kann nicht sagen, dass meine wissenschaftliche Entwicklung von mir *geplant* worden ist.

Immerhin – die Wege zu einer Kinderpsychotherapie habe ich selber suchen müssen, und am Anfang meiner Tätigkeit wusste ich nicht einmal, dass meine Arbeit den stolzen Namen einer Psychotherapie verdiente.

Am Ende der zwanziger Jahre und am Anfang der dreißiger Jahre machte ich bei der Behandlung von psychogen erkrankten Kindern mehrfach eine Beobachtung, die mir damals sehr seltsam vorkam. Ich hatte mit den kleinen Patienten in Anlehnung an die Publikationen *Oskar Pfisters* [1913] und *Anna Freuds* [1927] gespielt, um Material zu sammeln, das dann, wenn es mir für ausreichend erschien, in psychoanalytischem Sinne *»gedeutet«* werden sollte. Dabei geschah es, dass, bevor ich zu einer Deutung unbewusster Vorgänge kam, die Kinder gesund geworden waren. Ich wusste nicht, warum. Die Symptome waren jedenfalls verschwunden, die Kinder verhielten sich völlig »normal«. Ihre Eltern begehrten nicht, sie weiter in Behandlung zu lassen.

Wir machen auch bei Erwachsenen-Analysen nicht so gar selten die Erfahrung, dass die Patienten plötzlich ihre Symptome aufgeben. Es geschieht dies, lange bevor unsere Arbeit als Psychotherapeuten die tieferen Schichten des Seelischen eines Kranken ergründet, ja nur angerührt hat. Dann wissen wir, die Heilung sei nur scheinbar – es handle sich um eine sogenannte »Übertragungsheilung«. Sie dauert regelmäßig nicht sehr lange an. In einer fortgeschritteneren Phase der Behandlung werden die Symptome regelmäßig neuerdings aufgenommen.

Es lag in Bezug auf die erwähnten Kinder nahe, an »Übertragungsheilungen« zu denken und zu erwarten, dass in Analogie zu erwachsenen Kranken später die Symptome wieder auftauchten. Und alsdann müssten auch die von den Eltern ihres Geldwiderstandes wegen unterbrochenen Kuren neu aufgenommen werden, so dachte ich.

War doch das Deuten unbewusster Inhalte und Zusammenhänge ein integrierender Bestandteil einer psychoanalytisch orientierten Psychotherapie: Diese Auffassung hatte sich mir – und wohl kaum nur mir – aufgedrängt. Also konnte im Ablauf einer Behandlung nichts erreicht sein, falls einem Patienten seine besonderen unbewussten Dynamismen nicht auf dem Weg der Deutung bewusst gemacht worden waren.

Ich war also davon überzeugt, dass die kleinen Patienten, von denen ich eben sprach und deren Kur abgebrochen worden war, recht bald wieder zurückkommen würden, weil sich zeigen musste, ihre Heilung sei nur eine vorübergehende Scheinheilung gewesen. Ihre Eltern hatten sich getäuscht, als sie mir ihre Kinder wegnahmen. Nicht *sie*, einzig *ich* allein konnte sagen, wenn es angezeigt war, die kleinen Kranken aus der Kur zu entlassen. Ich sorgte mich um die Kinder solcher, wie ich sagte, »unvernünftiger« Eltern, bedauerte mich selber wegen meiner »Stückarbeit«, ärgerte mich auch und dachte: »Wartet nur ein Weilchen, dann werdet ihr neuerdings zu mir kommen, um mich zu ersuchen, das kaum Begonnene fortzusetzen!«

Entsprechende Erfahrungen hatte ich gemacht. Ich kannte, um ein Beispiel zu nennen, ein Akademiker-Ehepaar aus einer unserer größeren Städte. Die Leute hatten eine mittlere Tochter, Beate, zehnjährig, die nässte noch das Bett. Die medizinische Untersuchung hatte ergeben, dass am Harnapparat alles in Ordnung war. Der Verdacht lag nahe, das Kind sei psychogen erkrankt. Ich untersuchte es mit Tests. Sie bestätigten eindeutig, dass eine *seelisch* verursachte Störung vorhanden war. Ich musste zu einer entsprechenden Behandlung raten. Vater und Mutter Beatens fanden, eine solche sei wohl nötig, aber sie wollten ihre Tochter keinesfalls einer in ihrer Stadt praktizierenden Psychoanalytikerin überlassen. »Die Psychoanalyse deutet alle Erscheinungen aus dem Sexuellen!«, erklärte der besorgte Vater. »Ich möchte mein Kind nicht vorzeitig solchen Dingen aussetzen!« Er hatte irgendwo vom »Pansexualismus« der Lehren Freuds gelesen und war darüber erschrocken. Die Mutter Beatens pflichtete ihm bei. »Ich möchte vermeiden, dass bei unserem Töchterchen im Schmutz des sogenannten ›Unbewussten‹ herumgerührt wird!«, meinte sie. Es nützte nichts, dass ich die irrigen Meinungen, die Vorurteile zu beseitigen suchte. Die Leute gaben Beate einer Dame in Behandlung, die gemäß anderen tiefenpsychologischen theoretischen Prinzipien arbeitete. In einem halben Jahr wurde die Kur für abschließbar erachtet. Beate nässte nicht mehr. Die Eltern waren beglückt.

Aber nach einem weiteren halben Jahr suchte mich der Vater erneut auf. Die Zustände zu Hause seien unhaltbar geworden. Beate benehme sich den Geschwistern und der Mutter gegenüber wie ein kleiner Teufel. Sie trotze nicht nur, sie reize ihre Umgebung beständig, sie greife die Geschwister an, necke, hänsle sie und weigere sich in jeglicher Hinsicht, ihrer Mutter zu gehorchen. Man habe daran gedacht, Beate in ein Heim für »schwererziehbare Kinder« zu geben. Doch hege man Bedenken dagegen. Es könnte dem Mädchen nicht wohl bekommen, in einen Kreis anderer Kinder zu geraten, die vielleicht noch »schwieriger« seien als sie – sie könnte zu ihren Untugenden nur noch neue hinzulernen.

Ich ließ mir über Beate erzählen. Es stellte sich heraus, dass der Kur nichts anderes gelungen war, als das Symptom zu verschieben. Hatte das Mädchen einst seine Aggressivität invertiert, sie höchstens mit dem Symptom des Bettnässens veräußerlicht, kam sie nun als Folge der Behandlung ungehemmt zum Vorschein und tobte sich in primitivster Weise aus. Dies konnte ich dem Vater beweisen, klarmachen, und jetzt entschloss sich das Elternpaar zu einer Fortsetzung der Kur an anderer Stelle, weigerte sich nicht länger, das Risiko einzugehen, dass vielleicht auch über sexuelle Dinge gesprochen und dass unbewusste Tatbestände bewusst gemacht werden mussten. Die neue Behandlung dauerte ungefähr ein Jahr lang und zeitigte einen Erfolg auf der ganzen Linie. Rückfälle ereigneten sich später keine. Über Sexuelles brauchte überhaupt nicht gesprochen zu werden, weil sich der »Fall« um ganz andere Sachverhalte drehte: um die von den Eltern getätigte vorzeitige und frustrierende Reinlichkeitsdressur und um die Hintanhaltung und Verhinderung der aggressiven Tendenzen des Töchterchens.

Die Geschichte um Beate, so schien mir, sei eine Bestätigung dafür, dass eine kinderpsychotherapeutische Kur nur unter der Bedingung gelingen könne, wenn die Verwicklungen des Unbewussten und die Triebverstrickungen dem Dämmer entzogen und der Verarbeitung des Bewussten anheimgestellt wurden.

Ich komme auf meine eigenen kleinen Patienten zurück, die, wie ich glaubte, nur »scheinbar« gesund geworden waren, ihre Symptome aufgegeben hatten, obgleich ihnen nichts »gedeutet« worden war.

Zahlreiche unter ihnen zeigten keine Rückfälle. Sie *blieben* gesund. Gewiss gab es auch solche, mit denen ich nach einem Unterbruch die Kur wieder aufnehmen musste – da die vorzeitige Heilung nur ein Produkt des »Widerstands« gewesen. Bei ihnen hatte sich meine Erwartungsvorstellung bestätigt. *Andere* jedoch – wie gesagt – *blieben* gesund. *Sie* waren es, die mir Rätsel aufgaben. »Wie kann dies möglich sein?«, fragte ich mich, »dass nur *die Spiele allein heilend* gewirkt haben?«

Ich erinnere mich an die kleine Franziska. Sie war sieben Jahre alt, Kind einer Angestelltenfamilie mit Eigenheim. Neben ihr war noch ein um zweieinhalb Jahre jüngeres Brüderchen vorhanden. Fränzi litt unter einem sehr störenden Pavor nocturnus und der Angst vor dunklen Räumen. Sie besaß zu Hause ein eigenes Zimmerchen. Von ihren Eltern darf gesagt werden, dass sie ein sehr gutes Familienleben führten. Es bestand kein Grund, anzunehmen, das Mädchen sei darum krank geworden, weil etwas in den affektiven Beziehungen zwischen den Eltern nicht in Ordnung war. Mit dem Brüderchen vertrug sich Fränzi auch recht gut; sie bemutterte den Kleinen. Von eifersüchtigen Regungen war nichts sichtbar geworden.

Es war im Sommer, da Fränzi zu mir in Behandlung kam. Diese spielte sich hauptsächlich im Garten ab, gelegentlich auch am nahen Waldsaum. Aus Zweigen bauten wir Häuser, oft nur in Form eines architektonischen Plans, sodass man von oben her in die Räume hineinsah, die mit Möbeln ausgestattet wurden, manchmal aber auch mit Dächern aus Rindenstücken; die vordere Front lag offen. Tannzapfen und Eicheln wurden rasch in Menschen und Tiere umgewandelt, welche die Häuser bevölkerten, miteinander redeten, handelten.

Immer deutlicher stellte sich heraus, dass jeweils der Gegenstand, der im Hause die Rolle eines kleinen Mädchens spielte und der regelmäßig als

»Agathe« bezeichnet wurde, sich darum bemühte, das Haus nach allen Seiten hin zu verschließen oder abzuschranken. Es wurden die Türen mit Balken verriegelt, dichte Zäune mit Zweigstücken gesteckt, und daraufhin folgte die Prozedur des Schlafengehens, nachdem nochmals genau kontrolliert worden war, dass von außen her nichts an das Haus herankommen, in es eindringen konnte. Trotzdem musste die Tür, die vom Schlafstübchen Agathens ins Elternschlafzimmer führte, offengelassen werden. »Sonst fürchtet sich Agathe!«, versicherte Fränzi.

Es dürfte klar sein, dass Fränzi bei den Spielen ihr Elternhaus zur Darstellung brachte und dass sie mit »Agathe« sich selber meinte. Agathe hieß überdies eine um zwei Jahre ältere Freundin Fränzis, die sie sehr liebte und schätzte, zu ihrem Ideal gemacht hatte. Auch eine Lieblingspuppe hatte Fränzi »Agathe« getauft. Die Raumverteilung in jenen Häusern, die anhand von Stäbchen wie gezeichnete Pläne gelegt wurden, entsprach der im Elternhaus.

Ich deutete Fränzi nicht, was sie spielte, ging auf ihre Spielideen ein, ließ mir die Rolle zuteilen, die das Kind wünschte, ließ mir von Fränzi auch vorsagen, was ich zu sagen hatte, und nur ab und zu tat ich etwas selbstständig. *Was* ich selbstständig tat, wurde von Fränzi meist als »dumm« bezeichnet und sofort korrigiert.

So legte ich einmal die Agathe neben die Mutter schlafen, dafür den Vater in Agathens Zimmerchen und Bett. »Du bist doch dumm!«, schalt mich Fränzi. »Siehst du denn nicht, dass das Bett Agathens viel zu kurz ist für den Vater?« – Oder ich schloss die Verbindungstür. Fränzi öffnete sie sofort wieder und herrschte mich an: »Willst du, dass Agathe Angst hat, du Dummer?« Als ich einmal die Mutter in Agathens Bett legte, die Agathe aber neben den Vater, da lachte Fränzi belustigt. »Aber« – sagte ich – »die Mutter hat doch auch zu lange Beine, um im Bett Agathens Platz zu haben, genau wie wenn wir den Vater darein legen wollten!«

»Du kannst ja die Beine der Mutter ausreißen!«, erwiderte Fränzi.

»Dann wird sie aber sehr weinen, das tut ihr doch weh!«

»Die Agathe will nur so lange beim Vater liegen, bis sie eingeschlafen ist«, erklärte Fränzi. »Dann bringt er sie in ihr Bett, und dann kann die Mutter wiederum zum Vater schlüpfen!«

Auf diese Art verliefen die Spiele, und eines Tages nahm ich einen kleinen Teddybären mit in den Wald, den eines meiner eigenen Kinder geschenkt bekommen hatte.

Wir bauten wie gewöhnlich ein Haus, und jetzt machte ich Fränzi den Vorschlag, es nicht abzuschließen, denn nun habe Agathe einen Bären. Der würde alle fressen, die Agathe ein Leid antun wollten, ja, niemand und nichts würde es wagen, sich dem Haus zu nähern, weil ein Bär da sei. Mit lauter Begeisterung ging Fränzi auf den Vorschlag ein – und der Erfolg war, dass sie den Bären mit nach Hause nehmen wollte. Er wurde ihr geliehen. Fränzi brachte ihn jeweils zur Behandlungsstunde zurück.

Die Eltern Fränzis teilten mir mit, ihr Töchterchen schreie jetzt in der Nacht nicht mehr auf, es schlafe durch, und es schlafe tief. Man merke es daran, dass es ausgeruhter erwache, tagsüber auffallend weniger weinerlich und »nervös« sei. Auch die Lehrerin habe gemeldet, Fränzi sei in letzter Zeit weniger aufgeregt und zappelig als ehedem.

Die Spiele wurden fortgesetzt. Einmal schlug ich Fränzi vor, der Agathe ein Laternchen – damals blühten gerade die Laternenblumen – in ihr Schlafzimmer zu geben. Es würde die ganze Nacht durch brennen, und falls Agathe erwachen sollte, würde sie sofort sehen, wo sie sei. Fränzi lehnte gleichgültig ab. »Das ist unnötig. Agathe hat ja ihren Bären!«

Ein anderes Mal schlug ich Fränzi vor, wir beide, sie und ich, wollten uns dem Haus nähern. Ich ging voran, aber der Bär ließ mich nicht heran. Ich musste flüchten. Nun kam Fränzi. Der Bär knurrte drohend. Da sagte sie zu ihm: »Es ist ja nur ich!« Darauf der Bär: »So komm herein, du kannst zum Fenster hereinklettern!«

Und Fränzi, Agathe und der Bär lachten mich aus, weil ich fortgelaufen war.

Von Fränzis Elternhaus kam Bericht, es scheine, das nächtliche Aufschrecken hätte wohl dauernd aufgehört, es habe sich nicht wiederholt. Man dürfe jetzt auch die Verbindungstüre schließen, ohne dass Fränzi reklamiere. Ferner habe die Kleine es gewagt, ohne Begleitung in den dunklen Keller hinunterzugehen, um eine Flasche selbstgemachte Holunderlimonade zu holen. Fränzi sei sehr beglückt aus dem Keller heraufgekommen und habe behauptet, sich gar nicht gefürchtet zu haben. Am Tag darauf habe sie verlangt, in den Keller geschickt zu werden, um eine Flasche heraufzuholen und um zu beweisen, dass sie sich nicht fürchte. Und dann kam die Frage, ob man jetzt die Behandlung nicht abbrechen könne. Dies verneinte ich, sagte jedoch, man dürfe versuchen, dass Fränzi wöchentlich nur noch zweimal statt wie bis dahin drei Stunden zur Behandlung komme.

Fränzi war damit nicht recht einverstanden – und das nächste Mal ließ sie den Bären bei mir liegen, vergaß, ihn nach Hause mitzunehmen. Aus der momentanen Situation lag es nahe, dies als eine Art Racheakt auszulegen und zugleich als Selbstbestrafung aufzufassen; denn sie hatte sich abschätzig über ihre Mutter geäußert. Ich machte die Kleine nicht auf ihr Vergessen aufmerksam, als sie mir ihr Händchen zum Abschied reichte. Auch erwartete ich, Fränzi würde, wenn sie ihr Vergessen feststellte, entweder zurückkommen, den Bären zu holen, oder sie würde, bis sie ihn wieder bei sich hatte, ihre Symptome wieder aufnehmen. Ich täuschte mich: keines von beiden geschah, und als Fränzi das nächste Mal zu mir kam, erzählte sie mir von einer bevorstehenden Schulreise. Diese war auf den Spätherbst verschoben worden, weil die Klassenlehrerin im Sommer erkrankt und zur Rekonvaleszenz in die Berge gegangen war; inzwischen hatte eine Stellvertreterin die Klasse geführt. Vom Bären war gar nicht die Rede. Fränzi begehrte auch nicht zu spielen, sie wollte spazieren und für die Mutter einen Feldblumenstrauß pflücken.

Ich überlegte mir her und hin, ob jetzt nicht der Zeitpunkt da sei, um Fränzi ein Stück weit zu deuten, was sie gespielt hatte. Dass sie sich mit der Eifersucht auf ihre Mutter auseinandersetzte, der Mutter den Vater nicht recht gönnte, ihn allein für sich selber beanspruchen wollte und darum Angst hatte, bestraft zu werden – dass deshalb dunkle Selbstbestrafungsträume sie in der Nacht heimsuchten und sie angsthaft stimmten usw. Vielleicht ließ sich so die Therapie weitertreiben.

Aber Fränzi erschien nicht mehr. Die Eltern zeigten mir an, sie verzichteten auf eine Fortsetzung der Behandlung, die etwa dreiviertel Jahr lang gedauert hatte.

Ich wartete – ich erwartete Rückfälle. Nach etwa einem Jahr bekam ich eine neue kleine Patientin zugewiesen. Ihre Eltern waren mit denen Fränzis befreundet, und diese, so vernahm ich, hatten sie zu mir geschickt – denn ich hätte mit Fränzi »einen ganz ausgezeichneten Erfolg« zu verzeichnen gehabt.

Dies gab mir Anlass, Fränzis Vater zu treffen und ihn über sein Töchterchen auszufragen. Es sei mit ihm alles in Ordnung, teilte er mir mit, und nochmals wurde ich der Dankbarkeit der Eltern versichert.

Ich stand also vor der Tatsache, dass die Behandlung »eingeschlagen«, gewirkt hatte, obgleich ich Fränzi nicht das Geringste gedeutet, sie über ihr Unbewusstes in keinerlei Weise aufgeklärt hatte.

War dies Zufall? – Aber nachdem ich etliche solcher »Zufälle« erlebt, musste ich mir sagen, sie seien eben *keine* solchen gewesen. Umso mehr, als ich wusste, dass sich im psychischen Bereich Zufälle kaum je ereigneten. Ich musste nach den Ursachen suchen, welche die Heilungen erklärbar machten.

Die Ursachen liegen im *»anderen« Denken*, im *Spiel-Denken* der Kinder begründet. Theoretisch wusste ich wohl, dass Kinder in anderen Kategorien denken als die Erwachsenen, dass sie magisch, animistisch, prälogisch, totemistisch denken. Ich hatte es ja auch beim Umgang mit Kindern beobachten können.

Aber ich hatte es eben nur gewusst, nur intellektuell erfasst.

Erlebnisse wie die drei folgenden – ich könnte noch zahlreiche andere aufzählen –, ließen mich erfahren, mit*erleben*, mit*fühlen*, was das heißt: Die Kinder dächten »magisch«.

In einem Herrschafts-Miethause meiner Umgebung wohnte eine Familie mit einem vierjährigen Söhnchen namens Peter. Die Eltern, der Vater wirkte als Direktor einer kleinen Fabrik, waren sehr oft nicht daheim, hatten viele gesellschaftliche Verpflichtungen zu erfüllen, und dann war Peter allein mit dem Dienstmädchen. Da dieses den ganzen Haushalt zu besorgen hatte, reichte ihm die Zeit trotz seiner Tüchtigkeit nicht aus, um Peter beständig zu beaufsichtigen. Er spielte vor dem Haus, wo sich ein Rasenplatz befindet.

Oft bekam er mit der Hauseigentümerin Streit. Denn – obwohl sie es ihm mehrmals verboten – er nahm einen Stock und hieb damit auf die Geranienstöcke auf dem Fenstersims des Erdgeschosses ein.

Einmal nun, als er dies wieder tat, die Hauseigentümerin sofort gelaufen kam (sie passte dem Knaben schon auf!) und ihm eine Moralpredigt hielt, die er mit verwundertem Gesichtchen über sich ergehen ließ, fragte sie ihn zum Schluss: »Sag mir, Peter, *warum* schlägst du denn eigentlich die Blumen?« Ich hatte ihr empfohlen, Peter einmal bei günstiger Gelegenheit darüber auszuholen [i. e. auszuhorchen].

»Blumen?«, fragte Peter. »Das sind doch nicht Blumen, es sind meine *Kühe!* Die muss ich von der Weide in den Stall treiben!« – Er hatte oft mitangesehen, wie Bauernkinder Kühe auf die Weide und zurücktrieben und mit Stöcken auf sie einschlugen, wenn sie vom Weg abgehen wollten.

Nun hatte die Hauseigentümerin einen klugen Einfall, wie Frauen sie manchmal haben, wenn sie ihrem Herzen folgen. »Nein, Peter, du irrst dich, nicht *das* hier (die Blumentöpfe) sind deine Kühe – komm, ich will dir deine Kühe zeigen, und du kannst sie dann nehmen!« Sie trat mit ihm in ein kleines Nebengebäude, das zur Aufbewahrung von Brennholz diente. Dort las sie für Peter einige berindete Tannenklötze aus, füllte die Schürze damit und stellte sie oben, wo die Treppe in den Keller führt, einen neben den anderen auf. Dann reichte sie Peter den Hüterstock, den er weggeworfen, und sie sprach freundlich: »So, jetzt jage deine Kühe in den Stall hinunter!« Dabei zeigte sie auf den kleinen Boden unten an der Treppe.

Peter versetzte einem der Klötze einen Schlag, und dieser kollerte über die Stufen hinunter. Belustigt lachte der Kleine: »Schau, schau, wie die Kuh Sprünge macht!« Nun gab er keine Ruhe, bis alle Klötze unten lagen. Alsdann stieg er selber die Treppe hinab und stellte die Klötze an die Wand. »Meine Kühe fressen jetzt aus der Krippe!«, erklärte er. »Ich will rasch einen Kübel holen und sie melken!«

»Tue das!«, ermunterte die Hauseigentümerin den Knaben und entfernte sich. Seit diesem Vorfall ließ Peter die Geranienstöcke in Ruh, dafür spielte er immer wieder mit den Holzklötzen.

Der Vater einer Vierjährigen erklärte mir, sein Töchterchen dürfe nicht an einer bestimmten Wegstelle vorübergehen, sie habe richtige Angst davor. Er sei einst dort mit der Kleinen während eines Spaziergangs vorübergegangen. Ein niedriger Grenzstein ragt aus dem Gras am Weg hervor. Der Vater, im Bestreben, mit dem Töchterchen zu spielen, hatte ihn als »Löwen« bezeichnet. Nun stelle sich das Mädchen vor, dort befinde sich tatsächlich ein Löwe. Es nützte nichts, ihm zu versichern, es sei nichts weiter als ein Stein, kein bösartiges Tier.

Ich bin Großvater. Zwei meiner Enkel, Bendicht, damals vierjährig, und Ulrich, damals dreijährig, verschwanden ins Untergeschoss des Hauses, wo die Keller und der Bastelraum des Vaters liegen. Die beiden Buben waren verhältnismäßig lange völlig still, schrien nicht, zankten nicht miteinander. Der Mutter kam dies verdächtig vor. Sie wollte nachsehen, was die Kleinen trieben, stieg die Treppe hinunter. Benz und Uli befanden sich im Bastelraum und waren damit beschäftigt, mit einer Säge (die Fachleute nennen sie »Fuchsschwanz«: an einem breiten, sich zuspitzenden Sägeblatt ist ein Holzgriff befestigt) den allergrößten Kohlkopf zu zersägen.

»Was tut ihr da?«, rief die Mutter. »Den schönen Kohlkopf dürft ihr doch nicht zersägen, den wollen wir dann kochen und essen!«

»Das ist kein Kohlkopf, Mutti«, erklärte der eine. »Das ist eine böse Kuh, und die müssen wir schlachten!«

»Tut doch nicht so dumm!«, erwiderte die Mutter, »ihr wisst ganz genau, dass dies ein Kohlkopf und nicht eine Kuh ist!«

»Doch, das ist eine Kuh, siehst du denn nicht da das Horn?«, gab der eine Bescheid und wies auf den Strunk. Der andere jedoch wandte sich an sein Brüderchen: »Weißt du – *wir* sehen es, dass es eine Kuh ist, aber Mutti sieht es halt nicht!«, meinte er ruhig.

Die beiden waren durch Zufall bei einem Bauernhaus ansichtig geworden, wie der Störmetzger [i. e. Metzger, der am Wohnort bzw. auf dem Hof des Kunden sein Handwerk ausübt] eine Kuh schlachtete.

»Das darf man doch nicht!«, hatte Bendicht gesagt. »Die Kuh ist da, damit sie Milch gibt!«

»Wisst ihr«, belehrte sie der Metzger freundlich, »das da ist eben eine *böse* Kuh gewesen. Sie wollte keine Milch mehr geben. Jetzt schlachte ich sie, und dann können wir ihr Fleisch essen!«

Es war dies die Vorgeschichte zu der kleinen Szene im Bastelraum.

Wenn der kleine Uli aussagt: »*Wir* sehen es, dass es eine Kuh ist, aber Mutti sieht es halt nicht!«, hat er vollkommen Recht. Es ist genau gleich, wie wenn ein Knabe mit einer Wolfsphobie seiner Mutter erläutert: »Du brauchst bloß hinauszugehen und die Tür zu schließen, dass es dunkel ist, und dann ist der Wolf da und ich *sehe* ihn!« Dies geschah, nachdem die Frau dem Buben in alle Winkel geleuchtet und ihm bewiesen hatte, es sei kein Wolf vorhanden. Wenn es dunkel war, projizierte das Büblein eben seine inneren Angstbilder nach außen. Der Knabe »sah« also den Wolf wirklich.

Obgleich wir wissen, das Kind denke »magisch«, halten wir das Spiel, welches das Kind spielt, für ein »Spiel« in dem Sinne, wie wir ein solches als Erwachsene auffassen. Wir glauben, das Kind sei sich bewusst, dass es »nur« spiele. Für das Kind jedoch ist das Spiel Realität, Ernst, nicht nur ein »Spiel«. Es gibt sich in dem Moment, da es spielt, keine Rechenschaft darüber, was Realität und was Fantasieprodukt ist. Die innere und die äußere Realität fallen aufeinander; ihr Unterschied wird dem Kind erst während eines langedauernden Entwicklungsprozesses deutlich. Erst ungefähr mit dem Schuleintritt gelangt das Kind allmählich ganz ins »Realitätsalter«, da es imstande ist, Fantasien und Realität sauber voneinander zu scheiden – und logisch und rational denkt es *noch* später. Das Fantasiedenken in Form von »Konfabulationen« kann sich aber weiter erhalten.

Jüngst geschah in meiner Schulklasse folgendes: Ein 15½-jähriger Schüler schwatzte, während ich mit einer Schar die Bassstimme eines Liedes übte, mit einem Kameraden. Ich schickte ihn spazieren. Am Tag darauf war er bereits im Schulzimmer, als ich erschien; er saß mit Kameraden auf einem der niedrigen Zentralheizungskörper. Als ich in die Stube trat, setzten sich die Kinder an ihre Pulte. Er habe unterlassen, sagte ich zu dem Schüler, den ich spazieren geschickt, sich bei mir zu entschuldigen, dies wäre doch gewiss am Platz und anständig gewesen.

»Ich tat es nicht, weil ich bereits an meinem Pult saß«, erwiderte er. »Übrigens haben Sie mich gestern grundlos weggeschickt, denn ich habe nicht geschwatzt!« Es handelt sich *nicht* um einen anormalen, nicht um einen besonders renitenten und auch nicht um einen unintelligenten Burschen. Er glaubte selber felsenfest daran, nicht geschwatzt und bereits an seinem Pult gesessen zu haben.

Eine Gleichaltrige ging an einem Morgen an uns grußlos vorüber, als ich vor dem Schulhaus mit einem Kollegen sprach. Er rief sie zurück. »Warum grüßt du uns nicht?«, fragte er. Sie riss die Augen weit auf, höchlich erstaunt. »Aber ich habe Sie doch gegrüßt!«, sagte sie, und man sah ihr an der Gebärde und hörte ihr am Ton an, dass sie bestimmt glaubte, was sie behauptete. Es sei auch an die »lügenhaften« Aussagen der Kinder vor Gericht erinnert, über die Stern [1905] u. a. publiziert haben.

Für das Kind bedeutet das Symbol gleichviel wie die Realität, so wie für es das Spiel gleichviel ist wie der »Ernst«, die Wirklichkeit. Es denkt noch weitgehend in der »Sprache des Traums«, in der »Bildsprache«.

Erfassen wir diese Tatbestände, dann mag uns durchsichtig werden, weshalb unnötig ist, innerhalb der Kinderpsychotherapie dem kleinen Patienten »Deutungen«, Einsichten in die unbewussten Abläufe und Vorgänge geben zu müssen. Die *Sprache seines Spiels* ist eben die Sprache des Unbewussten. Unbewusstes und Bewusstes decken sich noch weitgehend – jedenfalls »versteht« das Kind seine Spielhandlungen, ohne dass sie ihm in ihrem hintergründigen Inhalt in die Vernunftsprache des Bewussten, des erwachsenen Menschen, *deutend*, übersetzt wird.

Das Spiel steht für die Bearbeitung eines Konflikts usw. anstelle des Mittels der Assoziationen, die wir bei den Behandlungen Erwachsener benutzen. Es ist kein *Als-ob*, es ist die *direkte* Äußerung dessen, was im Kind vorgeht und wird von ihm ebenso direkt »verstanden«, ohne dass wir es in wörtliche Begriffe fassen, die ja eigentlich auch nichts weiter als Symbole sind – Symbole, wie sie sich der in seinem Denken völlig zur Erwachsenheit entwickelte Mensch geprägt hat und – beinahe – nur noch *sie* versteht.

Man könnte auch sagen: Beim Spielen, bei den Eingriffen in die Spielhandlung eines Kindes setzen wir uns als Kinderpsychotherapeuten *direkt mit dessen Unbewusstem* in Beziehung, und die Wirkung ist ebenso kräftig, wie wenn wir bei Erwachsenen »deuten«, die unbewussten Verknüpfungen und Abläufe bloßlegen, sie dem Bewussten fassbar machen.

Es dürfte nun jedermann klar geworden sein, weshalb die kleine Fränzi gesundete, obwohl ihr nichts über die Herkunft ihrer Ängste gedeutet worden ist. Im Spiel hat Fränzi die Quellen ihrer Angst bearbeitet, aufgelöst und ihr Ich gekräftigt, bis sie der Schutzmacht des Teddybären nicht mehr bedurfte – und darum, nicht aus Rache oder Widerstand, konnte sie das Spielzeug schließlich bei mir liegen lassen, hatte es nicht weiter *nötig*, um ruhig schlafen zu können.

Es wäre nicht schwer, den früher erzählten Hergang der »reinen Spieltherapie«, wie sie bei Fränzi durchgeführt wurde, noch von der psychoanalytischen Theorie aus zu untermauern. Wir könnten vom Complexe d'abandon [i.e. Angst vorm Verlassenwerden], vom Ödipuskomplex, von der Beschädigungsangst usw., ebenso von archetypischen Haltungen, vom Animus und von der Anima usw. sprechen, Theorien anwendend verfolgen, wie alles bearbeitet wurde und zur Heilung führen musste.

Diese Erörterungen können wir uns ersparen. Aber auf eines sei mit Nachdruck hingewiesen: Wohl brauchen wir dem Kind das Unbewusste nicht zu deuten, aber der Therapeut muss immer auf dem Laufenden sein, sich Gedanken darüber machen, *was* geschieht, *wie* und *warum* es geschieht und *wie* er, gestützt auf das, was er weiß, eingreifen muss in den Spielverlauf.

Es wäre vielleicht möglich, dass er, selber gesund, aus sich heraus, die einzig richtigen Eingriffe erriete. Sicherer jedoch ist er, wenn er seiner wissenschaftlichen Einsicht und nicht allein nur seinen Gefühlsregungen folgt.

Der *Therapeut* muss etwas wissen, das zu therapierende Kind braucht nichts zu wissen.

Oft ist es so, dass es, wenn man ihm vom Wissen des Therapeuten mitteilte, nur abgelenkt oder auf einen Irrweg gedrängt würde – dass es beispielsweise wie ein gelehriges Äffchen nun selber darauf ausginge, witzige »Deutungen« zu finden, über alles und jedes »gelehrt« reden könnte, aber in seinem tieferen Wesen nicht ergriffen wäre, eben nur in der intellektuellen, nicht in der affektiven Schicht seines Seelischen.

Solche Kinder habe ich gesehen. Sie waren analysiert worden und benahmen sich, als wären sie Therapeuten, sprachen gar vom Ödipuskomplex, von Kastrationsangst und Penisneid usw., konnten sich mit einem hochintelligent über unbewusste Vorgänge trefflich unterhalten – nur: Sie waren trotz ihrer Kur nicht gesund geworden, stotterten, bettnässten, stahlen, tierquälten weiter, waren weiter Streithähne, Unangepasste, Reizbare, Lügner, Betrüger usw. und lebten ein Doppelleben; solange sie sich im Bereich der kontrollierenden Erwachsenen fühlten, gaben sie sich gesittet, wohlangepasst, intelligent und als Erwachsene en miniature, die einen durch ihre Wissensinhalte in Erstaunen setzen konnten; sie verstanden zu brillieren und zu täuschen; waren sie für sich allein und ohne Kontrolle oder unter ihresgleichen, zeigten sie alle ihre Fehler und Mängel wie vor der Kur.

Nun muss ich aber im Hinblick auf die »reine Spieltherapie« eine wie mir scheint sehr wichtige Korrektur anbringen. Man hat mir da oder dort unterlegt, ich wolle daraus ein *Dogma* machen, mich in Gegensatz zu anderen Leuten stellen, welche andere theoretische Anschauungen vertreten und andere technische Handhaben ausüben. Dem ist nicht so. Ich kann mir vorstellen, dass es manchmal möglich sei, den Ablauf einer stockenden Therapie wieder in rascheren Gang zu bringen, indem man etwas »deutet« – ich würde es auch bedenkenlos tun, wenn ich es für nötig fände.

Nicht eine Theorie, ein Dogma und ganz bestimmt ausgerichtete technische Kniffe usw. sind die Hauptsache, sondern dass einem gefährdeten oder leidenden oder fehlentwickelten Kind *geholfen* wird.

Aus der »reinen Spieltherapie« habe ich nie eine alleinseligmachende Technik, nie eine Streitfrage und nie eine *Richtung* der Kinderpsychotherapie schaffen wollen. Ich begehrte nichts weiter, als einen Weg zu zeigen, der neben zahlreichen anderen auch zum *Ziel* führen kann – dem *Helferziel.*

6 Das »magische« Denken des Kindes als theoretische Begründung der deutungsfreien Spielanalyse

1

Kinder denken anders als Erwachsene.

Die Erwachsenen jedoch nehmen immer wieder an, dass Kinder in ihren Denkkategorien kausal, logisch, rational dächten. Darum ereignen sich die fruchtlosen Diskussionen der Mütter, Kinderpflegerinnen, Lehrerinnen und anderer Erzieher mit den Kindern. Diese verstehen oft gar nicht, was die predigenden Erwachsenen eigentlich von ihnen haben wollen – und *wenn* sie es erfassen, geschieht es mehr am »Ton, der die Musik macht«, als an den vermittelten Begriffen.

Wer Kinderpsychotherapie betreiben will, hat besonders nötig, das Auffassen, die Denkweise, die »Sprache« der Kinder zu verstehen, denn sonst kommt er nie ganz nahe an die Kleinen heran.

2

Ein Vierjähriger sitzt im Garten auf der Erde. Er hat um sich herum einen kleinen Wall gescharrt; zwischen die Beine hat er einen dicken Stock in den Boden getrieben und eine Querlatte daraufgenagelt.

»Hui, ich bin in einem hundertmotorigen Flugzeug!«, jubelt er, sich an der Querlatte mit beiden Händen haltend. Er ahmt das Brummen eines Flugzeugs nach.

Die Mutter kommt aus dem Haus, ruft ihn. Er tut, als ob er sie nicht hörte.

Kurz darauf erscheint die Mutter zum zweiten Mal, ein wenig gereizt fordert sie, er möge sofort kommen.

»Ich höre dich nicht!«, gibt er zur Antwort, »ich bin doch hoch oben in der Luft. Und ich muss doch zuerst landen!«

Wir glauben, der Kleine wisse, dass er »nur ein Spiel« treibe. Möglicherweise weiß er es in einer bestimmten Schicht seines Seelischen tatsächlich. Aber im Augenblick des Spiels arbeitet in ihm das »magische« Denken; er befindet sich in seiner Fantasie – und diese ist ausschlaggebend – wirklich in der Luft und in einem Flugzeug. Die *innere Realität* nimmt er wahr, nicht die äußere.

Ebenso ist es bei einer Zweieinhalbjährigen, die wahrscheinlich die äußere Realität überhaupt noch nicht zur Kenntnis nimmt, insofern diese mit der inneren nicht übereinstimmt.

Wir saßen im Eisenbahnwagen. Die Kleine, mit ihrer Mutter im Abteil nebenan, schaute zum Fenster hinaus. Da erblickte sie einen den Zug überholenden Wagen.

»Auto, Auto!«, rief sie und drückte ihr Näschen an die Scheibe. Dann, nach einem Augenblick: »Judithli Auto!« Das bedeutete, in unsere Sprache übersetzt: »Ich bin im Auto!« (die Kleine hieß Judith).

»Nein!«, erwiderte die Mutter. »Du bist in einem Eisenbahnzug, Judithli!«

Das Mädelchen beharrte: »Judithli Auto. Ma. Ma Papa! Judithli und Papa Auto!«

Das hieß: »Judithli ist im Auto. Im Auto ist ein Mann. Der Mann ist mein Vater. Judithli und Vater sind im Wagen!«

Das Spiel ging weiter. Als das Auto, dem Zug vorausgeeilt, nicht mehr sichtbar war, rief die Kleine: »Mutti ade! Judithli und Papa fort!« (»Mutter ist nicht mehr da. Judithli und Papa sind weggefahren!«)

Vielleicht können wir in Judithlis Wunschfantasie schon den kleinen weiblichen Ödipus sehen: Das Mädelchen hätte ja auch fantasieren können, die Mutter sei mit im Wagen. Es freut Judithli jedoch offenbar mehr, den Vater ganz für sich zu haben, die Mutter wegzudenken.

[...]

3

Kinder sind imstande, *magisch*, zauberisch zu denken und ein jegliches Ding gemäß ihren Wünschen in deren Bedeutung umzuwandeln. Ein Stuhl ist ein Ding, worauf man sich setzen kann, um Tassen und Teller mit den Speisen zu erreichen. Dann wird er umgelegt und ist ein Wagen, mit dem man in der Welt herumfährt. Das Kind stellt den Stuhl wieder auf, und jetzt ist er eine Kuh, die es melken kann. Auf einmal ist der Stuhl ein böser Hund – das Kind verlangt ein Stück Wurst, um ihn zu besänftigen (indem es das Wurststück erst hinreicht und dann selber verzehrt).

Alle Dinge, Tiere und leblose Gegenstände, werden *vermenschlicht*. Es werden ihnen menschliche Empfindungen, Regungen, menschliches Verhalten zugestanden. Ein Dreijähriger hat sich beim Spielen mit einer Gießkanne die Schürze nass gemacht. Er schimpft mit der Gießkanne, zieht sein Gliedlein hervor und pisst sie an. »Da hast du!«, ruft er aus. »Nun bist auch du nass!«

Er nimmt an, die schlimme Gießkanne habe ihn absichtlich genetzt – und zwar auf gleiche böswillige Art, wie er es ihr zur Wiedervergeltung tut – »Aug um Auge, Zahn für Zahn!«

Ein anderer etwa drei Jahre alter Bub will mit einem für ihn eigentlich viel zu schweren Dangelhammer [i. e. Schmiedehammer] einen Stock in den Boden des Rasenplatzes treiben. Dabei schlägt sich der Kleine auf die Hand. Er lässt den Hammer ins Gras fallen und sieht sich um, ob jemand in der Nähe sei. Wahrscheinlich würde er heulen, wenn jemand da wäre und er ihn sähe, um das Mitleid zu genießen.

Wie er niemanden erblickt, fängt er an zu schimpfen, gibt dem Hammer Fußtritte. »Du schlimmer Kerl!«, ruft er aus. »Was brauchst du mich zu schlagen? – Da hast du, ich will dich lehren, so bös zu sein! – Gehorchst du jetzt?«, frägt er den Hammer, ergreift ihn wieder und setzt seine Arbeit damit fort.

Der Hammer versteht ihn. Das heißt, der Bub fantasiert, der Hammer verstehe ihn. Er spricht zum Hammer wie zu einer Person, glaubt, der Hammer, bestraft, gehorche ihm nun.

Das Denken kleiner Kinder ist *animistisch*.

Dass es auch *totemistisch* sei, konnte bereits erraten werden. Die Phobien beweisen es. Das Phobietier ist regelmäßig auch ein Totemtier.

Ein kleiner Bub, der Bärlein spielte, sagte zu seiner Mutter: »Weißt du, die Bären beißen und fressen mich nicht, weil ich selber auch ein Bär bin. Nur die Hunde beißen mich und wollen mich fressen. Aber ich werde meine Bären zu ihnen schicken, die fressen dann die Hunde!«

Der Bub litt an einer Hundephobie und stand im Begriff, diese zu überwinden. Jedenfalls hatte er in seiner Angst ein Mittel gefunden, um die Angsttiere zu beherrschen: Er brauchte nur seine Brüder, die (fantasierten) Bären, auszusenden, um die Hunde zu fressen.

Der Knabe identifizierte sich mit Tieren, identifizierte die Tiere, nämlich die Bären, mit sich selber. Sie wurden totemistisch aufgefasst. Als »guter« Totem. Die Hunde dagegen wurden als »böser«, als feindseliger Totem aufgefasst.

Von einem Vater wurde mir folgende Szene mit seinem dreijährigen Knäblein erzählt:

Der kleine Peter fragt: »Vater, warum pflanzen die Gärtner die neue Linde vors Haus?«

»Weil die alte verdorrt ist!«

»Warum ist die alte verdorrt?«

»Weil der Sommer allzu trocken war!«

»Warum war der Sommer trocken?«

»Weil es nicht regnete!«

»Warum regnete es nicht?«

»Weil der liebe Gott keinen Regen sandte!«

»Warum sandte er keinen Regen?«

»Weil es – weil es ihm nicht passte!«

»Warum passte es ihm nicht?«

»Ich weiß es nicht – man weiß nicht, was sich der liebe Gott denkt!«

»Könntest du ihn nicht fragen?«

»Er wird mit uns Menschen nicht zufrieden gewesen sein, darum ließ er es nicht regnen!«

»Warum war er mit uns nicht zufrieden?«

»Weil wir ihm nicht immer gehorchten!«

»Die Linde – die konnte doch nichts dafür!«

Pause. Dann fragt der Dreijährige weiter: »Vater, warum pflanzen die Gärtner die neue Linde vors Haus?«

Der Vater ist erstaunt. Genau die gleiche Frage hatte der kleine Peter ja schon einmal gestellt. Mit genau den gleichen Worten.

Der Vater besinnt sich ein Weilchen. Sollte er den Frager abweisen? Zuvorderst auf der Zunge steht ihm die leicht ungehaltene Antwort: »Ach, Peter, hör doch endlich mit deinen dummen Fragen auf, du machst mich ja ganz nervös!« Dann jedoch sagt sich der Vater: »Ja – waren die Fragen denn wirklich so dumm?« – Er beschließt, ruhig und geduldig zu bleiben. Da fällt ihm die Antwort ein: »Siehst du, Peter, die Gärtner pflanzen eine neue Linde vors Haus, damit sie im Sommer, wenn's heiß ist, dichte Blätter trage. Darunter kannst du dich dann in den Schatten setzen!«

»Aha!«, quittiert der Kleine zufrieden, läuft weg und fragt nicht weiter.

Wir sehen nicht nur, dass das Kind *finale* und nicht kausale Auskünfte haben möchte – dass es darum fragt, um sich selber in der Umwelt zurechtzufinden und sich eine (infantile erste) Weltanschauung zu bilden und die Grenzen dieser Welt und seiner selbst abzutasten, sondern auch, dass es einer *eigenen*, eigentümlichen *Logik* folgt, die anders ist als das logische Denken der Erwachsenen:

Das Denken der Kinder ist *prälogisch*.

Das Denken kleiner Kinder gleicht dem *Traum-Denken*. Es vollzieht sich anhand von *konkreten Bildern*, nicht von abstrakten Begriffen. Der liebe Gott Peters ist als Mann, als Mensch gedacht, man kann ihn um Auskünfte bitten wie den Vater – man kann ihn doch gewiss fragen, weshalb er nicht hat regnen lassen.

Unbewusstes und Bewusstes sind im Kind noch nicht so sehr wie bei den Erwachsenen voneinander geschieden. *Anstelle des Begriffs steht das Bild* – genau gleich wie in unseren Träumen.

Im Kind sind ursprünglich *Unbewusstes und Bewusstes identisch*, decken sich. Erst allmählich, auf dem Weg der Sinne und aus Erfahrungen an der »Tücke des Objekts«, vermag das Kleinkind wahrzunehmen, es gebe außerhalb von ihm eine besondere, fremde Welt mit eigenen Gesetzen, die es nicht beherrschen kann.

Es fängt an, einzusehen, es sei nicht *allmächtig*, es vermöge die Welt nicht nach Belieben und nach Maßgabe seiner Wünsche abzuändern. Der Glaube an eine »allmächtige« Person wird zuerst an den Vater, später an Gott delegiert.

Eine Spaltung des Denkens tritt allmählich im Kind ein. Auf der einen Seite denkt das Kind in seinen »magischen« Kategorien, auf der anderen Seite bildet sich das *reale Denken* nach und nach aus.

Das Kind verwendet nun nach eigenem Willen und wie es ihm momentan gerade passt, bald die eine, bald die andere Denkweise. Mit acht oder neun Jahren präponderiert das reale Denken. Es beginnt die Zeit, da der Knabe, das Mädchen, keine Märchen mehr erzählt haben wollen, sie verlangen nach »*wahren* Geschichten«, und sie prüfen nach, ob etwas Erzähltes »wahr« sein könnte, reklamieren, wenn sie finden, die Geschichte sei »nur erfunden«.

Die ganze Erziehung sucht das Kind zum realen Denken zu bringen.

Erst dann, nachdem das Kind real aufzufassen imstande ist, beginnt auch das logische, hernach das rationale Denken. Aber der Umwandlungsprozess der Denkweise vollzieht sich nicht von einem Tag auf den anderen, es bedarf dazu der Jahre. Im Allgemeinen ist es so, dass das Zwölfjährige so weit ist, im kleineren Rahmen wie ein Erwachsener denken und überlegen zu können. Vorher laufen die Denkweisen durcheinander.

Erst jetzt ist ein Stuhl wirklich ein Stuhl, nicht ebenso ein Fahrzeug, eine zu melkende Kuh, ein böser Hund usw. Die »Bilder« sind zu *»Begriffen« mit eindeutiger Bedeutung* geworden, mit denen das Kind in seinem Denken operieren kann. Es nähert sich dem Denken der Erwachsenen.

4

Wenn man als Psychotherapeut mit Kindern umgehen will, muss man nicht nur theoretisch wissen, dass es »magisch« (zauberhaft, animistisch, totemistisch, in Sinnbildern) denkt, man muss praktisch wissen, was dies bedeutet.

Und man tut gut daran, *dem Kind in seinem Denken mit gleichem Denken zu begegnen, damit es einen verstehen könne.*

Darauf nun beruht theoretisch die *»Reine Spieltherapie ohne Deuten unbewusster Inhalte und Zusammenhänge«*.

Wenn die kleine Patientin jenes Holzstäbchen, das die Rolle der »Mutter« innehat, die Mutter *ist*, fortwirft, damit das Kind beim Vater im Bett schlafen kann, ist unnötig, ihr (der Patientin) mitzuteilen, sie wolle die Mutter, ihre eigene Mutter, wegschaffen, und dies entspreche dem weiblichen Ödipuskomplex. Das kleine Mädchen würde empört aussagen, nein, es liebe seine Mutti, und den Spruch vom weiblichen Ödipuskomplex würde es nicht verstehen, höchstens nachplappern.

Dagegen muss selbstverständlich der Therapeut verstehen, was ihm die Patientin anhand ihres Spiels mitgeteilt hat. *Er* muss das Spiel »deuten« können. Und wenn er über seine Deutung unsicher ist, dann kann er neue Spiele anregen, welche nachprüfen, ob seine Deutung stichhaltig sei.

Nachher kann er die Spiele variieren, um die Behandlung weiterzutreiben. Er greift ins Spiel ein, statt dass er es deutet.

Er baut (zum Beispiel) an das Schlafzimmer der Eltern mit Zweiglein einen besonderen Raum an, stattet ihn mit allen jenen Schikanen aus, die ein Kind erfreuen können – alles das unter Mithilfe der Patientin. Dann fragt er diese, ob das kleine Stöcklein – das »Kind« im Spiel – nicht in dem kleinen Sonderzimmerchen schlafen könnte. Wird dies von der Patientin erlaubt, dann wiederholt der Therapeut das Spiel, baut und malt es aus, die Freuden, die Vorteile, die das Kind in seinem eigenen Zimmerchen erleben und genießen kann, werden dargestellt, schließlich wird das Schlafstübchen noch mit einem großen Stoffhund (der neben es gestellt wird) ausgerüstet; er hütet das Stübchen und will keinesfalls ins Schlafzimmer der Eltern. Nun werden mit dem Hund allerhand Spiele getrieben, die alle darauf hinausgehen, dass er (als älteres, mächtiges Geschwister und Vaterersatz, als totemistische Vaterfigur) das Kind beschützt: einen bösen Wolf, der in Gestalt eines länglichen Kieselsteins daherkommt, wirft er auf die Straße hinaus, eine Hexe in Form einer entsprechend drapierten und mit grünen Stecknadelaugen versehenen Kartoffel frisst er usw.

Via Hund identifiziert sich die Patientin mit dem Vater und ist nun so weit in ihrem Ich gestärkt, dass sie zu Hause im eigenen Zimmerchen zu schlafen verlangt – wenn man ihr den Stoffhund als Wächter überlässt.

Die Ich-Stärkung via Identifikation mit dem Vater (Stoffhund) hat bereits zur Folge, dass nur noch intermittierend eingenässt wird, denn die Angst ist kleiner geworden.

Eine dicke Kartoffelfigur, ähnlich der »Hexe«, die der Hund gefressen hat (der Hund, mit dem sich die Patientin seelisch gleichsetzt), wird nun als Mutterfigur benutzt, eine Pfälzerrübe [i.e. schweizerische gelbe Karotte] als Vaterfigur.

Man hätte gewiss auch anderes Spielmaterial verwenden können. Aber es ist weniger schade, wenn ein Gemüsestück beschädigt oder unbrauchbar gemacht, als wenn ein teures Spielzeug kaputt gemacht wird. Außerdem kommt das *Schöpferische* hinzu: Die Patientin *gestaltet* die »Königin« Kartoffel selber oder erteilt dem Therapeuten Ratschläge, wie er sie ausstaffieren muss. Darum ist empfehlenswert, auch die Kasperleköpfe mit den kleinen Patienten zusammen aus Papiermaché zu formen oder sie zu schnitzen, zu bemalen, mit Tuchstücken als Kleider auszurüsten.

Nun wird – im Fall unserer kleinen Bettnässerin – die Auseinandersetzung des Kindes mit der Mutter eingeleitet und durchgearbeitet. Die Kartoffel muss mehrmals ersetzt werden, weil sie von der Kleinen mit dem Messer traktiert wird. Der Bauch der Kartoffel zieht die Aggression der Patientin besonders an. Leicht kann sich der Therapeut den Zusammenhang deuten. Eines Tages, als wiederum eine neue Kartoffel genommen werden muss, wählt er eine, die mit einer kleineren verbunden ist.

Die Patientin lacht. »Das ist doch das Kindlein der Königin!«, erklärt, erkennt sie. »Das müssen wir doch von der Königin abschneiden und eine Prinzessin draus machen!«

Die Prinzessin ist noch ganz schwach, sie wird von der Patientin gefüttert, trockengelegt, gepflegt. Die Patientin spielt die Rolle der Königin (Mutter) und identifiziert sich mit der Mutter – und als mit dem Mittel der vielen Spiele die Identifikation stark genug geworden ist, hört das Nässen plötzlich auf.

Die Patientin hat sich endlich *mit der Mutter und dem neuangekommenen Geschwister aussöhnen können.*

Daran ist aber ferner schuld, dass der Mutter fortlaufend Verhaltensmaßregeln erteilt wurden. Die Spielanalyse setzte sich im Elternhaus, in der »Realität« fort: Die Patientin durfte bei der Pflege des Geschwisterchens mithelfen.

Sie hatte nicht mehr nötig, selber ins Kleinkinderstadium zu regredieren, um damit – in Identifikation mit dem neuen Geschwister – die Aufmerksamkeit und Liebe der Mutter auf sich zu lenken (die Pflege der Mutter wurde, wie aus den Spielen unzweifelhaft hervorging, als Liebesbeweise selbst dann aufgefasst, wenn die Mutter mit dem nässenden Töchterchen schimpfte).

Übrigens war inzwischen die Nässerin selber »Mutter« geworden, weil der Vater ihr im geeigneten Moment eine neue Puppe schenkte. Sie sagte aus: »Der Vater hat mir ein neues, herrliches Kind geschenkt!« Damit konnte die Kleine Eifersucht auf die Mutter auflösen, denn nicht nur diese, auch das Töchterchen war vom Vater zur »Mutter« gemacht worden, hatte »gerechterweise« gleichviel vom Vater bekommen wie die Kindsmutter.

7 Das produktive Kinderspiel in der psychotherapeutischen Praxis

Es gibt Kinderspiele, die von einzelnen Kindern oder von Kindergruppen gespielt werden. Bei beiden Spielgattungen können wir *reproduktive* und *produktive* voneinander unterscheiden.

Als reproduktive bezeichnen wir solche Spiele, bei denen bestimmte, meist von Erwachsenen festgelegte Regeln gelten und die gewöhnlich ein ganz besonderes Spielmaterial bedingen.

Am produktiven Spiel ist charakteristisch, dass es vom Kind, manchmal auch von einer Kindergruppe frei erfunden wird. Es ist vom Spielzeug weniger abhängig als das reproduktive, und es entspringt der schöpferischen Fantasie der Spielenden. Nicht selten erfährt es nach und nach allerlei Variationen, das Kind gestaltet es aus und schafft Regeln dafür, die gelegentlich zwangsneurotischen Zeremoniellen ähnlich sind.

Ein elf Monate altes Mädelchen, das eben von der Mutterbrust entwöhnt worden ist, hat plötzlich die zum Strümpfeflicken verwendete *Holzkugel* entdeckt und erfindet folgendes Spiel damit, mit dem es sich während einer Wochen dauernden Zeit oft stundenlang unterhalten kann: Das Kind ergreift die Kugel, führt sie an den Mund, schmatzt daran, dann rollt es sie in die Stube hinaus. Es schaut ihr mit betrübtem, sehnsüchtigem Blick nach und lässt einen Laut hören, der deutlich dem Bedauern und der Enttäuschung Ausdruck gibt. Hierauf wird der Kugel eiligst nachgekrochen, und wenn sie gefasst worden ist, gibt das Kind seine Befriedigung durch eine Art Glucksen und lächelndes Girren kund. Das Spiel beginnt jetzt aufs Neue. Es handelt sich hier um ein *produktives Einzelspiel.*

Mütter und Erziehungspersonen haben die *heilende* und *vorbeugende Bedeutung* des produktiven Kinderspiels längst erkannt, bevor die Kinderpsychotherapie etwas davon wusste. Man verwendete allerlei Spielmöglichkeiten bei der Aufziehung der Kinder aus der praktischen Intuition, ohne sich darüber theoretische Gedanken zu bilden. Spiele wurden und werden in der Kinderstube hauptsächlich zur »Ablenkung« benutzt. Recht häufig hat man damit Erfolg, wenn es gilt, einen Sprössling von einer schlechten Gewohnheit zu »heilen«. So sah ich einst, wie eine Mutter ihrem kleinen Buben, der ein Lutscher war, eine farbige *Zelluloidkugel* an einem Bindfaden vors Bettchen hängte. Der Junge gebrauchte nun vor dem Einschlafen seine Händchen, um nach dem Spielzeug zu greifen, und allmählich »vergaß« er das Lutschen. Eine andere Mutter besaß eine Dreijährige, die sich nicht zur Reinlichkeit entschließen wollte und darum in die Erziehungshilfe gebracht werden musste. Der Helfer benutzte ein Spiel, um das Ziel zu erreichen. Er hatte am Kind allerlei Züge von Trotz gegen die Mutter entdeckt. Es wurde mit einer großen und einer kleineren Puppe gespielt. Die größere war die »Mutter«, die kleinere deren »Kind«. Das Kind wurde zunächst »Mariechen« getauft. So hieß das Mädelchen. Die ersten Spiele enthielten dargestellte Rachefantasien und Aggressionen »Mariechens« auf die Mutter. Dann kam eine kleine Spielzeugtasse ins Spiel, die im Zimmer lag, das war »das Töpfchen«. »Mariechen« sollte aufs Töpfchen, aber es wollte nicht und wurde von der »Mutter« bestraft. Das Kind wehrte sich für Mariechen. Der schlimmen »Mutter« wurde der Porzellankopf zerschlagen. Nun war keine Mutter mehr beim Spiel, und das Kind hatte auf einmal den Einfall, es wolle selbst die Mutter spielen, der Helfer sollte der »Vater« sein. Jetzt wurde vorerst das »Kind« (die kleine Puppe) umgetauft. Es erhielt den Namen einer Spielkameradin der Kleinen, mit der sie sich oft stritt. Das »Kind« mit Namen »Erika« wurde jetzt zum »schlimmen Kind«, das nicht auf dem »Töpfchen« sitzen wollte. »Vater« und »Mutter« berieten sich, was mit »Erika« anzufangen sei. Da machte der »Vater« der »Mutter« den Vorschlag, sie solle halt dem schlimmen Kind vormachen, was es zu tun habe. Das geschah, wurde oft wiederholt, »Erika« wurde nach Hause mitgenommen, dort konnte in ähnlicher Weise gespielt werden, und so gewöhnte sich die Dreijährige in kurzer Zeit an Reinlichkeit.

Schon hier muss darauf hingewiesen werden, dass die Verhältnisse nicht immer so einfach liegen. Damit ein Spiel psychotherapeutische Wirkung erlange, muss es seinem Sinn nach durchschaut und sukzessiv zielbewusst abgeändert werden.

Allen produktiven Spielen eignet eine *Symbolik*, die der Traumsymbolik und derjenigen der neurotischen Symptome verwandt und gleichzusetzen ist.

Betrachten wir beispielsweise das Strumpfkugelspiel, von dem oben die Rede war. Das kleine Mädchen spielt »Entwöhnung von der Mutterbrust«, beziehungsweise es sucht das Entwöhnungstrauma zu bewältigen.

Die Brust ist durch die Kugel ersetzt worden. Dafür gibt es mehrere Indizien. Zum Spielzeremoniell haben wir vernommen, dass die Kleine die Kugel an den Mund nimmt und daran schmatzt, bevor sie weggetrieben wird. Man könnte einwenden, das sei kein besonderes Zeichen dafür, dass mit der Kugel die Brust gemeint sei, weil Kinder überhaupt alles in den Mund nehmen. Aber die Mutter versichert uns, dass das Kind seinerzeit an der Brust genau gleich geschmatzt habe und nach jeweiliger Sättigung seiner Befriedigung durch Glucksen und Girren Ausdruck gab. – Das Kind, könnte man sagen, »gewöhnt« sich mit dem Spiel an das Verlieren der Mutterbrust. Es lügt mit dem Spiel die Wirklichkeit um. In der Realität ist das Mädelchen einer Maßnahme der Mutter unterlegen. Im Spiel beherrscht es selber die Situation. *Es* treibt die Kugel fort (= *es* weist die Brust von sich, sie wird ihm nicht genommen), und wenn es will, so kann es die Kugel wiederum fassen. Durch das Mittel einer »heroischen Lüge« gelingt es dem Kind, von sich aus auf die Mutterbrust zu verzichten und sich auf diese Weise der Wirklichkeit zu bemächtigen. Das passive, angsthafte Erleben des Entwöhnungstraumas wird durch aktives Handeln ersetzt, was für das nichtmasochistische Kind immer lustbetont ist.

Auch Gruppenspiele dienen der *Angstbewältigung* beziehungsweise *Angstvermeidung*.

Die Berichte über ein produktives Einzel- und Gruppenspiel sind deshalb mitgeteilt worden, weil solche Beobachtungen die Grundlage bilden für das Verständnis, das der Kinderpsychotherapeut sich erwerben muss, wenn er derartige Spiele in der Behandlungsstunde verwenden will (siehe dazu auch Zulliger, 1927; A. Freud, 1927; Klein, 1932).

Besonders dann, wenn kleine Kinder bis zu neun Jahren wegen dissozialer Erscheinungen, Erziehungsschwierigkeiten, Lernhemmungen usw. in die Behandlung gebracht werden, lässt sich oft rasch mit der »Spieltechnik« vorwärtskommen. Dazu ist es notwendig, dass der Erziehungshelfer oder Kinderpsychotherapeut über eine *Spielzeugkiste* verfügt. Darin müssen größere und kleinere Puppen, zerreißbare metallene Gliederpuppen, Teddybären, Stoff- und Lehmtierchen, allerlei Baukastenhölzer, Tuchstücke, kleine Kissen, primitive Holzeisenbahnen, Plastilin, Farbstifte, eine Schere, Papier zum Zeichnen und Schneiden, auch Bilderbücher usw. vorhanden sein.

Man überlässt dem Kind die Auswahl der Spielzeuge und verhält sich zunächst *passiv*. Das will nicht heißen, dass man (wie bei der Assoziationstechnik) lange Zeit nichts zum Kind sagt. Aber man schlägt ihm weder das Spielzeug noch das Spiel vor.

In der ersten oder den ersten Stunden dient die Spielzeugkiste und ihr Inhalt ausschließlich der Anbahnung einer günstigen *Übertragung*. Man setzt sich zum spielenden Kind auf den Teppich, wenn man nicht Gelegenheit hat, im Freien, etwa im Garten, mit ihm zu spielen. Meist macht das Kind unaufgefordert schon recht bald bestimmte Vorschläge, was gespielt werden soll.

Sobald man das Spiel verstanden zu haben glaubt, muss man sich durch irgendwelche *aktiven Eingriffe* versichern, dass man sich nicht geirrt habe, so lange, bis die Vermutung zur Gewissheit wird oder bis man merkt, dass man sich getäuscht hat. Bei einiger Übung irrt man sich selten. Denn meist sind die Spiele einfach und klar, klarer als die Assoziationen der Erwachsenen in der Analyse. Oft kann man schon in der ersten Stunde vermittelst eines Spiels erraten, wo der *Hauptkonflikt* liegt.

So brachte mir jüngst eine Mutter ihre siebeneinhalbjährige Tochter wegen *Lernstörungen* in die Behandlung. Die Spielzeugkiste stand bereit, auch Bilderbücher und Schulbücher.

»Kennst du das Buch da?«, wurde das Mädchen gefragt, indem ich es auf das Erstklass-Lesebuch, das es in der Schule benutzen muss, aufmerksam machte.

Das Kind rümpfte das Näschen. »Mm – ich kenne das schon. Aber was ist da in der Kiste?«

»Schau doch mal nach!«

Jauchzend leerte das Mädelchen die Kiste aus. Dann nahm es zwei große und einen kleinen Kegel: »Das ist der Papa, das ist die Mama, und das bin ich. Wir gehen jetzt schlafen!« Die Kleine ergriff ein Kissen von der Chaiselongue. »Das wäre das Bett. Und das Tischtuch – darf ich es nehmen? – das ist die Decke. So!«

Sie legte zuerst den Papa hin, dann sich und zuletzt die Mama auf die andere Seite, sodass das Kind in die Mitte zwischen beiden Eltern zu liegen kam. Ich vermutete, das Kind wolle eine Situation aus dem Elternhaus darstellen. Um mich zu vergewissern, ergriff ich ein anderes Kissen und sagte: »Schau, das Miggeli muss ein eigenes Bettchen haben!« Ich legte einen Holzstab zwischen das elterliche und das Kinderbett. »Und auch sein eigenes Zimmer muss es haben, da ist die Wand!« Das Mädchen riss die »Wand« weg und rief eifrig: »Du bist ein Dummer! Miggeli will bei den Eltern schlafen!« Es legte das »Kind« wieder zwischen die großen Kegel. »Sonst hat es kalt!«

»Wir können es ja gut zudecken!«, erwiderte ich, und ergriff ein drittes Kissen, dann legte ich den kleinsten Kegel ins »Kinderbettchen« zurück.

»Nein, es will viel lieber bei den Eltern schlafen. Sonst hat es Angst. Es könnte ein Einbrecher kommen!«

»Gut, dann legen wir Miggeli wieder zu den Eltern!«

Ich legte den kleinen Kegel hinter die Mutter.

»So ist es nicht recht!«, belehrte mich das Mädelchen und legte das »Kind« wiederum in die Mitte. »So gibt ihm der Papa warm und gibt ihm die Mama warm!«

Ich legte die »Eltern« weit vom »Kind« weg.

»Lass doch!«, zischte mich die Kleine an. »Der Papa und die Mama müssen ganz eng am Miggeli liegen, damit es sie fühlt. Sonst glaubt es, sie sind nicht mehr da. Und Miggeli hätte Angst, dass sie nicht zurückkommen!«

Es stellte sich heraus, dass das Kind wirklich zu Hause hatte durchsetzen können, zwischen den Eltern zu schlafen. Die Lernstörung hatte den Zweck, den Vater an den Abenden zu Hause zu behalten: Er sollte mit der Kleinen »lernen«, Aufgaben machen. Dahinter lagen Eifersüchte gegen Mutter und Vater und ein »vollkommener« weiblicher »Ödipus«. Das Kind wollte nicht nur die Eltern trennen, die Mutter beseitigen, sondern zugleich beide besitzen. Die Lernstörung war schon ein sekundäres Gefüge über dem ursprünglichen Konflikt, der im ersten Spiel in der Behandlung zum Ausdruck kam.

Ein anderes Mädchen wurde wegen einer Reihe von Symptomen in Behandlung gegeben. Es redete nicht mehr, seine Schulleistungen waren in besorgniserregendem Maß zurückgegangen, nur strengste Aufsicht und ein genauer Beschäftigungsplan brachten es dazu, einigermaßen reinlich und ordentlich zu sein; es erschreckte durch eine handgreiflich-stürmische Zärtlichkeit und eine abnorme »Fresssucht«.

Sein erstes Spiel vollzog sich im Garten am Lehmkübel. Es wurde mit der Hand ein »Kuchen« zurecht»getätschelt«. Später wurde der Lehm zwischen den Fingern gepresst, und die ersten Worte, die das Mädchen sprach, lauteten: »Schau, wie das …!« (ortsüblicher Ausdruck für defäzieren). Gestützt auf die Beobachtung bei Spielen mit Lehm und Erde, kam heraus, dass zu Hause allzu stark auf Reinlichkeitsgewöhnung gehalten wurde, und es war daher nötig, die Mutter zu veranlassen, »vorläufig« den schönen Beschäftigungs-Stundenplan aufzuheben und die Kleine möglichst bei »dreckigen« Spielen schalten und walten zu lassen.

Jetzt zeigte sich der erste Teilerfolg. In dem Maß, wie das Mädchen unordentlich und unsauber sein durfte – als es sich traute, schmutzig zu sein –, fing es wieder an zu reden, wurde fröhlicher, aufgeschlossener. Es gab nun seinem Zärtlichkeitsbedürfnis mehr und mehr mit Worten statt mit Umarmungen und dergleichen Ausdruck.

Nach einer geraumen Zeit, während der mit Tubenfarben geschmiert und eine Menge anderer »analer« Spiele betrieben wurde, fing die Kleine ganz von selbst an, zu »ordnen«: Farbflecke, Blumen, Fläschchen usw. mussten bestimmte Plätze einnehmen. Das Mädchen hatte in der Behandlung gleichsam im abgekürzten Verfahren eine Entwicklungsphase nachholen müssen, woraus sich dann reaktiv Ordentlichkeit und Sauberkeit ergaben: eine Zeit des ungehemmten Schmierens, die es zu Hause nie hatte erleben dürfen.

Über den Zusammenhang und die Ursachen der Fresssucht kam erst später etwas an den Tag, als die Schmierspiele schon zivilisierteren Platz gemacht hatten. Das Mädchen schnitt stundenlang menschliche Figuren aus, die es dann als seine Kinder oder als die einer Hexe bezeichnete. Nachher schnitt oder riss es den Hexenkindern die Köpfe ab. Damit zeigte es deutlich die *Ambivalenz* gegenüber den Geschwistern und der Mutter und den eigenen Wunsch nach vielen Kindern; nun füllten Puppenspiele die Behandlungsstunden. Einmal wurden aus Äpfeln Scheiben geschnitten und die Puppenkinder und die Puppenmutter gefüttert. Dabei äußerte sich das Mädchen: »Gib der Mutter nicht viel zu essen, sonst wächst ihr ein neues Kindlein unter dem Herzen!«

Das Mädchen beschäftigte sich also, gestützt auf eine teilweise Sexualaufklärung, die es vor der Geburt des jüngsten Brüderchens von der Mutter erhalten, mit der Frage der Zeugung. Die fantasierte Antwort darauf lautete: »Das Kind kommt in die Mutter, *indem sie viel isst!*«

Auf sich selber bezogen – auf seinen mächtigen Wunsch nach vielen Kindern –, ergab sich für das Mädchen der Fresszwang. Daran wurde ein Detail von Bedeutung: Als das Mädchen in einer Ferienkolonie war, naschte es nicht und zeigte auch keinen unstillbaren Hunger. Der Fresszwang äußerte sich also nur zu Hause. Es zeigte sich anhand der Essspiele, dass der Mutter diejenigen Speisen geraubt werden sollten, von denen das Mädchen glaubte, sie hätten die Entstehung eines Babys zur Folge (»orale Konzeption«). Es musste hier ein weiteres Stück Sexualaufklärung gegeben werden, das die Fantasie richtigstellte und eine »Aussöhnung mit der Mutter« anbahnte.

Nachher verlor sich die Fresssucht – und wie die Kleine normal zu essen begann, nahm ihr Körpergewicht zu. Vorher war sie trotz der Menge verschlungener Speisen »unterernährt« gewesen.

Zur *Deutungstechnik* in »Spielanalysen« ist zu sagen, dass sie vorsichtig dosiert werden muss. Es ist besser, wenn das Kind selbst zur Deutung kommt, sonst entsteht entweder etwas nur Intellektuelles daraus – dann »wissen« die Kinder alles, aber sie ändern sich nicht –, oder die Deuterei wird überhaupt nicht verstanden und akzeptiert. Es gilt auch bei der Spieltechnik, die Widerstände sukzessiv abzubauen und immer nur so viel zu deuten, als »vorbewusst« geworden und akzeptierbar ist. Wer das nicht fühlt, deutet lieber überhaupt nicht. Bei Kindern muss man noch vorsichtiger sein als bei Erwachsenen. Ich halte für vollkommen irrig, dass man *»sich mit dem Unbewussten des Patienten direkt in Verbindung setzen«* kann durch grobe und unmittelbare Deuterei, wie sie Melanie Klein (1932) empfiehlt.

Oft haben Spielzeuge und Spiele eine *Heilwirkung*, ohne dass dem Kind bewusst gemacht wird, warum das Spielzeug überreicht oder das Spiel vorgeschlagen worden ist.

Eine Achtjährige produzierte plötzlich einen *Pavor nocturnus*, der sich während einiger Nächte wiederholt.

Die Kleine erzählt uns von Träumen, die sie erschrecken: »Ein böser Mann mit einem weißen Umhang steigt zum Fenster herein.« Sie schaudert. »Er trug ein blitzendes Messer und wollte auf mich losgehen!« – »In einem weißen Umhang?«, wird gefragt, um damit Assoziationen hervorzulocken. – »Ja, weißt du, es war so ein Umhang, wie ihn der Coiffeur trägt. Oder wie man ihn beim Zahnarzt sehen kann.« – »Warst du beim Zahnarzt?« – »Ja!« – »Hat er dir wehgetan?« – »Nein, er hat mir nur die Zähne nachgesehen. Aber in einem Glasschränklein lagen blitzende Zangen und Scheren und Messer oder etwas Ähnliches!« – »Und davor hattest du Angst?« – »Ich dachte, damit könnte er einem wehtun. So war es auch beim Arzt, der mir einmal die Mandeln geschnitten hat. Damals hatte ich Angst, große Angst!« – »Erzähle mir noch etwas darüber, wie war's denn?« – »Aus dem Nebenzimmer kam plötzlich eine weißgekleidete Frau, die hielt mir die Hände, ich konnte mich nicht wehren.« – »Und du befürchtest, es könnte jemand bei deinem Fenster einsteigen? Hat denn schon jemand den Versuch gemacht?« – »Nein, aber meine Freundin hat mir erzählt, dass jemand an einem Samstag in der Nacht am Fenster ihrer großen Schwester gerumpelt hat. Aber ihr Vater hat es gehört und hat ihn vertrieben!«

Wir wissen jetzt eine ganze Menge Zusammenhänge: Dass der Mann im Traum eine Mischfigur bedeutet, zusammengesetzt aus dem Coiffeur, der dem Mädel die Haare schneidet, dem Arzt, der die Mandeln operierte, dem Zahnarzt und der Krankenschwester. Dass die Angst »Kastrationsangst« ist, Angst vor Körperverstümmelung und Vernichtung, und dass sie wahrscheinlich durch die Erzählung der Freundin akut geworden ist. Dass die Angst außerdem dem Wunsch entspricht, dass ein Mann, der Vater, zur Abwehr des Einbrechers ins Zimmerchen der Kleinen komme, und wir kennen die Gründe eines solchen Wunsches. Aber wir deuten dem Kind gar nichts. Ihm soll möglichst rasch geholfen werden, und da wir vermuten, der Pavor sei als unbewusster Mechanismus noch nicht zu sehr im Unbewussten verankert, versuchen wir es mit einem »magischen« Mittel.

Wir veranlassen den Vater, seinem Töchterchen einen *Stoffhund* zu kaufen und sagen dem Kind ungefähr folgendes: »Schau, da hat dir dein Vater einen Hund gekauft, der hat Augen, die sehen auch in der Nacht, guck mal her, wie sie glänzen! Den kannst du mitnehmen und aufs Tischchen neben deinem Bettchen stellen. Er hält dann Wache, wenn du schläfst. Und darum kannst du ganz ruhig schlafen!«

Die Suggestion mit dem Spielzeug wirkte, und es ist zu hoffen, dass die »Heilung« andauert. Wir sind uns bewusst, dass ein »Fetisch« nicht immer erfolgreich wirkt, aber gegebenenfalls darf der Versuch damit gemacht werden.

Spiele sind ganz besonders auch dazu geeignet, gewisse Triebstauungen abzuführen. Es gilt in einem Fall von Triebstauung, einem Kind solche Spiele vorzuschlagen, die lösend wirken.

Einem 12-jährigen Buben mit außerordentlicher *Aggressivität* konnte geholfen werden, indem man ihm vorerst eine sogenannte Knallfixpistole verschaffte. Nachdem ihn die Knallerei zu langweilen begann, wurde ihm vorgeschlagen, er könnte sich eine Armbrust zurechtzimmern. Das machte er mit vielem Vergnügen und fand am Schnitzen so viel Freude, dass er nachher ein »Gemüsetheater« (eine Art Kasperlitheater) zurechtschnitt, um dann die Kameraden, die er zuvor nur verprügelt hatte, als Zuschauer einzuladen. Die Aggressionen besorgte jetzt der Kasper, der die Puppen totschlug, ihnen die Augen ausriss usw. Der Schub von Aggressionslust hatte sich aus seiner rohen Form in eine sozial wertvolle verwandelt.

Es sind in diesem Aufsatz Möglichkeiten gestreift und skizziert worden, wie das produktive Kinderspiel als *Hilfsmittel* der Kinderpsychotherapie verwendet werden kann. Wir hielten uns dabei an Beispiele aus der Praxis, und wir sind uns bewusst, dass wir das Theoretisch-Systematische vernachlässigten. Immerhin ist das Hauptsächlichste darüber erwähnt worden. Der

Kinderpsychotherapeut, der die Spieltechnik mitverwendet, muss einfach die Augen offenhalten, und wenn er eingreift, wissen, *was* und *warum* er etwas tut. Fehlen ihm *Einfühlung, Anpassungsfähigkeit* und *Einfälle*, dazu der *fröhliche Ton*, den man bei Kindern braucht, so wird er mit der Spieltechnik wahrscheinlich nichts anfangen können. Aber ich vermute, dass ihm, falls ihm die aufgezählten aktiven Eigenschaften mangeln, auch andere Methoden kaum nützen werden.

8 Die Spaziergang-Behandlung

Eine Form des psychotherapeutischen Umgangs mit gefährdeten Jugendlichen

Jugendliche Menschen psychotherapeutisch zu behandeln, ist bedeutend schwieriger als Erwachsene oder Kinder bis zu zwölf Jahren. [...] Bei Jugendlichen kann man weder die Erwachsenen- noch die Kindertherapie verwenden. Es sei nur darauf hingewiesen, dass Jugendliche noch nicht zum »Assoziieren« angehalten werden können und dass sie über die »Spielbehandlung« hinausgewachsen sind.

Es sind dies die beiden Gründe, weshalb es so schwierig ist, mit jungen Menschen im Alter von 12 bis 18 Jahren tiefenpsychologische Psychagogik oder Psychotherapie zu treiben.

Indessen haben die Jugendlichen dies nicht selten bitter nötig. Aber die Techniken dazu sind noch nicht erfunden und genau festgelegt.

Der Psychotherapeut kann sich leicht aus der Tinte ziehen: Er weigert sich, Halbwüchsige in die Kur zu nehmen. Denn es ist für ihn unangenehm, im Trüben zu fischen und sich einen Misserfolg eingestehen zu müssen – und nach einigen solchen Erfahrungen gibt er auf.

Damit ist jedoch den Jugendlichen nicht geholfen. Wir sollten uns nicht entmutigen lassen. Unsere Aufgabe ist, für jeden Patienten des erwähnten Alters den für ihn gangbaren Weg zu suchen. Solche Wege gibt es.

Der einfachste ist, mit Jugendlichen spazieren zu gehen – wenn man hierzu überhaupt Gelegenheit hat. Man muss sich viel Zeit nehmen, mindestens zwei Stunden pro Mal, und womöglich zweimal wöchentlich. Sind die Intervalle weiter gesetzt, wird die »Anlaufzeit« umfangreicher: Es verstreicht eine halbe bis eine ganze Stunde, ehe man den Kontakt wieder voll aufgerichtet hat und der junge Patient dazu kommt, sich frei und innerlich unbehindert zu äußern. Ein weiteres Hindernis bei der Behandlung auf Spaziergängen ist der Widerstand der Eltern. Sie finden oft, es sei doch gewiss unangemessen, dass ihr Bub oder ihr Mädchen mit dem Therapeuten zusammen einem »Vergnügen« obliegt und dass sie, die Eltern, dafür bezahlen sollen. Sie können nicht oder nur bei augenscheinlichen Teilerfolgen »verstehen«, dass die Spaziergänge »nützlich« seien – dass ihr Kind »Fortschritte« zu verzeichnen habe.

Auf die *Psychotherapeutischen Spaziergänge* kam ich durch Zufall. Es war vor etwa 40 Jahren, da brachte mir eine Mutter ihre 17-jährige einzige Tochter, weil diese von Zeit zu Zeit aus der Berufsschule oder aus der Wohnung weglief – irgendwohin –, dann nach ein bis zwei Tagen von Leuten, manchmal von der Polizei aufgegriffen und wieder heimbegleitet wurde, nachdem sie Fußreisen von 30 bis 60 und mehr Kilometern hinter sich gebracht hatte. Es geschah dies in einem Dämmerzustand. Maria behauptete, am Schluss ihrer Reisen »wie aus einem Traum erwacht« zu sein. In der Regel wusste sie nicht, wo sie sich befand, ging selber zur Polizei, zur Post, zu einem Arzt, zum Pfarrer, um sich zu erkundigen, wo sie war, und zu erklären, sie wisse nicht, wie sie an den betreffenden Platz gekommen sei. Sie stand in der Berufslehre als Buchverkäuferin in ihrem Wohndorf, und ihr Patron [i. e. Lehrmeister] sagte aus, er sei mit der Lehrtochter sehr zufrieden, sie sei tüchtig – aber er missbilligte, dass sie manchmal bei ihrer Tätigkeit aussetzte, verzieh ihr jedoch immer wieder, wenn sie fortgelaufen war, betrachtete dies als »krankhaft« und warf sie darum nicht einfach aus ihrer Lehrstelle.

Ich überlegte, wie ich mit Maria ins psychologische Gespräch kommen könnte, und da ich mir sagte, sie reise so gern und das müsse doch gewiss einen hintergründigen Sinn haben, ging ich mit ihr in Gegenden meiner näheren Umgebung, die ihr unbekannt war, spazieren. Ich wollte ihrem »Reisedrang« entgegenkommen, vielleicht würde ich dabei erfahren, was sie damit unbewusst beabsichtigte, wie er entstanden war, was er bedeutete und wie man ihn zum Verschwinden bringen konnte.

Das war gewiss »primitiv« von mir gedacht, werden die Psychologen urteilen. Aber der Erfolg straft Lügen; ich hätte mit Maria kaum etwas Besseres unternehmen können, und nach etwa 60 »Spaziergängen« solcher Art konnte das Mädchen aus seiner Kur entlassen werden und ist nachher nie mehr fortgelaufen.

Auf den Spaziergängen wurde Maria immer zutraulicher, öffnete sich, fasste ihre aktuellen oder auch ihre mehr im Schatten ihres Unbewussten abgeblendeten Konflikte in Worte, ich besprach sie mit ihr, hellte sie auf, zog sie ans Tageslicht des Bewusstseins und gab Maria Gelegenheit, sie zu verarbeiten, schlug ihr sukzessiv »Deutungen« im psychoanalytischen Sinn, mitunter auch ihr und den Ergebnissen der Behandlung adäquate »pädagogische« Ratschläge vor. Am Anfang der Kur, während der Zeit unserer ersten 20 Spaziergänge, lief sie von dort, wo sie sich gerade befunden, vier Mal fort. Aber sie ging nicht wie vorher »ins Blaue«, sie kam in einem 20-Kilometer-Marsch direkt zu mir, war dann erstaunt, wenn sie mich erblickte, und sagte aus, soeben sei sie »erwacht«. Dann wurden zuerst, je nachdem, der Lehrmeister oder die Mutter oder alle beide verständigt, und nachher wurde allsogleich – und bei jedem Wetter – ein »therapeutischer Spaziergang« unternommen.

In dieser meiner Abhandlung kann ich nicht die ganze Krankengeschichte Marias darstellen – aus verständlichen Gründen. Aber ich kann den Hauptkonflikt, die Symptomwahl umreißen und andeuten, wie die Heilung zustande kam.

Zusammengefasst, was bei den Spaziergängen wie ein Mosaik oder Puzzle-Spiel nach und nach zum Vorschein kam: Es handelte sich um eine Entwicklungsstörung, eine etwas verspätete Pubertät, die mit dem Lebensschicksal Marias in engstem Zusammenhang stand.

Sie war die Tochter eines Zimmermanns, der in sehr frühen Jahren geheiratet hatte, weil Maria unterwegs war. Mit seiner Frau scheint ihn eine Art Hassliebe verbunden zu haben, jedenfalls hatten die jungen Eheleute oft heftige Auseinandersetzungen miteinander, und daran erinnerte sich Maria noch. Der Vater wäre einst gern Matrose geworden. Eines Tages, nachdem das Töchterchen vier Jahre alt war, verließ er plötzlich seine gewohnte Arbeitsstelle und Frau und Kind. Er hinterließ einen Brief, worin er erklärte, er reise nach Le Havre und würde sich dort auf einem Schiff anheuern lassen, um sich einen alten Berufswunsch zu erfüllen. Er würde später wieder schreiben und auch Geld an seine Frau senden.

Aber es kam keine Nachricht von ihm. Nachforschungen ergaben nur, dass er in der französischen Hafenstadt auf einem Transportdampfer aufgenommen worden war, der nach Argentinien in See stach. In La Plata war der Mann an Land gegangen, und von dort verlor sich die Spur.

Seine Frau – um sich selber und ihr Kind, die Maria, durchbringen zu können – nahm eine Stelle als Köchin in einem großen Landgasthaus an.

Zu ihrer Mutter stand Maria in einem merkwürdigen ambivalenten Gefühlsverhältnis. Man hätte es, nach anderem Muster, ebenfalls als »Hass-Liebe« bezeichnen können. Die weibliche Ödipussituation wurde deutlich. Maria hatte sich mehr oder weniger bewusst zurechtgelegt, die Mutter sei daran schuld, dass der Vater »davongelaufen« – die Tochter benutzte den Ausdruck – war und nichts mehr von sich hören ließ. Maria vermisste ihren Vater sehr, sehnte sich nach ihm, fantasierte in Träumen und Tagträumen, die sie mir erzählte, daran herum, er könnte auf einmal wieder auftauchen, und sie würde ihm entgegenlaufen.

Ihren ersten Dämmerzustand mit nachfolgender »Reise« hatte sie erlebt, als sie – erst mit 15½ Jahren – zum ersten Mal menstruierte.

Von Kameradinnen war sie darüber aufgeklärt worden, dass die Blutung eintreten würde und dass dies ein Zeichen dafür sei, zu dieser Zeit sei ein Mädchen »endlich« zur Frau herangewachsen, die imstande war, Kinder zu gebären. Auch die Aufklärung über geschlechtliche Vorgänge, Zeugung usw. hatte Maria von Kameradinnen, nicht von der Mutter, bekommen – diese hatte sich nie darüber mit ihrer Tochter ausgesprochen. Maria war ihr gram darüber, schimpfte sich auf einem unserer Spaziergänge ausgiebig aus. Als die Menses bei ihr dann eintrat, war sie erschrocken, irritiert. Sie glaubte, es sei die »Strafe« für einst geübte Onanie eingetreten, sie habe sich damals »verletzt«. Und dann erfasste sie der Drang, sich selber davonzulaufen und bei ihrem Vater Trost und Hilfe zu suchen. Es war dies der unbewusste Sinn und Zweck ihrer »Drauslauferei«.

Es vollzog sich eine Analyse anhand der Erzählungen, Träume und Einfälle nach der psychoanalytischen »Grundregel«, und neben dem weiblichen Ödipuskomplex wurden auch der Kastrationskomplex, der Penisneid in der persönlichen Form, wie sie bei Maria wirkten, die »Ich-Psychologie« aufgearbeitet, und im Ganzen entsprach die Sache einer regelrichtigen Analyse, obwohl sie sich nicht auf der Couch vollzog. Ich hatte die »klassische Technik« nur insofern abgeändert, als ich mir die Assoziationen nicht in liegender Lage der Patientin, sondern etwas weniger konzentriert und mehr nur beiläufig auf den Spaziergängen geben ließ. Aber dies passte für Maria besser, es war »ihr entsprechend«.

Jedenfalls bestätigte die relativ frühzeitige und dauernde Heilung, dass ich nicht falsch vorgegangen war.

Diese »Spaziergang-Behandlung« wandte ich später ebenso bei anderen Jugendlichen, auch bei solchen männlichen Geschlechts, mit gutem Erfolg an, sowohl dann, wenn diese Schulschwierigkeiten oder wenn sie Charakterstörungen aufwiesen. Gewiss brauchte ich meist mehr Zeit als bei Maria, die Behandlungen dauerten bis 300 Stunden.

Aber ich glaube, damit einen Weg gefunden zu haben, der sich bei vielen Jugendlichen anwenden lässt, mit denen man weder die Spieltherapie noch die »klassische Technik« anwenden kann. Fast möchte ich sagen, die *»Spaziergang-Behandlung« sei die »klassische Technik« bei Jugendlichen.*

Es wäre jedoch auch möglich, dass sie mir besonders liegt und dass ein anderer weniger Erfolg, »Glück« damit hätte.

Ihr Nachteil besteht darin, dass sie zum Anfang sehr vorsichtig getätigt werden muss. So lange, bis sich eine günstige »Übertragung« eingestellt hat. Man darf darum nicht gleich mit der psychoanalytischen Grundregel an die Halbwüchsigen herantreten – man muss die Jugendlichen erst harmlos »plaudern« lassen. Man darf sie auch nicht allsogleich auffordern, ihre Träume zu erzählen, um dann freie Einfälle hierzu zu fordern und die Träume zu »deuten«. Dies alles kann man erst dann tun, wenn die Patienten sich willig führen lassen und tiefes Vertrauen zum Behandler gefasst haben. Man darf nicht darauf erpicht sein, baldige Erfolge oder Teilerfolge zu zeitigen, und muss sehr geduldig und sorgfältig vorgehen, sonst riskiert man, dass der Jugendliche nicht weiter zu einem kommt, die Kur abbricht.

Manchmal – falls die Eltern dazu überhaupt fähig sind – muss man sich mit ihnen nach vorheriger Einverstandenerklärung des Patienten besprechen und ihnen erzieherische Ratschläge erteilen. Gelegentlich aber ist dies nicht am Platz, weil sie die Eltern verkehrt durchführen, falsch verstehen oder aus unbewussten Motiven gar nicht durchzuführen imstande sind oder gar dem Behandler gewisse Vorschriften machen wollen, ihm »in die Behandlung dreinreden« möchten. »Ihre Spaziergänge mit meinem Sohn«, sagte mir ein Vater, »mögen wohl nützlich sein. Aber was er nötig hätte, wären Konzentrationsübungen, weil er so zerfahren ist. Machen Sie mit ihm solche Übungen, auch mnemotechnische!« – »Sie mögen von Ihrem Standpunkt aus vielleicht Recht haben«, entgegnete ich ihm. »Aber ich bin Psychotherapeut und kann mir als Fachmann von niemandem dreinreden lassen. Es steht Ihnen frei, Ihren Sohn wegzunehmen und mit ihm einen Mnemotechniker aufzusuchen. Als meine Aufgabe jedoch betrachte ich, die seelischen Triebfedern aufzudecken und abzustellen, welche die Zerfahrenheit Ihres Sohnes bewirken!« – Einer Mutter, die sehr stolz darauf war, die Gattin eines hohen Beamten zu sein, und die mir ihre 14-jährige Tochter wegen Unordentlichkeit und Unsauberkeit zur Behandlung geschickt und mir – sozusagen »befehlsmäßig« – Ratschläge über mein Vorgehen erteilen wollte, sagte ich: »Liebe Frau X., ich erlaube mir, ein hartes Wort zu Ihnen zu sprechen: Sie haben mir Ihre Tochter überantwortet, und ich trage die volle Verantwortung darüber, was ich mit ihr unternehme. Vorschriften kann ich mir keine machen lassen. Sie haben nichts Weiteres zu tun, als für die Behandlung zu zahlen. Sie müssen mir vertrauen, und ich darf Ihnen versprechen, dass die unerwünschten Symptome zu gegebener Zeit, vielleicht nach einem halben Jahr oder Dreivierteljahr, verschwinden werden. Nur mit erzieherischen Maßnahmen, Befehlen, Verboten, erreicht man dies kaum, dies können Sie ja selber wissen, denn Sie wendeten solche an und scheiterten. Die heilpsychologische Technik geht andere Wege. Ich kann sie Ihnen nicht erklären, weise nur darauf hin, dass sie ein eingehendes theoretisches und praktisches Spezialstudium voraussetzen, und dieses habe ich hinter mich gebracht. – Und nun tun Sie, was Sie für gut finden!« Meine »Frechheit« imponierte der Dame: Sie ließ die Behandlung bei mir fortsetzen. Ich hatte den Eindruck gehabt, nur auf die geschilderte Weise sei es bei dem herrischen Charakter der Frau möglich, ihr entsprechend zu begegnen, um ihr ganz deutlich zu machen, ich wolle mich von ihr nicht tyrannisieren lassen in der Art, wie sie, wie mir bekannt war, es mit ihrem Gatten tat.

Es gibt selbstverständlich noch weitere Vorgehen als die »Spaziergang-Behandlung«, um mit Jugendlichen Psychotherapie zu treiben. Einst brachte mir ein kleiner Beamter seinen einzigen Sohn in Behandlung, weil er nicht mehr sprach. Der 14-jährige Kurt machte ein Gesicht wie ein Lamm auf der Schlachtbank. Der Arzt hatte gesagt, an den Sprechorganen Kurts sei alles in Ordnung. Die Schrift und die Zeichentests ließen auch nicht mutmaßen, der Bursche leide an einer Geisteskrankheit oder einer Hirnaffektion. Formdeut-Tests ließen sich mit ihm nicht durchführen, weil er nicht sprach. Aber aus den anamnestischen Erhebungen bekam ich den Eindruck, Kurt sei von einer passiven Trotzneurose befallen. Sein Vater hatte ihn, bevor er mich aufsuchte, zu verschiedenen Ärzten gegeben, um mit ihm Suggestiv- oder hypnotische Behandlungen durchführen zu lassen; sie waren misslungen. Ich erklärte mich einverstanden, mit Kurt zu arbeiten, wollte es, wie ich dem Vater mitteilte, wenigstens versuchen.

Weil Kurt sehr sauber und mit Geschick auch relativ rasch gezeichnet hatte, mutmaßte ich, er zeichne und male mit Lust, und ich nahm mir vor, *mithilfe von Zeichnungen* in ihn einzudringen und ihm vielleicht mit dieser Technik helfen zu können. Wir setzten pro Woche zwei Stunden an, die eine an Kurts schulfreiem Mittwochnachmittag, die zweite am Samstagnachmittag, und ich sorgte für ausreichendes Zeichen- und Malmaterial. Dann ließ ich ihn zeichnen und malen, die Motivgestaltung überließ ich ihm. Er zeichnete und malte zuerst lauter Häuser, Landschaften, dann Fahrzeuge, hierauf Fratzen und bewegte Szenen. Es ging jedoch etwa ein Vierteljahr, bis Kurt so weit kam. Und jetzt konnte man ihm Fragen stellen, die er auf einem Zettel schriftlich beantwortete. Noch später fing Kurt an, etwa auf die Frage: »Wem gleicht denn dieser Teufel da?«, mit einem knappen Wort zu antworten: »Papa!« – »Was bedeutet die Szene, die du da gemalt hast?« – »Streit! – Streit zwischen Papa und Mama!«, und allmählich formulierte der Jugendliche Sätze, begann knapp geprägte Erzählungen und Gedanken von sich zu geben, berichtete auch über Träume. (Träume und Tagträume sind immer noch, wie *Freud* einst postuliert hatte, die »via regia« zur Erforschung der unbewussten Dynamik des Menschen!) Allmählich begannen wir zu den Träumen auch Einfälle zu sammeln und sie zu »deuten«. Ich ließ die Traumszenen auch zeichnen, wir hörten überhaupt bis zum Schluss der erfolgreich endenden Behandlung nie auf, zu zeichnen und zu malen.

Damit wäre eine weitere Behandlungsart, die wir *Zeichnen- und Maltechnik* nennen könnten, kurz umrissen. Sie eignet sich gewiss nicht für alle Jugendlichen, immerhin für solche, die mit Lust und Freude zeichnen und malen. Die Skizzen, Malereien, Zeichnungen sind der »freien Assoziation« ähnlich, und man kann sie als Ausgangspunkte zu »Besprechungen« benutzen, zum tiefenpsychologisch geführten Gespräch – und auch bei Nichtmutisten.

Manchmal kann man die »Zeichnen-Technik« mit der »Spaziergang-Behandlung« kombinieren.

Ebenso lässt sich oft, besonders bei männlichen Jugendlichen, das *Basteln* zum Ausgangspunkt einer Behandlung machen.

Mit weiblichen Jugendlichen findet man auf leichte und natürliche Art Kontakt, wenn man mit ihnen *Gartenarbeiten* oder solche in der *Küche* verrichtet. – Erste Bedingung im Hinblick auf psychologische Gespräche ist, dass die Patienten ihre Scheu, Befangenheit, ihr Misstrauen ablegen können.

Um dies zu erreichen, kann man mit den Halbwüchsigen auch *fischen* gehen: Man sucht eine einsame Stelle an Ufern auf. Das Wasser, die Verbindung mit der Natur löst Sperrungen, die sich einem offenen zwischenmenschlichen Verhalten entgegensetzen.

Zwei meiner Schüler machten gute Erfahrungen, indem sie mit Jugendlichen kleine *Autofahrten* durchführten und sie auf diese Weise aus ihrer erst misstrauischen Verschlossenheit hervorholten und allmählich zum freien Sprechen bewogen.

Um besonders die »Anfangsschwierigkeiten« zu überwinden, ist es vorteilhaft, von etwas *Aktuellem* auszugehen.

Ganz besonders heikel ist die Behandlung von *Verwahrlosten* und solchen Halbwüchsigen, die etwas auf dem Kerbholz haben *(jugendliche Kri-*

minelle, »Halbstarke«), besonders dann, wenn sie von Behörden zur Kurierung geschickt wurden. Sie identifizieren den Behandler von vornherein mit der behördlichen Autorität, betrachten ihn als »feindselige Macht«, wollen sich darum vor ihm schützen und nicht in ihre Karten schauen lassen. Meist sind sie in reduziertem Maß bindungs-(übertragungs)fähig, weil sie schon als Säuglinge *beziehungslos* gemacht wurden: Sie waren unerwünscht oder »aufgezwungene Zufallskinder« und entbehrten der herzlichen, innigen Zuwendung ihrer Mütter. Oder die Säuglinge hatten aus anderen Gründen keine Gelegenheit, auch nicht Zeit genug, um tiefere Objektbeziehungen zu ihren Müttern aufzurichten (Bernfeld, 1921; Spitz, 1957), weil diese auswärts berufstätig und »nicht da« waren – die Säuglinge führten das Leben von »Schlüssel-Kindern«, kapselten sich innerlich ab, blieben Vereinsamte; ihre Liebesfähigkeit, Bindungsfähigkeit blieben rudimentär und ebenso ihre Gewissensbildung (Zulliger, 1953).

Was ein jugendlicher Verwahrloster oder Krimineller vor allem anderen nötig hat, ist, dass man ihn »annimmt«, er braucht ungeheuer viel Geduld, menschliche »Begegnung«. Wegen Rückfällen darf man an ihnen nicht verzweifeln. Man darf sich auf die Tatsache stützen, dass in jedem Menschen, selbst wenn sie sich nicht zeigt und sie vollständig verschüttet und unentwickelt erscheint, Liebesfähigkeit immanent vorhanden ist.

Verwahrloste und jugendliche Kriminelle bringt man durch unentwegte Hoffnung, durch Verständnis und Güte schließlich dazu, den Behandler als Führer anzuerkennen, zu akzeptieren, ihn zu lieben und sich mit ihm zu identifizieren, ihn und seine moralischen Forderungen zu introjizieren (Aichhorn, 1925). – Was in ihrer Frühzeit ungeschehen blieb, muss nachgeholt werden.

Immer gilt es, irgendetwas herauszufinden, womit man Patienten im Jugendlichenalter interessieren, ihr Zutrauen erwecken und sie dazu veranlassen kann, sich zu äußern, das Geäußerte mit Diskussionen zu erörtern, zu bearbeiten und auf diese Weise immer tiefer vorzudringen ins Unbewusste der Halbwüchsigen.

Dies bedingt in Bezug auf den Psychagogen und Jugendlichenpsychotherapeuten eine große Wendigkeit und Lebhaftigkeit des Geistes neben seiner exakten psychologischen und heilerzieherischen, der wissenschaftlichen Ausbildung. Der Jugendlichenpsychotherapeut muss ein vielseitig begabter Mensch sein, er kann nicht nach bestimmten, alleinseligmachenden Regeln und Rezepten arbeiten, muss eine bedeutende Einfühlungsfähigkeit, Erfindungsreichtum, handwerkliches Geschick und manches andere besitzen, und gewiss hat dies nicht ein jeder, auch wenn er sich für die »Spieltherapie« (zur Behandlung der Kinder bis zu zehn und zwölf Jahren) oder »Erwachsenentherapie« durchaus eignet.

9 Eine Lernstörung wird beseitigt

Eine »Spaziergang«-Behandlung

1

Der annähernd zwölf Jahre alte Roland A. wurde zum Berater geführt, weil Gefahr bestand, er könne das in einem Jahr fällige Examen in die Mittelschule (Progymnasium) nicht bestehen. Der Bub verfüge zweifellos über vollauf genügende Intelligenz, versicherte sein Lehrer; aber Roland sei *»oft nicht bei der Sache«*, er *»passe nicht auf«*, »träume«, sei *»abwesend«*. Es fehle ihm die *Konzentrationsfähigkeit.* Rufe man ihn während solcher Zustände auf, erschrecke Roland wie ein Ertappter, sein Gesicht röte sich, der Knabe sei offensichtlich verlegen. Es sehe so aus, *»als ob er eben von einem Schläfchen aufgeweckt«* worden sei. Tatsächlich habe Roland keine Ahnung davon, was im Unterricht eben vorgegangen, und dann stottere er irgendetwas, dass seine Mitschüler lachen müssten, weil es gar nicht in den Zusammenhang des Unterrichts hineinpasse. Jedermann merke, Roland müsse mit seinem Geist ganz anderswo gewesen sein.

Roland A. stammt aus gutem Hause. Sein Vater ist Großkaufmann, zahlreichem Personal vorgesetzt, das ihn um seiner Gerechtigkeit willen hoch schätzt, obwohl er viel verlangt. Er tut dies jedoch auch sich selber gegenüber, geht mit gutem Beispiel voran. Herr A. ist großgewachsen, von athletischem Habitus, streng und zugleich gütig, und sein Betrieb führt ihn recht oft in andere Länder und nach Übersee. Er hat sich einst einen akademischen Grad erworben. Ein solcher eignet auch seiner Frau, die eine wirklich gute Hausmutter ist und ihren Beruf bei der Heirat aufgegeben hat. Das Eheleben ist glücklich, das Haus der Familie A. tatsächlich ein »Heim«. Ihm fehlt allerdings oft der Vater.

Roland ist erstes Kind neben einem neunjährigen Schwesterchen und einem vierjährigen Brüderchen. Körperlich gleicht er dem Vater; er sieht gut aus, war nie krank, und es besteht keinerlei hereditäre Belastung. Einige Wochen bevor man den Knaben zur Beratung brachte, hat ihn der Hausarzt genau untersucht und nichts Verdächtiges gefunden. Er betrachtete das »Schlafen« des Buben als Faulheit, sprach Roland mit tadelnden Worten zu – was ebenso wenig fruchtete wie der Tadel des Lehrers und der besorgten Eltern.

Der Hausarzt riet zu Strafen. Man solle dem Buben die Nachspeisen verweigern und ihn in seiner Freiheit beschränken; auch möge man es mit Nachhilfestunden versuchen. Rolands Zustand blieb aber, wie er gewesen, und es war der Nachhilfelehrer, der den Eltern empfahl, ihren Sohn einem Psychologen zuzuführen.

In meiner Praxis ist es mir mehrmals begegnet, dass Kinder, die in der Schule »träumten«, verkappte Epileptiker waren. Ihr »Träumen« entsprach kleinen, ein paar Sekunden währenden epileptischen Absenzen, dem »petit mal« ohne Umfallen, Zungenbiss, Schäumen des Mundes, Zuckungen, Harnlassen und dergleichen. Gewiss hatte ich oft auch andere »Träumer« gesehen. Aber durch die Erfahrung gewitzigt, hielt ich als im Bereich der Möglichkeit, dass vielleicht auch Rolands »Abwesendsein« epileptisch sein könnte. Dieser Verdacht bedeutet keine Misstrauensäußerung gegenüber dem Hausarzt. Er ist Internist, und Internisten haben manchmal nur eine ungenügende psychologische und psychiatrische Ausbildung hinter sich – sie sind auf psychologische Tatbestände nicht spezialisiert; dagegen stößt der Erziehungsberater in seiner Eigenschaft als Psychologe nicht so gar selten auf Erscheinungen, die in ihm den Verdacht auf psychopathologische oder gar rein endogene Veränderungen erwecken; er muss in Erwägung ziehen, dass solche vorhanden sein *könnten*. Verstärkt sich sein Verdacht, dann ist es seine Pflicht, den kleinen Patienten einem Spezialisten zu überantworten.

Unter was für Umständen verstärkt sich sein Verdacht? Dann, wenn seine Voruntersuchung dazu beiträgt. Der Psychologe verfügt heute über technische Hilfsmittel, um sich in relativ kurzer Zeit ein Bild über die psychische Struktur eines Menschen zu machen. Ich denke an gewisse Tests.

Auf Tests soll man nicht schwören. Es ist Irrtum, zu glauben, sie seien »alles«. Aber wenn sie imstande sind, einer eventuellen Fehlbehandlung zu steuern, dann sind sie wertvoll genug, um ihre Verwendung zu rechtfertigen.

Konkreter gesagt: Ich benutze die Tests, um mich als medizinischer *Laie* davor zu schützen – und um einen kleinen Patienten davor zu schützen –, eine psychotherapeutische Kur zu beginnen, die darum nicht angezeigt sein könnte, weil der Patient eine ganz andere Behandlung nötig hat, für die der Psychologe nicht zuständig ist. – Wenn Roland, nehmen wir dies an, ein Epileptiker ist, muss er nicht von mir, sondern von einem ärztlichen Fachmann betreut werden.

Mit Roland führte ich zunächst den Tafeln-Z-Test[1] durch. Die Ergebnisse waren die eines Knaben mit einer Intelligenzanlage von oberem Durchschnitt, und es zeigte sich kein einziges Anzeichen in Bezug auf epileptische oder andere psychotische Veränderungen. Auffallend waren nur eine kräftige Introversionstendenz und verhinderte aggressive Strebungen gegenüber den Eltern, ferner Überreste phobischer Ängste. Auch schien der Bub scheu, vorsichtig, misstrauisch und selbstmisstrauisch zu sein. Man entdeckte weiter, dass Roland (vielleicht ein wenig verfrüht) bereits im Beginn der Pubertät stehen musste, sich jedenfalls stark für sexuelle Dinge interessierte – und zwar in einer Art, wie es für Pubertierende charakteristisch ist[2] –, und dass er seine psychischen Konflikte sowohl in zwangsneurotischer Art verarbeitete als auch durch hysterische Konversionssymptome äußern konnte, obwohl man ihn nicht eigentlich als einen »Neurotiker« bezeichnen durfte. Das »Krankhafte« an ihm war eher nur eine Art mentaler Entwicklungshemmung[3].

Ich gab also den Eltern entsprechenden Bescheid und schlug vor, den Knaben in heilerzieherische Behandlung zu geben. Sie wünschten, dass ich sie selber übernehme, und wir verabredeten die Zeiten.

2

An dem Nachmittag, da Roland zu mir kommen sollte, rief mich die Mutter des Knaben an. Der Bub sei plötzlich krank geworden, es sei ihm übel und er habe leichtes Fieber. Sie nahm diese Erscheinungen nicht ernst

1 Es handelt sich um einen verkürzten Formdeuttest mit drei Tafeln. Er ist auf den Rorschach- und Behn-Rorschach-Test geeicht und gibt meist in sehr kurzer Zeit verblüffende Resultate (Zulliger, 1954).

2 Roland produzierte Anatomiedeutungen, die verkappte Sexualdeutungen waren.

3 Diese psychologische Diagnose wurde durch den nachträglich durchgeführten Farbpyramidentest (Heiss & Hiltmann, 1951) so stark bestätigt, dass es mir unnötig erschien, die »Test-Batterie« zu erweitern. Grundsätzlich – dies sei nebenbei bemerkt – mache ich mit Versuchspersonen *nie nur einen einzigen* Test, vielmehr mehrere und verschiedenartige, die sich gegenseitig kontrollieren, ergänzen. Mir scheint unstatthaft zu sein, einen Menschen zu beurteilen, mit dem man nur einen einzigen Test durchgeführt hat. Denn selbst dann, wenn man sehr weitgehend in einen Test eingeführt ist und lange Erfahrung damit gewonnen hat, könnte man sich irren. Das Benutzen mehrerer Tests verkleinert diese Gefahr. Wenn jedoch zwei in ihrer Art völlig verschiedene Tests wie der Tafeln-Z-Test und der Farbpyramidentest in ihren Resultaten völlig miteinander übereinstimmen, dann darf man unter Umständen, wie bei dem 12-jährigen Roland, gestützt auf den Befund, etwas aussagen und Räte erteilen.

und fragte, ob sie Roland trotzdem zu mir bringen solle, sie hätte den Eindruck, er wolle nur der Begegnung ausweichen. Die Frau drängte darauf, ihren Sohn zu mir zu fahren. Ich riet, ihn ins Bett zu stecken und zu warten. Ich lasse den Buben freundlich grüßen und ihm gute Besserung wünschen und erwarte ihn eine Woche später.

Die Mutter hatte feinfühlig erraten, was der Grund des Missbefindens ihres Sohns war, und auch ich konnte merken, wie es um Roland stand. Durch meinen Ratschlag wollte ich seinen Widerstand lockern, indem ich ihm Zeit gewährte, sich mit dem Gedanken abzufinden, zu mir kommen zu müssen. Dass Roland dermaßen Widerstand machte, konnte aus dem Z-Test erwartet werden und bewies, die Behandlung habe bereits »angesetzt« und die Prognose sei günstig. Denn der Fieberanfall zeigte, wenngleich auf »negative« Art und als Flucht- und Ausweicharrangement des Unbewussten, das psychische Mitgehen Rolands. Ich wusste außerdem – der Knabe zeigte es mir durch sein Verhalten –, die Anfangsphase werde heikel sein und ich müsse verstärkte Vorsicht walten lassen. Nach Verstreichen der Woche läutete die Mutter erneut an. Roland sei bereit, zu mir zu kommen; aber er habe sich erkundigt, was ich wohl mit ihm tun werde, ob ich ihm neuerdings »so Klecksbilder« vorlege, dies wäre für ihn langweilig. Ich riet, den Buben zu beruhigen, die Sache mit den Klecksbildern sei vorbei und würde nicht wiederholt, ich hätte im Sinne, mit Roland nichts Weiteres zu machen als einen zweistündigen Spaziergang.

Ich hatte mir vorgenommen, zuerst gar nicht darauf auszugehen, in psychoanalytischem Sinne etwas aus dem Knaben herauszukriegen, Material zu sammeln usw. – ich wollte mich mit Roland anfreunden, warten und nochmals warten, bis er mir voll vertraue. Ergäbe sich dabei während des ungezwungenen Plauderns »Material« – umso besser. Aber den Knaben durch »gezielte« Gespräche oder Assoziierenlassen auf der Couch hierzu zu drängen, das wollte ich nicht tun.

Wir spazierten durch Dörfer und Wälder. Ich machte den Buben auf allerhand, was sich dem Auge gerade bot, aufmerksam und beobachtete ihn. Er war zuerst sehr verschlossen, und die Unterhaltung ging hauptsächlich von mir aus. Ich konnte ab und zu feststellen, wie sehr Roland »nicht bei der Sache« war – wie sein Blick verschwamm – wie sich der Bub auf irgendetwas anderes konzentrierte – wie ich ihn fortwährend störte mit meinen Bemerkungen und wie sein Verhalten dem eines »Zerstreuten« glich, der scheinbar nur sprunghaft denken konnte.

Unterwegs kaufte ich ihm und mir ein Brötchen und eine Tafel Schokolade, als ob dies ganz selbstverständlich wäre (ich wollte dadurch bei dem

Buben den Eindruck des »guten«, des »mütterlichen« Vaters erwecken). Beim Plaudern vermied ich es, burschikose Ausdrücke zu verwenden, so wie es Heilerzieher, Psychagogen und Kinderpsychotherapeuten ab und zu tun, weil sie glauben, auf solche Art die psychische Distanz zwischen ihnen und den kindlichen Patienten vermindern zu können und Scheu, Befangenheit-Angst usw. auszuschalten. Sich auf diese Weise an ein Kind heranzupirschen, mag mitunter geraten und nützlich sein. Ich tue es grundsätzlich nie. Denn mir scheint, selbst Kinder würden es merken, wenn man sich irgendwie »aufspielt«. Bei Roland jedenfalls wäre solches Verhalten verfehlt gewesen. Ich wusste ja aus den Tests, dass er seine Aggression verdrängte und dass er gescheit war. Er hätte die *Absicht* erraten, und da aus seiner Aggression Misstrauen gegen außen (und innen) geworden war, wäre ich ihm verdächtig und blöd vorgekommen.

Darum gab ich mich völlig natürlich so wie ein älterer Freund.

Allmählich – etwa nach einem halben Dutzend gemeinsamer Spaziergänge – zeigte sich Roland weniger scheu, vorsichtig und misstrauisch. Er nahm mehr als vorher an der Unterhaltung aktiv teil und antwortete nicht mehr nur mit Ja und Nein; er beteiligte sich interessierter und lebhafter, fing gar an, zu fragen.

Es kam nun eine Schwierigkeit vonseiten der Eltern. Sie konnten nicht recht verstehen, dass ich mit Roland »nur spazierte« und dass sie mich für dieses Vergnügen honorieren mussten. Wohl sagten sie mir ihr Missfallen nicht offen ins Gesicht heraus. Aber sie fragten, ob andere Erziehungsberater, Psychagogen usw. auch Spaziergänge zu Heilzwecken unternähmen, und sie verhielten sich so wie jemand, der gute Miene zum bösen Spiel macht; je mehr Roland drängte, zu mir gebracht zu werden, desto verdächtiger mochte ihnen meine »Arbeit« vorkommen. Ich bat die Mutter um Geduld, um »plein pouvoir« [i. e. freie Hand], und erklärte, ich müsse auf meine Art an Roland herankommen, unbekümmert darum, dass andere Erziehungshelfer oder Psychotherapeuten andere Methoden verwendeten.

Nochmals nahm ich mir vor, mich nicht vom Helferehrgeiz und von dem narzisstischen Verlangen, möglichst bald einen Erfolg buchen zu können, vom eingeschlagenen Weg abbringen zu lassen, und auch nicht darum, um bei den Eltern einen besseren Eindruck von mir zu erwecken.

Wenn du ein Kind in Behandlung nimmst, so sagte ich mir, ist nicht die Hauptsache, dass du gewissen Regeln folgst, die man in der Praxis als »klassische« bezeichnet. Deine Aufgabe ist auch nicht, die Arbeit nach ganz bestimmten theoretischen Prinzipien und Gesichtspunkten auszurichten. Du musst danach trachten, dich selber in deiner Arbeit und im engen Zusammenhang mit dem, was du über deinen Patienten weißt, zu gestalten – du musst das tun, was *dir* liegt, geführt vom Moment, von der Situation – und vor allem anderen: Du sollst dem Patienten *helfen*. Du bist selber analysiert, hast deine Selbstprüfung ziemlich weit vorangetrieben, du bist auch relativ weitgehend über dein eigenes Unbewusstes orientiert und kannst nicht aus deiner Haut heraus – also tue, was du tun kannst, innerhalb deiner Haut. Vertrau dir und vertraue auch ein wenig deinem Stern, deinem Wesen. Denn, was einer tut, das tut er am besten dann, wenn er sich in seiner Ganzheit und Besonderheit einsetzt, »wurst« um alle Theorien, Richtlinien, Vorschriften usw. und gleichgültig, was andere unternehmen. Ganz zuletzt kann niemand *fremden* Mustern folgen: »Eines schickt sich nicht für alle! Sehe jeder, wie er's treibe …« [Goethe, Beginn der 2. Strophe von *Beherzigung*, 1777].

Es ist gefährlich, dies zu überlegen.[4] Denn damit könnte man jüngere Leute dazu verleiten, »wild« zu arbeiten. Aber ich habe ja erklärt, dass gewisse Bedingungen zu erfüllen sind, bevor einer »aus sich heraus« arbeiten darf; es ist ihm nicht erlaubt, ehe das Wissen ihm in Fleisch und Blut übergegangen ist und er weitgehende Erfahrungen gesammelt hat. Erst unter diesen Voraussetzungen kann er es wagen, souveräner vorzugehen. Anders gesagt: Sein Wissen darf nicht nur in der intellektuellen Schicht seinen Sitz haben, sonst besitzt er es nur oberflächlich, und es ist mehr nur eine Angelegenheit des Gedächtnisses, statt dass es ihn wie ein Sauerteig durchdringt und er es in genügendem Maß assimiliert hat.

Bin ich nun abgeschweift? Nein, denn eine psychotherapeutische Behandlung, gleichviel mit welchen Techniken sie durchgeführt werde, ist eine Auseinandersetzung zwischen zwei Menschen, zuletzt eine zwischen zwei Unbewussten. Darum rechtfertigt es sich, die Position des Behandelnden bei der Schilderung eines Falls auch zu skizzieren, und ohne das, was ich eben äußerte, könnte man nicht verstehen, was ich weiter mit Roland vornahm und was sich daraus ergab.

Wir kamen auf einer unserer Wanderungen – nicht ganz zufällig – zu einer Sandsteinhöhle. Diese war einst von einem Baumeister ausgehoben worden; er wollte wissen, ob die tieferliegenden Gesteinsschichten sich zum Abbau eigneten, ob er Baumaterial gewinnen könne. Die Höhle, halb

4 Dass ich ganz andere Techniken als die, welche ich bei Roland anwendete, auch kenne und benutze, habe ich oft dargelegt (Zulliger, 1952).

zerfallen, geht ungefähr 50 Meter weit in den Berghang hinein. Ich reichte Roland ein Kerzenstümpfchen und fragte ihn, ob er damit vorangehen wolle in die Höhle, ich würde ihm auf einen Schritt Abstand folgen, oder ob ich mit dem Lichtlein vorangehen solle. Der Bub anerbot sich, ganz allein hineinzugehen.

»Und wenn du Fledermäuse in den Gesteinsspalten hängen siehst?« Er fürchte sich nicht, behauptete Roland und trat in das dunkle Loch hinein, kam dann wie ein Held zurück. »Ich habe überall herumgeleuchtet«, sagte er bedauernd, »aber keine Fledermaus angetroffen.« Dann fügte er bei, sein Schwesterchen würde sich gefürchtet haben, und hierauf ergab es sich von selbst, dass er mir von allen seinen früheren und von den noch bestehenden phobischen Ängsten erzählte.

Hätte ich ihm *deuten* sollen, was unbewusst geschehen war? Was für einen Bezug der Eintritt in die Höhle für seine »archetypische« Fantasietätigkeit hatte und wie anderenteils sein Ich bereichert wurde durch das Meistern einer Angstprobe? Ich hielt dies alles für unnötig. Es genügte, wenn *ich* es wusste. Lieber nützte ich die Situation aus, um von des Buben akuten Ängsten etwas zu erfahren und sie mit ihm bearbeiten zu können. Dass er mir – unmittelbar nachher – von Geburtsträumen sprach, gehörte ins Bild. Auch, dass er dann noch mehrfach begehrte, die Höhle aufzusuchen, um sich zu überzeugen, es seien keine Fledermäuse und niemand darin, war nicht verwunderlich, umso mehr, als er geträumt hatte, er sei in einem engen, dunklen, feuchten Gang gewesen und ein kleines Tier – »oder deren *zwei*« – hätten ihm den Weg versperren wollen. Er habe sich mit Fäusten und Füßen gegen sie gewehrt. (Ich machte ihn nicht darauf aufmerksam, dass er zwei Geschwister habe ...)

Dann meldete mir die Mutter, Roland sei auf einmal – auffallend – mit seinen beiden Geschwistern verträglicher, und auch aus der Schule seien bessere Berichte gekommen.

Roland fantasierte dann von Höhlen: wie sehr er *neugierig* sei, was drinnen ist oder sein könnte – »vielleicht Drachen, Ratten oder anderes Ungeziefer«. Was Ungeziefer bedeutet, wissen wir aus Freuds Traumlehre.

Roland wolle Höhlen, die in der Nähe seines Wohnorts lagen, genau gleich aufsuchen, wie er es mit der »Teufelsküche« getan (so heißt die erwähnte Sandsteinhöhle). Es ist leicht zu erraten, was der Bub mit seinen Höhlenbesuchen abreagieren wollte.

Mehr und mehr fing er an, über den Vater zu rätseln. »Wer ist überhaupt dieser Vater?«, rief der Bub einmal erregt aus. »Fast nie ist er zu Hause, und man sieht ihn mehr nur während der Ferien. Dann ist man in Zermatt, im Engadin, Tessin oder anderswo in einem Hotel und muss ›repräsentieren‹, wie die Eltern dann sagen – den Braven spielen, artig, ruhig sein! Und alle tun pomadig! Und der Vater ist so vornehm und erhaben – so für sich!«

Auf einer unserer Streifereien kamen wir dann an einem Schießplatz vorüber. Roland, der tatsächlich viel weniger als früher »abwesend« war, besser als einst »in der Realität« stand und plötzlich eine starke *naturkundliche Wissbegier* an den Tag legte, erzählte: Er sei brennend neugierig darauf, wie seines Vaters Dienstkarabiner und Offizierspistole aussähen. Der Vater aber habe ihm untersagt, diese Gegenstände zu berühren, ja, er verberge sie vor seinem Sohne. Die Pistole stecke in einem Lederetui, und es sei verboten, dieses zu öffnen.

Rolands Worte tönten halb scheu und von Respekt erfüllt, halb trotzig. Der Bub fand, er sei jetzt doch gewiss »groß genug«, um die erwähnten Waffen kennenzulernen – er könnte sie reinigen, damit es nicht der Vater zu tun brauche –, und vielleicht könnte er auch damit schießen; anderenteils galt ihm das väterliche Verbot wie ein Tabu.

In diesem Augenblick dachte ich nicht »analytisch«. Ich erinnerte mich nicht daran, dass eine Schießwaffe ein Ding sei, mit dem man Aug und Hand fürs Vaterland üben, sein Vergnügen an Schützenfesten haben und das man beim Scheibenschießen benutzen könne und dass – ferner – mitunter ein Gewehr, eine Pistole nebenbei auch noch eine sexualsymbolische Bedeutung habe. Vielmehr fühlte ich mich spontan in den Buben ein, identifizierte mich wahrscheinlich mit ihm und ging mit ihm heim in meine Wohnung, holte meine eigene Offizierspistole hervor, zerlegte sie vor dem Knaben und setzte sie wieder zusammen. Dann gab ich sie ihm in die Hand, dass er dasselbe tue. Er ergriff sie ohne Bedenken, manipulierte damit, als hätte er es schon oft getan, und ich rühmte seine Handgeschicklichkeit. Während ich sprach, streichelte er mit verlorenem Blick den Pistolenlauf, dann fasste er den Griff fest, spannte den Verschluss und drückte ab.

Nachher zeigte ich ihm mein Kleinkalibergewehr, und ich fragte mich, ob ich mit Roland ein kleines Wettschießen veranstalten sollte. Ich tat es nicht, weil ich das Gefühl hatte, dies käme einer Verführung gleich: Der Bub könnte nachher zu Hause usw. eigenmächtig schießen wollen. Den Wunsch, dies zu tun, hatte er ja geäußert.

Etwas anderes aber tat ich. Wiederum auf einem Spaziergang begriffen, entdeckten wir in einer Abfallgrube leere Flaschen (die ich zuvor dorthin gelegt hatte). Wir holten sie heraus, und im nahen Wald stellten wir eine nach der anderen auf einen Baumstrunk. Dann maßen wir 40 Schritte ab – Tells Strecke – und warfen mit Kieselsteinen nach den Flaschen. Dabei ließ ich Roland als Sieger hervorgehen. Er traf drei, ich nur zwei von den Flaschen. Seine Genugtuung strahlte ihm aus dem ganzen Bubengesicht. Er frohlockte.

Hierauf kam von der Mutter Bericht, sie habe zufällig den Lehrer angetroffen, und dieser habe ihr mitgeteilt, Roland träume nicht mehr und sei »wie umgewandelt«. Und auch mit Rolands Einstellung zu den Geschwistern sei es anders geworden. Der Ältere, ehedem nervös und eifersüchtig, nehme jetzt vielmehr eine gönnerhafte oder ritterliche Position ein. Die Mutter betrachte ihren Sohn als geheilt.

Ich gab zur Antwort, ich traue dem »Landfrieden« nur halb und könne die Arbeit mit Roland noch nicht abbrechen. Denn ich fragte mich, ob die Aufhebung des väterlichen Tabus genügen würde, um das »Träumen« gänzlich und dauernd zu beseitigen.

Es war sechs Monate nach Behandlungsbeginn bei wöchentlich zweistündiger Arbeitszeit, wobei wir, außer bei der allerersten Sitzung, nur ein einziges Mal, weil es regnete, in der Stube geblieben waren und mit Farbstiften Bildergeschichten gezeichnet hatten.

Auf einer neuerlichen Wanderung – und im Verein mit Schwesterchen und kleinerem Bruder (ich wollte mich davon überzeugen, wie das gegenseitige Verhältnis sei) – kamen wir an einem Flugplatz vorüber. Ich wusste, dass in den Hangars Militärflugzeuge überholt wurden. Wir traten heran, und der Chef der Mechanikerequipe gestattete uns, in eine der Werkstätten zu treten. Dort schafften seine Leute gerade an einer Flugmaschine, deren Rumpfhülle abgenommen worden war. Man sah ins Innere, in die Kabine, ins Triebwerk, man erblickte die kleine Kanone und das Maschinengewehr auf der einen und den Fotoapparat (Beobachterflugzeug) auf der anderen Seite. Die Kinder, hauptsächlich Roland, interessierten sich höchlich und wollten nicht aufhören mit allerlei Fragen, welche die Arbeiter oder der belustigte Chef oder ich beantworteten. Auf dem Heimweg spielten sie *gemeinsam gegen mich* Fußball mit abgefallenem Obst, das auf der einsamen Straße lag …

Und nachher wusste ich, dass ich die Behandlung abbrechen durfte – dass der Bub in Ordnung war. Er kam hierauf nur noch ab und zu zur Kontrolle. Die Fortschritte in der Schule hielten an, von »Träumerei« wurde nichts mehr beobachtet, und drei Monate später bestand Roland sein Examen ins Progymnasium.

Erst nachher, etwa ein Jahr nach Abbruch der Behandlung und nachdem Rolands Stimme vollständig gebrochen war, wurde er auf eigenes Verlangen hin sexuell aufgeklärt. Er war zur Kontrolle gekommen, und wir begaben uns in gewohnter Weise auf einen Spaziergang. Auf einmal hörten wir Rehböcke röhren. Roland wusste nicht, woher die Laute kamen, was sie bedeuteten, erkundigte sich darüber, und von hier aus vollzog sich die Aufklärung. Roland hatte von der Gasse her allerhand gewusst oder halb gewusst und war froh, nun sachliche Auskunft zu erhalten.

Vielleicht wäre das Verlangen nach realitätsgerechter Aufklärung nicht entstanden – würde sich mindestens nicht ans Tageslicht gewagt haben –, hätte die vorangegangene Behandlung nicht stattgefunden.

3

Im Augenblick, da ich mich spontan entschloss, dem Knaben meine Offizierspistole zu zeigen und sie ihm in die Hand zu geben, hatte ich mir, wie gesagt, nicht erst lange überlegt, ob dies tiefenpsychologisch richtig sei oder nicht. Ich tat es nachträglich und merkte, dass es das einzig Richtige war, was damals getan werden musste. Aus dieser Einsicht veranstaltete ich hierauf das Wettschießen auf die Flaschen und den Besuch des Flugzeughangars.

Es begann also mit der Pistole – und dass ich Roland sie vorwies, geschah aus einer gegenseitigen Verständigung unter unseren beiden Unbewussten.

Es handelte sich nicht nur darum, dem Knaben im Symbol ein Stück Sexualaufklärung zu geben, ihm die Handhabung der Waffe zu zeigen und ihm im Symbol sexuelle Betätigung zu erlauben, das Sexualtabu des Vaters aufzuheben, sondern auch darum, den Buben sich mit dem Vater identifizieren zu lassen, dadurch sein Ich zu stärken, seine Sexualangst zu vermindern und ihn damit realitätsgerechter zu machen. Es wurde ihm ermöglicht, einen Schritt in der Richtung der Erwachsenheit zu tun. Das »Geheimnis« des Vaters, der Eltern war deren sexuelle Funktion. Die Frage: »Wer ist überhaupt dieser Vater?«, lautete eigentlich: »Was tut dieser Vater mit der Mutter – was verbergen die Eltern vor mir –, gleich wie der Vater seine Waffen vor mir versteckt?«

Das Besondere an der Behandlung war, dass sie nicht im Behandlungszimmer und der fast völlig *begriffsmäßigen Arbeit mit Worten und Vorstel-*

lungen vorgenommen wurde, wie man dies gewöhnlich macht, sondern dass sie inmitten der *realen Dinge* geschah. Anderenteils hatten diese realen Dinge und das Manipulieren mit ihnen einen symbolischen Sinn, der von Roland ohne Weiteres in seinem Unbewussten erfasst wurde.

Es könnten nun weitschweifige Erörterungen darüber gepflogen werden, was für theoretische und arbeitstechnische Tatsachen sich aus der Heilungsgeschichte ergäben und wie sie tiefenpsychologisch einzuordnen und zu werten seien.

Man darf sich fragen, ob ein anderer Behandelnder die gleichen Resultate nicht auch auf anderem Weg hätte erreichen können – in ebenso relativ kurzer Zeit (total etwa 50 Stunden).

Mag sich ein jeder seine eigenen Gedanken über all dies machen – mir lag nur daran, etwas zur Kenntnis zu bringen, von dem mir scheint, es dürfte in vielerlei Beziehungen anregend sein.

Nur eines möchte ich festnageln. Wir sind immer und immer wieder versucht zu glauben, es sei etwas geklärt, wenn wir es einem Patienten *erklären, deuten.* Die Tatsache, dass sich *nach* den Deutungen – jedenfalls bei Kindern – oft nichts *bessert oder ändert,* mag uns beweisen, dass wir mit Erklärungen und Deutungen nur dann etwas erreichen, *wenn diese tiefer dringen als nur an die intellektuelle und damit an eine ziemlich oberflächenhafte Schicht des Seelischen.*

Insbesondere bei Kindern erreichen wir die tieferen psychischen Schichten in der Regel viel besser als mit Wortvorstellungen, *wenn wir uns des Symbolgehalts der Erscheinung stetsfort erinnern und nie vergessen, dass der junge Mensch alle seine sinnenhaften Wahrnehmungen viel beziehungsreicher erfasst als der Erwachsene:* dass für ihn eine Höhle, eine Pistole, ein Flugzeug usw. wohl eine Höhle, eine Pistole und ein Flugzeug, *zugleich* aber auch noch all das sind, was dem *kindhaft-magischen Denken* der Altersstufe entspricht.

Was war es, das Roland »abwesend« gemacht hat? Durch was für Bezirke wanderten seine Gedanken, wenn er in der Schule, statt aufzupassen und »bei der Sache« zu bleiben, »träumte«? Aus dem gesamten Material, aus erzählten Träumen, Einfällen dazu und anderen Mitteilungen und dem aktuellen Erleben und Leben ging unzweifelhaft hervor, dass der Bub sich innerlich von seinen Eltern, insbesondere vom Vater, alleingelassen fühlte, weil er, der Bub, ein gehorsames Kind war. Er gehorchte dem väterlichen Tabu, und insgeheim fantasierte und sann er daran herum, was dahinter für Geheimnisse verborgen lagen. Die fragende, misstrauische Einstellung des

Sohns dem Vater gegenüber strahlte auch auf sein Verhältnis zur Mutter aus.

»Wie sieht es in der Mutter aus – sind vielleicht noch mehr Kinder in der Mutter, was für Überraschungen warten mir noch vonseiten der Eltern?«, dies ungefähr waren, in die Sprache des Bewussten übersetzt, die Probleme, die Roland in seinen »Träumereien« verfolgte.

Seine Hauptfrage lautete, wie gesagt: »*Wer* ist dieser *Vater*, den man kaum je zu Hause sieht – *was* für eine Bedeutung hat er – was ist sein ›Geheimnis‹, um das ich nicht wissen darf?« Hierzu kamen die Ängste, hervorgerufen wegen des geheimen »Ungehorsams« (des fantasiemäßigen Brechens der väterlichen Gebote). Nicht umsonst streichelte er den Pistolenlauf. Was er mir damit verriet, dürfte klar sein.

Die Heilung Rolands kam deswegen zustande, weil er sich real mit all dem beschäftigen durfte – wenngleich nur im Symbol –, was ihn bedrängte, und weil ihn die gesamte Therapie auf dem Weg des Symbols in die Realität zurückzog. Die »Träume« wurden Wirklichkeit, und Roland konnte sich mit der Wirklichkeit auseinandersetzen.

Das vom Vater erteilte Verbot verhinderte jene von Freud gekennzeichnete Umwandlung der Sexualneugier in Wissenstrieb. Die durch den Berater bewirkte Aufhebung des väterlichen Tabus ermöglichte die hintangehaltene Sublimierung.

4

Ich wollte am »Fall Roland« nachweisen:

1. wie ein Kind, das bereits an der Schwelle der Pubertät steht, noch in infantilen Erlebens-, Auffassungs- und Denkkategorien »da-sein« kann und wie diese Art zu »leben« es unter Umständen mehr beeinflusst, über»nimmt«, beherrscht als das zugleich waltende logisch-rationale-realistische Denken;
2. dass das typisch Infantile, das Regressive wie eine Entwicklungshemmung sich auswirken kann;
3. dass wir, um diese zu beseitigen, uns auf die Stufe des infantilen Erlebens stellen müssen und vor allem die Behandlung nicht verintellektualisieren dürfen; dass also die *Begegnung mit dem Kind auf der Denkstufe des Kindes* zu geschehen hat und die Behandlungstechnik entsprechend einzurichten ist;

4. dass es deshalb für den Erziehungshelfer, den Psychagogen, den Kinderpsychotherapeuten unbedingt notwendig ist, die Denkstufe des Kindes zu kennen, sie in Erweiterung seiner Erlebnisfähigkeit wiederzugewinnen;
5. dass es unnötig, falsch und wahrscheinlich gefährlich ist, die unbewussten Inhalte der kindlichen Seele im Sinne der Erwachsenentherapie zu »deuten«, weil daraus nur ein intellektualistisches Spiel würde, das die maßgebenden affektiven Schichten gar nicht berührte;
6. dass es vor allem unangemessen ist, die prägenitale Sexualität des Kindes mit gleichen Augen und Maßstäben anzusehen wie diejenige der Erwachsenen, und
7. dass wohl in zahlreichen Fällen, wenn nicht immer, das Intellektuelle, die intellektuelle Leistungsfähigkeit insbesondere beim Kind eng verlötet ist mit dem gesamten mentalen Befinden – dass also, falls dieses in Unordnung geraten, auch der Intellekt in Mitleidenschaft gezogen wird.

[…]

10 Bemerkungen zur »Kontrollanalyse«

1

Wenn der angehende Psychoanalytiker oder Psychagoge seine Lehranalyse und die theoretische Ausbildung hinter sich hat, wird er ins praktische Arbeiten eingeführt. Gewöhnlich geschieht dies so, dass man ihm einen bis drei Patienten zuweist, von denen anzunehmen ist, dass ihre Behandlung nicht allzu schwer ist und denen man voraussichtlich eine günstige Prognose stellen kann. Der angehende Praktiker arbeitet unter Kontrolle, er vollzieht sogenannte *Kontrollanalysen*. Es bedeutet dies, dass er in bestimmten Zeitabschnitten, je nach drei bis sechs Stunden Arbeit an einem seiner »Fälle«, dem erfahrenen »Kontrollanalytiker« referiert, sich von ihm kritisieren und beraten lässt. Es wird dem »Lehrling« gezeigt, wo er Unterlassungsfehler begangen, wo er einen Tatbestand in seiner Bedeutung nicht gemerkt hat, man bespricht aus der Gesamtsituation sich ergebende prognostische Aussichten und technische Handgriffe usw., man lehrt und man lernt am konkreten Beispiel und Material.

Die Dauer der kontrollierten Tätigkeit eines Kandidaten währt durchschnittlich zwei Jahre, oft länger – so lange nämlich, bis man sichergeht, dass der Anwärter auf eigenen Beinen zu stehen vermag und als vollausgebildet erachtet werden darf. Nachdem der Kontrollanalysand zuerst leichtere Arbeiten durchgeführt hat, gibt man ihm auch schwerere in die Hand und beobachtet, wie er sich mit ihnen herumschlägt, sie löst und wo er unter Umständen anstößt und sich nicht selber zu helfen weiß. Darum dauert die Kontrollzeit dermaßen lange, und deshalb bedeutet sie ein wesentliches Stück der Ausbildung. Sie vermittelt dem Anwärter den letzten Schliff.

Es sind die Ausbildungsinstitute, welche den jeweiligen Kontrollanalytiker bestimmen, und in der Regel ist dieser nicht zugleich die gleiche Person wie der Lehranalytiker. Eine Personalunion Lehranalytiker-Kontrollanalytiker könnte den Nachteil einer etwas einseitigen Ausbildung haben. Um die Einseitigkeit auszuschalten, geschieht die letzte Phase der Ausbildung, die Kontrollanalyse, oft auch unter Aufsicht von mehr als nur einer einzigen Person; der Kontrollanalytiker wird nach einiger Zeit ausgewechselt, und jeder unter ihnen gibt das weiter, was er, gestützt auf seine langjährige praktische Erfahrung, weiß. Die Kunst solcher Weitervermittlung ist nicht jedermann zum Vornherein geschenkt. Anders gesagt: Nicht ein jeder gute, erfahrene Analytiker eignet sich zum Lehren und Nachziehen der Ausbildungskandidaten. Dies ist der Grund, warum die Ausbildungsleute vom Institut ausgesucht werden und ihre Wahl nicht dem Zufall überlassen wird.

Ich habe das Endstück der psychoanalytischen Ausbildung darum skizziert, um zu zeigen, welch bedeutendes Maß an Sorgfalt dafür verwendet wird. Sie ist darum nötig, weil der Ausbildungskandidat es nicht mit totem Material zu tun hat, wie etwa der Drechsler oder Schmied usw., sondern mit lebendigen Menschen. Wenn Drechsler oder Schmiede mit Holz und Eisen pfuschen, ist der Schaden relativ gering. Wenn jedoch jemand an einem lebendigen Menschen pfuscht, wäre dasselbe geschehen, wie wenn ein Chirurg einen falschen Schnitt machen würde, der das Leben eines Patienten gefährden könnte. Darum ist die peinlich sorgfältige und langdauernde Ausbildungszeit gerechtfertigt.

2

Darf ich nun aus meiner eigenen Erfahrung mit Kontrollanalysanden einige Bemerkungen vorlegen, die interessieren dürften? Ich möchte zeigen, wo und warum Ausbildungskandidaten bestimmte Fehler machen. Dabei muss ich konkrete Fälle vorlegen, um dann schließlich das Grundsätzliche daraus zu abstrahieren. Es handelt sich um Fälle, die vor etlichen Jahren passiert sind, und ich habe mir die Erlaubnis geben lassen, darüber referieren zu dürfen.

Fräulein A. hat ihre Studien so weit getrieben, dass man sie praktisch arbeiten lässt. Man hat sie an einer Erziehungsberatungsstelle angestellt, und sie beschäftigt sich mit Kindern im Alter von vier bis 15 Jahren. Darunter sind drei, die einer längeren Behandlung unterzogen werden müssen. Eines davon ist ein achtjähriges Mädchen mit Namen Monika. Es steht in Behandlung, weil es bettnässt und sich durch sehr passives und masochistisches Verhalten auffällig macht. Monika erhält pro Woche drei Behandlungsstunden durch die Ausbildungskandidatin, und diese kommt vierzehntäglich zur Kontrolle.

Bei der Achtjährigen wird »Spielanalyse« angewendet. Die Kleine kommt in einen Raum mit allem möglichen Spielmaterial und darf selber bestimmen, mit was sie spielen möchte, ob sie mit Lehm formen, mit Kasperlefiguren dramatisieren, mit Stiften zeichnen, mit Fingerfarben malen, mit Puppen, Eisenbahnen, Autos, Hammer und Beißzange, Hobel, Schere usw. spielen möchte. Es wird ihr auch vorgeschlagen, Geschichten zu erfinden und zu erzählen oder über einen Traum zu berichten.

Monika steht da, lässt die Schultern hängen und blickt hilflos, verwirrt, weiß nicht, was sie anfangen soll. Sie schweigt, obwohl sie aufgefordert wird, sich zu äußern, etwas zu sagen.

Und Fräulein A. weiß auch nicht, was sie machen soll. Sie beginnt zu fragen, und sie fragt Monika über Sachverhalte aus, die bereits während der Anamnese festgestellt worden sind. Der Verlauf der ersten Stunde ist gequält; zur zweiten Stunde erscheint Monika nicht, weil sie sich in der Zeit geirrt hat, und in den darauffolgenden vier Stunden verlangt sie, die Schulaufgaben zu machen. Fräulein A. muss ihr dabei helfen.

Sie weiß, dass Monika sie auf ein Nebengeleise geführt hat, und sucht Rat, wie sie sich verhalten solle. Sie habe dem Mädchen doch gewiss nichts oktroyieren dürfen, entschuldigt sie sich.

In manchen Fällen dürfte angezeigt sein, dass man ein Kind am Anfang vor eine Fülle von Spielmöglichkeiten stellt, so wie es bei Monika geschehen ist. Das Vorgehen von Fräulein A. ist nicht unbedingt und grundsätzlich falsch gewesen. Für Monika jedoch hat es sich nicht geeignet – und dies hätte die Ausbildungskandidatin, gestützt auf die Anamnese, wissen müssen.

Es wäre angezeigter gewesen, wenn Fräulein A. das Mädchen mitten in einem Spiel empfangen hätte. Kinder vom Typ Monikas darf man nicht vor eine Fülle von Spielmöglichkeiten stellen, vor einen *embarras de richesse* [i. e. Qual der Wahl]. Ich hätte Monika zu mir kommen lassen, etwa in dem Augenblick, da ich Puppen ankleidete, und ich hätte das Kind erst eine Weile zuschauen lassen, um es dann zu fragen, ob es mir helfen wolle. Auf diese Weise hätte ich die Behandlung gestartet und versucht, die Passive zu einer Handlung und zu einem Gespräch zu veranlassen.

Fräulein A. wurde der Rat gegeben, Monika bei der nächstfolgenden Behandlungsstunde entsprechend zu empfangen. Der Rat wurde befolgt, und siehe da: Monika half die Puppen pflegen, und es entwickelte sich aus dem Spiel eine Handlung, welche sehr deutlich – projektionsmäßig – den *Complexe d'abandon* [i. e. Angst vorm Verlassenwerden] des Mädchens illustrierte und seinen Wunsch, von der Mutter besser beachtet und betreut zu werden. Nachdem auf diese Weise das Eis gebrochen war, verlief die Spielanalyse normal. Das Mädchen kam nun gern in die Behandlungsstunde und verlangte nicht weiter, Schulaufgaben zu machen.

Wir fragen uns nun, weshalb Fräulein A. nicht selber eingefallen war, in jener Art einzugreifen, wie ihr vom Lehrenden dann geraten wurde. Fräulein A. war von der theoretischen Ausbildung her befangen. Sie klammerte sich allzu sehr an das, was sie vorher über Kinderbehandlung gehört hatte: dass man das Kind »frei spielen« lassen solle, dass man ihm die Initiative überlassen müsse, dass man ihm nichts aufdrängen solle.

Diese Regel darf man nicht in allen Fällen befolgen – besonders nicht bei solchen Kindern, die der eigenen Initiative entbehren. Bei ihnen muss die »Initiative« zuerst in Gang gesetzt werden – nicht durch wörtlichen Zuspruch, vielmehr durch Handeln.

Wir sehen, dass genossener theoretischer Unterricht die Beweglichkeit des eigenen Denkens und Handelns stören kann. Damit soll der theoretische Unterricht nicht etwa in seinem Wert herabgesetzt werden. Aber gerade dann, wenn man Kinder als Patienten zu betreuen hat, muss man gewandt und erfinderisch sein, um sich der jeweiligen psychischen Situation anpassen zu können.

Es ist eine gewisse Ängstlichkeit, welche Fräulein A. daran gehindert hat, ihre freien Assoziationen spielen zu lassen und das zu tun, was im Augenblick notwendig war. Sie klammerte sich allzu sehr an ihr Wissen, da ihr Blickfeld eingeengt war, ihre Einfälle darum nicht spielten. Sie hielt sich allzu sehr – und in bester Absicht, keinen Fehler zu begehen – ans Schema.

Man hält sich gern an Schemata, wenn man unsicher ist und die Sache »gut« machen möchte. Wer aber analysieren will, muss es wagen, sich aufs Glatteis zu begeben und nach eigenem Befinden darauf zu stehen und dafür zu sorgen, dass er nicht einbreche.

Wenn Psychoanalyse eine Auseinandersetzung zwischen dem Unbewussten des Analytikers und dem des Patienten bedeutet, muss sich der Analytiker auf sein Unbewusstes verlassen. Damit er richtig, »gesund« reagiere, hat er sich ja zuvor der Lehranalyse unterzogen.

Die Lehranalyse – ich habe nie gesehen, dass sie anders verlaufe als eine therapeutische Analyse, dass sie etwa den Analysanden weniger *an*greife, in seinem Persönlichkeitskerne *er*greife. Darum kann eine Lehranalyse unter Umständen dazu führen, den Kandidaten davon abzuhalten, später selber analysieren zu wollen, weil sie ihm zeigt, er eigne sich nicht hierzu.

Es ist ein häufig vorkommender Fehler angehender Kandidaten, dass sie sich »klassisch« verhalten wollen, wenn man sie in die Praxis hineinstellt – und dass sie aus diesem Bestreben Fehler begehen wie unser Fräulein A.

Eigentlich »klassisch« verhält sich der Analytiker nur dann, wenn er sich so einstellt, als wisse er überhaupt nichts, als hätte er noch keinerlei Erfahrung, als sei jeder Fall »erstmalig«: Er darf sich nicht von Erwartungsvorstellungen, die er auf dem Weg theoretischer Belehrung empfangen hat, die Einfügung verderben lassen – die Anpassungsfähigkeit an die aktuellen Situationen. Denn von hier aus muss er vorgehen. Es handelt sich nicht darum, dass der Analytiker darnach ausgeht, bei der Behandlung konkrete Beweisstücke für psychologische Theorien zu sammeln, sondern dass er dem Patienten helfe. Stimmt dann das, was er praktisch erarbeitet, mit den Theorien überein, umso besser. Aber er darf die Wirklichkeit nicht, bevor er sie recht erkundet hat, der theoretischen Erwartungsvorstellungen wegen umbiegen.

Wichtig sind immer der Augenblick und seine Verhältnisse und dass man diese klar erfasst, um sich entsprechend, »richtig« therapeutisch verhalten zu können, ohne irgendwelche Fesseln. Sonst scheitert die Behandlung. – Warum handelte Fräulein A. letzten Endes nicht souverän? Weil ihr eigener Vaterkomplex während ihrer Lehranalyse zu wenig genau bearbeitet worden war. Fräulein A. benahm sich wie eine gehorsame Tochter, die nur das tut, was der Vater befohlen hat. Die Theorie stand für sie anstelle des Vaters.

3

Eine andere Kontrollanalysandin berichtete über einen zehnjährigen Knaben, der nicht sprechen wollte und darum in Behandlung gegeben worden war. Sie hatte ihn zeichnen lassen. Er hatte eine »Geschichte in Bildern« verfertigt, eine Hasengeschichte. Das erste Bild zeigte ein einsames Hasenkind in einer Höhle unter einem Baum. Auf dem zweiten Bild sah man über der Höhle einen großen Hasen, angetan mit einer Schürze, der hinterm Baum hervorkam. Das dritte Bild: Der kleine Hase spritzte seinen Harnstrahl dem großen Hasen ins Gesicht, ins Maul. Auf dem vierten Bild lag der große Hase im Moos, tot.

Die Kontrollanalysandin hatte dem Knaben die Bildgeschichte gedeutet. Nachher hatte sich der Bub geweigert, weiter zu zeichnen. Er wollte einfach nicht mehr. Unter den Spielsachen im Behandlungsraum suchte er allerlei heraus und legte es wiederum hin, ohne damit ein rechtes Spiel anzufangen. Das Fräulein hatte den Eindruck, ihre Arbeit gehe nicht weiter.

»Ich habe Alfred (so hieß der Knabe) die Bildfolge gedeutet, um die Analyse vorwärtszutreiben!«, erklärte die Ausbildungskandidatin. Die Deutung hatte in der sechsten Behandlungsstunde stattgefunden.

»War nicht noch ein weiterer Grund dafür vorhanden?«, fragen wir. – »Ist der Grund, den Sie mir angeben, nicht nur eine Rationalisierung? Sie hätten doch gewiss die Analyse auch weitertreiben können, indem Sie Alfred hätten weiter zeichnen lassen. Die Deutung hatte nur des Buben Widerstand hervorgerufen – den Über-Ich-Widerstand. Er will sich nicht weiter mit Zeichnen verraten – sich nicht weiter von Ihnen überrumpeln lassen. Ihre Deutung hat ihn erschreckt!«

»Was könnte denn der andere Grund sein?«

»Nicht ich, Sie müssen es wissen. Aber – darf ich eine Vermutung aussprechen, über die Sie sich dann äußern können? Ist es nicht so, dass Sie sich von der Deutung etwas wie einen frühzeitigen Behandlungserfolg versprachen? Einen Teilerfolg: Sie wollten den Knaben dazu anhalten, sich weiter mit Zeichnungen, eventuell mit Worten, über seine Harnerotik zu äußern?«

»Ja, diese Absicht hatte ich auch. Ich sähe gern einen kleinen Erfolg!«

»Schon nach sechs Behandlungsstunden möchten Sie einen Erfolg sehen, deshalb benutzen Sie die Gelegenheit, etwas zu deuten, das Sie endlich deuten können, nachdem der Knabe vorher Zeichnungen herstellte, deren symbolischer Inhalt Ihnen nicht erfassbar war. Ist es so?«

»Ich glaube, Sie haben Recht!«

Anfänger sind fast regelmäßig ungeduldig. Sie überwachen sich selber zu wenig. Einen Teil ihres Narzissmus haben sie in ihren Beruf investiert. Sie möchten sich beweisen, dass sie etwas können und dass ihre Arbeit nicht umsonst sei. Bewusst ist ihnen dabei nur, dass sie dem Patienten helfen möchten. Und aus narzisstischen Gründen bereitet ihnen die Deutung unbewusster Inhalte Genugtuung – sie wollen damit glänzen, sowohl vor dem Patienten oder dessen Anhang als auch vor sich selber. Sie kontrollieren ihre eigenen affektiven Belange zu wenig. Oft überwachen sie die Gegenübertragung auch zu wenig.

Punkto Deuten: Es ist weniger vonnöten, dass der Patient, insbesondere wenn es sich um ein Kind handelt, etwas weiß. Der Analytiker muss etwas wissen, muss erkennen, was ihm in der Sprache des Unbewussten mitgeteilt worden ist – nicht der Patient, zum mindesten vorläufig noch nicht.

»Aber ich habe sechs lange Stunden zugewartet«, verteidigt sich das Fräulein.

»Sechs lange Stunden hat er, Alfred, allerlei Zeichnungen gemacht, über die ich mir einfach nichts denken konnte – Häuser, Wolken, Blumen, Landschaften und dergleichen. Dann kam die Hasengeschichte, wobei man unmittelbar die urethrale Aggressionsbereitschaft des Knaben erfassen konnte. Sie gilt seiner Mutter. Endlich sah man etwas, das einem Aufschluss gab über ein Problem oder einen Konflikt, der Alfred bewegt. Musste da von meiner Seite aus nicht etwas geschehen, um einen Tatbestand fest anzupacken?«

»Es kränkt Sie, wenn ich Ihnen mitteile, Sie hätten einen Fehler begangen. Sie *haben* aber einen solchen begangen, sonst hätte Ihre Deutung nicht die verheerende Wirkung in Bezug auf Ihre Arbeit gehabt, wie Sie sie schilderten. Es macht nichts aus, wenn Sie viele Behandlungsstunden verfließen lassen ohne Eingriff – es ist dies keinesfalls ›verlorene Zeit‹. Es darf Sie nicht verwirren, wenn Sie in den Spielen der Kinder oder in den Assoziationen eines erwachsenen Patienten zunächst den berühmten ›roten Faden‹ nicht sehen können – wenn Ihnen die Äußerungen Ihres Pflegebefohlenen wie Kraut und Rüben vorkommen. Es darf Sie dies in keinerlei Weise ängstigen. *Warten* müssen Sie lernen, und irgendwann wird Ihnen plötzlich durchsichtig, was Ihnen auf dem Weg der Assoziationen oder der kindlichen Spiele mitgeteilt worden ist.

Stellen Sie sich so ein, es handle sich zuallererst nur darum, einer günstigen Übertragung keine Hindernisse von Ihnen aus in den Weg zu stellen. Ein berndeutsches Sprichwort lautet: ›Es kommt alles in der Buttermilch!‹ [i. e. Am Ende wird der Schaden zum Vorschein kommen!] – Das gilt auch, es gilt ganz besonders für die Psychotherapie.

Im Allgemeinen ist es vorteilhafter, einem Kind überhaupt nichts zu deuten oder es erst dann und in einer speziellen Form zu tun, wenn etwas durch langwierige Bearbeitung so evident geworden ist, dass es auf der Hand liegt. Es ist dann ›bewusstseinsnah‹ geworden auch im Patienten. Und durch die vielseitige Bearbeitung ist die Angst in vielen kleinen Teilstücken abgetragen worden. Darum bricht die Deutung den Weitergang, den Weiterfluss nicht ab.

Ich teilte Ihnen mit, es sei vorteilhaft, Deutungen in besonderer Formulierung zu geben: Ich würde die Form einer Frage vorschlagen. ›Könnte nicht möglich sein, dass Du …‹ usw. Oft ist es besser, etwas nur anzudeuten, als bestimmt auszusagen. Dem Patienten wird dann die bestimmte Formulierung überlassen. *Er* ist es, der ›deutet‹, der sich selber erkennt. Wirft man ihm die Deutung an den Kopf, ist er vielleicht noch gar nicht imstande, sie akzeptieren zu können. Denn es fehlt noch der Abbau der Widerstände.

Die allererste Phase, sagte ich, sei das Herstellen einer Übertragung, welche ›trägt‹. Die nachfolgende Phase muss der Widerstandsanalyse gewidmet werden – und diese hört nie auf bis zum Schluss der Behandlung. Niemand kann die Widerstände auf einen Schlag beseitigen. Man muss sie gleichsam von allen Seiten her abzubröckeln versuchen.

Ich halte von der Deuterei bei Kindern nicht viel. Sie erfasst meist nur die intellektuelle Schicht des Patienten. Das Kind *›weiß‹* dann etwas, und möglicherweise macht ihm Spaß, was es weiß – möglicherweise jedoch auch nicht, so war es bei Alfred.

Aber Sie wünschen von mir keine Predigt, eher einen Rat, was Sie tun sollen. Ich kann Ihnen aber kein Rezept erteilen. Dahingegen könnten Sie, da Alfred Ihnen Andeutungen über seine Harnfantasien und damit über seine Urethralerotik gemacht hat, es auf andere Weise als mit Zeichnungen versuchen, den Knaben zu veranlassen, Ihnen weitere Auskünfte zu geben. Ich würde Folgendes probieren: Wenn Alfred wieder in die Behandlungsstunde kommt, würde ich mit Wasser und verschiedenen Krüglein oder geleerten Medizinfläschchen spielen. Ich würde dazu eine Geschichte erzählen. ›Da, der bauchige Krug oder das dicke Fläschchen ist die Mutter, der lange schmale Krug oder das entsprechend geformte Fläschchen ist der König, die kleinen Fläschchen sind die Kinder.‹ Ein Kind, mit Wasser gefüllt, ist umgefallen, und die Mutter steht in einem See usw. Vielleicht hilft Alfred bei einem solchen Spiel mit. Erteilen Sie ihm eine Rolle, vielleicht die der vom Wasser umgebenen ›Mutter‹, um auf diese Weise die Reinlichkeitsgewöhnung Alfreds zu erforschen – die einst an ihn gerichteten Gebote und Verbote. Möglicherweise gelingt es so, mit dem Knaben weiterzukommen – sicher ist es nicht. In diesem Fall müssen Sie ihm etwas anderes anbieten, indem Sie selber mit-*tun*, weniger mit-*reden*. Vielleicht steigt der Bub auf Fingerfarben ein. Versuchen Sie zuerst die Spiele mit den Krügen und Fläschchen, und dann können Sie mich anrufen und mir weiter berichten. Sie sind nun gewarnt: Hüten Sie sich fürderhin, zu deuten und ungeduldig nach einem ›Erfolg‹ zu haschen!«

4

Ein junger Kinderanalytiker, Ausbildungskandidat, hat schon seit längerer Zeit eine Elfjährige in Behandlung, die pseudodebil ist. Die Spielanalyse ist bislang gut verlaufen. Herr B. hat mit der kleinen Patientin aus Papiermaché Kasperlefiguren hergestellt – die üblichen –, und dabei wurde klar, dass das Mädchen, Irma C., an einer Aggressionshemmung leidet, die während einer allzu rigorosen Reinlichkeitsgewöhnung aufgerichtet worden ist. Als Irma als Dreijährige mit dem eigenen Kot spielte, wurde sie von ihrer Mutter unmenschlich verprügelt. Das Gleiche wiederholte sich später einmal, als die Mutter das Töchterchen bei Spielereien mit den Genitalien ertappte.

Die Kasperle-Prinzessin traf den Kasper, der von der Fee einen Zauberstab erhalten hatte. Die Fee hatte auch der Prinzessin einen solchen versprochen, aber irgendwo versteckt. Die Prinzessin sollte ihn suchen.

Dieses Spiel verrät, weshalb Irma mit ihren Genitalien spielte: Sie suchte das, was Buben besitzen und was den Mädchen fehlt. Die Mutter Irmas hatte aber »Frühreife« und »Onanie« vermutet und dafür ihre Kleine halbtot geprügelt – so viel ergab die Anamnese und die immer wieder von Zeit zu Zeit gepflogenen Besprechungen mit Frau C.

Nun machte Irma dem angehenden Kinderanalytiker den Vorschlag, alle Kasperlefiguren zu töten. Herr B. erzählt: »Mit einer fanatischen Wut tötete Irma die Fee. Sie warf sie auf den Boden und zertrampelte sie bis zur Unkenntlichkeit. Ich dachte mir, eine solchermaßen brutale Aggression wird hochgradige Schuldgefühle wachrufen. Ich erschrak selber über die unbändige Wut der kleinen Patientin und überlegte mir, ich dürfe der Aggression nicht dermaßen freien Spielraum lassen, denn die Behandlungsstunde rückte ihrem Ende zu, und es war zu erwarten, dass Irma ihre Aggression nach Hause und in die Schule brachte und dort austobte und dass zugleich die Schuldgefühle überstark wurden. Darum brach ich das Spiel ab und las Irma zur Beruhigung das Märchen vom gestiefelten Kater vor. Sie hört Märchen immer gern. Es gelang mir, das Kind wieder zu beruhigen, und dann entließ ich es!«

Warum hat Herr B. das Kind in Wirklichkeit nicht weiterspielen und seine Aggression austoben lassen? Wegen der Verschiebung in andere Situationen (Elternhaus und Schule) und wegen der Schonung von Schuldgefühlen?

Ja, wegen der Schuldgefühle des Herrn B. selber!

Er hatte Angst, nicht Irma. *Er* fürchtete sich vor der Aggression des Mädchens – und mit seinem Handeln Irma gegenüber verrät er uns eine Lücke seiner eigenen Analyse. Wäre Herr B. innerlich frei genug gewesen, dann hätte er nichts befürchtet – so einleuchtend er uns sein Verhalten rationalisiert hat.

Es kommt gar nicht so selten vor, dass ein Kontrollanalysand dem Kontrollanalytiker sehr deutlich zeigt, wo er, der Kontrollanalysand, gleichsam einen »blinden Fleck« hat – das heißt, wo er nicht ganz durchanalysiert ist und ein Stück Nachbehandlung benötigt.

So war es auch bei dem Fräulein D., einer anderen angehenden Kinderanalytikerin. Sie hatte einen Vierjährigen, Jürg, in Behandlung wegen eines Pavor nocturnus. Einmal machte sie ihn mit Fingerfarben spielen, und nachdem er viele Malereien, Schmierereien verfertigt hatte, erhob er plötzlich die Hände und begehrte, die Analytikerin zu bemalen. Er wollte ihr Farben ins Gesicht streichen.

»Wir machen es anders!«, wehrte Fräulein D. ab. »Wir nehmen Zeitungen und veranstalten damit eine Schneeballschlacht. Aus den Zeitungen kneten wir Schneeballen und werfen sie einander an!«

Jürg, der eine sehr gute Übertragung auf die Therapeutin hatte, ging auf das Spiel ein, jedoch ohne große Freude, und als die Stunde zu Ende ging, sagte er: »Ich hätte Dich halt doch gerne angeschmiert!« – »Schau, das geht aber nicht!«, gab ihm das Fräulein mit freundschaftlicher Stimme zur Antwort. »Du hättest meine guten Kleider beschmutzt!« – »Huh, das wäre fein gewesen!«

Die Analytikerin hätte die »anale Aggression« des Knaben über sich ergehen lassen müssen. Was würde es schon ausgemacht haben, wenn sie nachher ihre Berufsschürze und das Gesicht hätte waschen müssen? Weshalb begriff das sonst sehr feinfühlige, einfühlungsfähige und kluge Fräulein D. nicht, dass der Bub einfach nötig hatte, sie zu beschmieren? Warum unterbrach sie einen Ablauf, der zu therapeutischen Zwecken nötig war?

Wir erkennen: Auch in diesem Fall bestand in der Analytikerin ein »blinder Fleck«; das Fräulein war zu wenig vollständig analysiert worden, und das mangelnde Stück Eigenanalyse hinderte sie im gegebenen Fall an der Arbeit, am richtigen Fortgang der Arbeit.

Wir sehen, dass, wer Kinderanalytiker werden will, besonders gut in Bezug auf seine prägenitale Sexualität analysiert sein muss. Fräulein D. war es offenbar nicht, sonst hätte sie sich nicht vor der Schmiererei gefürchtet und sie abgewehrt.

5

Frau E., eine jungverheiratete Frau, steht am Ende ihres zweiten Jahres der Kontrollanalysen. Sie hat unter anderen nun bereits recht komplizierten Fällen einen 16-jährigen Stotterer, Daniel, in Behandlung. Er ist ein ziemlich »schwieriger Kumpan« und ein wenig verwahrlost. Und er ist sehr eifersüchtig auf den Gatten der Frau E.

Eines Tages nun droht er der Analytikerin, er werde sie erstechen. Er nehme zur nächsten Behandlungsstunde ein Messer mit, um seinen Mordplan durchzuführen. Frau E. gerät sofort – zum ersten Mal während ihrer Zeit der praktischen Arbeit – in Angst. Sie weiß nicht, was sie entgegnen und was sie tun soll. Die Angst verbaut ihr das Denken. Mit Spannung und Angst erwartet sie nach der Behandlungsstunde das Wiedererscheinen Daniels.

Er kommt mit einer Pelerine angetan und weigert sich, sie abzulegen, unter dem Vorwand, ihm sei kalt, es friere ihn schon den ganzen Tag. Erschrocken denkt Frau E.: »Hat er das Messer unter dem Umhang verborgen?« Sie ersucht Daniel, den Mantel doch abzulegen, es sei warm in der Stube. Daniel merkt irgendwie, dass sich die Analytikerin vor ihm fürchtet. Im Zimmer wirft er die Pelerine mit einem Ruck auf die Chaiselongue und hält die eine Hand auf den Rücken, sodass Frau E. sie nicht sehen kann. Er duckt den Nacken, und statt wie gewöhnlich sich hinzulegen, geht er drohend auf die Frau zu.

»Sie haben Angst!«, keucht er, und seine Augen blitzen. »Sie fürchten, ich wolle Sie erstechen. Das will ich nicht tun, sondern erwürgen will ich Sie!«, und plötzlich reißt er die Rechte hervor. Er packt Frau E. am Hals. Sie ist starr vor Schreck. Er wirft sie auf die Chaiselongue und setzt ihr sein Knie auf den Leib. Sie windet sich und kann wieder aufstehen. Der Halbwüchsige lacht und legt sich hin. »Ihnen habe ich eine schöne Angst eingejagt!«, ruft er, ohne zu stottern. Und dann beginnt er davon zu erzählen, wie er seinen Lehrer betrogen und belogen hat, er rühmt sich seiner Listen.

»Was hätte ich tun sollen?«, erkundigt sich Frau E.

Es zeigt sich, dass sie schon in früheren Stunden, als sich die aggressiven Tendenzen zum Durchbruch anbahnten, nicht richtig darauf reagiert hat, sodass es zur Tat kommen musste. Sie hat dem teilweise Verwahrlosten nicht deutlich gezeigt, wo die Grenzen des Erlaubten sind – und im Fall von Verwahrlosungserscheinungen ist dies regelmäßig vonnöten.

Aber wir wollen zu der Aggressionsszene auf der Chaiselongue zurückkehren. Es dürfte jedermann einleuchten, dass der Vorgang einem Vergewaltigungsversuch ähnlich ist. Der Kontrollanalytiker machte Frau E. auf diesen Gedanken aufmerksam. Er tat es in Form einer Frage, ob ihr dies nicht aufgefallen sei. Nein, es war ihr nicht aufgefallen, aber die Deutung wurde sofort akzeptiert. Die junge Ehefrau wünschte sich dringend ein Kind. Der Ehemann glaubte, die neugegründete Familie könne sich ein solches aus verschiedenen Vernunftgründen »noch nicht leisten«. Er vertröstete seine Gattin auf später. Dies verhinderte jedoch nicht, dass Frau E. ihren Wunsch weiter empfand, ja, sie spielte mit dem Wunsch, bei gutem Willen könnte man schon jetzt daran denken, ein Kind bei sich zu haben. Wenn es ihr nicht ihr Gatte verschaffte – die temperamentvolle Dame hatte zweifellos bestimmte Fantasien abzuwehren. Sie waren ihr wohl bei der Analyse des halbwüchsigen, körperlich bereits voll ausgebildeten Daniel aufgestiegen, das heißt *in statu nascendi* unterdrückt, verdrängt worden. Übrigens war Daniel trotz seiner Fehler und Abwegigkeiten ein reizender Bengel, auch charakterlich.

Wir wollen also nicht Anstoß daran nehmen, dass das Unbewusste der jungen Frau ihren Wünschen gemäß zu agieren begann.

6

Wenn wir uns fragen, weshalb sich im Verlauf von Kontrollanalysen bei den angehenden Analytikern Schwierigkeiten zeigen, stoßen wir fast regelmäßig auf Sachverhalte, die im angehenden Therapeuten selber liegen und ihn daran hindern, die entsprechenden technischen Maßnahmen zu ergreifen. Sie können im Bereich des rein Menschlichen des Anwärters liegen – sie können von einer ungenügenden Lehranalyse herstammen – und sie können in einem Aktualkonflikt begründet sein, wie uns das vorgelegte Material vor Augen geführt hat.

Der Kontrollanalytiker hat dann adäquate Ratschläge zu erteilen, falls diese sich nicht als Selbstverständlichkeiten ergäben. Auf jeden Fall gehört es zu seiner Aufgabe, die hintergründigen Fehlerquellen aufzudecken, nicht allein nur die Mängel festzustellen. Er hat »analytisch« zu denken nicht nur dem Fall gegenüber, der vom Kontrollanalysanden vorgelegt wird, sondern auch dem Lernenden gegenüber. Wenn es sich zeigt, dass der Kandidat, die Kandidatin noch ein Stück Nachanalyse nötig hat, ist es nicht des Kontrollanalytikers Aufgabe, diese zu unternehmen. Aber es ist seine Pflicht, den angehenden Kollegen darauf aufmerksam zu machen.

Auch er muss dabei über sich selber wachen. Vor allem hat er beständig seine Gegenübertragung zu kontrollieren, damit er sich nicht identifiziere, was zur Folge hätte, dass er selber Fehler begeht.

11 Der Abenteurer-Schundroman

Die Schüler schreiben einen »Freien Aufsatz«.

Der Lehrer bummelt in der Stube herum, guckt da und dort einem über die Schulter, dann bleibt er an seinem Tisch vorn stehen. »Ich langweile mich. Hat mir jemand was zum Lesen? – Nein, kein Bibliotheksbuch, lieber so einen kleinen Schundroman – aus der Sammlung *John Kling*, oder etwas Ähnliches!«

Aufgeregtes Tuscheln. »Er hat etwas gemerkt. Was will er damit? Möchte er jemand erwischen? Oder gesteht er am Ende ein, dass er auch lieber Schundromane liest als andere Bücher?«

»Also auch Sie!«, sagt ein Frechdachs laut heraus und erhebt sich. Er hat vier schmale Bändchen hervorgezogen. Die Klasse lacht. Er bringt die Büchlein. »Da. Ich habe sie zwar dem Vater gestohlen. Der hat so viel, er merkt es nicht. Und ich lege sie ihm später wieder hin!«

Es sind Bändchen aus einer Sammlung *Manolescu, der Fürst der Diebe*.

»Warum hast du sie denn stehlen müssen? Hätte er sie dir nicht auch zum Lesen geliehen?«

»Er sagt, das sei nicht für mich. Als ob er wüsste, was ich gern lese!«

Es entsteht nun eine wilde Diskussion, an der sich auch die Mädchen beteiligen. »Schundliteratur[1] ist zehnmal interessanter als alle anderen Bücher. Davon verstehen leider die Erwachsenen nichts. Sie tun immer so, als wüssten sie besser als die Kinder, was diese interessiert und was für sie passt. Darum drücken sie einem jene langweiligen Bibliotheksbände in die Hand, von denen sie behaupten, man lerne etwas daraus, sie seien ›moralisch einwandfrei‹ und enthielten ›prächtige Naturschilderungen‹ und was derlei Quatsch mehr ist. Sie glauben, was sie schön finden, das sei auch für uns gut – oder sie tun wenigstens so, als ob sie das schön fänden. Scheinheilig sind sie! Meine Schwester liest einen Fortsetzungsroman *Die Braut des Wildschützen*

1 Gemeint sind Abenteurer- und Detektiv-Schundromane.

oder *Die verlorene Unschuld*, jede Woche bringt ein Hausierer ein Heftchen. Und meine Mutter macht Krach, wenn ich das Tagblatt stibitze, um den Fortsetzungsroman *Die verschwundene Million* vor ihr zu lesen ...

Man ist ja gewohnt, dass einem die Erwachsenen ausgerechnet das verbieten wollen, was sie selbst mit Leidenschaft tun! So ist es mit dem Rauchen, dem Biertrinken und anderen Dingen, die einem Freude machen ...«

»Wisst ihr«, unterbricht der Lehrer, »es besteht da nämlich ein Gesetz, das verbietet den Handel mit solchen Büchlein.«

»Wieso kann man sie denn auf dem fliegenden Büchermarkt überall kaufen?«

»Wo hast du denn gekauft?«

»Ich nicht. Mir will man sie nicht geben. Da schickt man halt den Bruder hin, der ist aus der Schule, oder einen älteren Kameraden ...« Und der Lehrer erhält genaue Auskunft, wohin er gehen müsse, um Schundromane kaufen zu können.

Dann wendet sich das Gespräch. Man gibt ihm zu wissen, dass *Manolescu* gar nicht so interessant sei. Die Sammlung *John Kling* ist viel spannender. »Gusti, bring ihm doch etwas«, wird ein 13-Jähriger aufgefordert. Er ist ein kleiner, breitgewachsener, schwarzhaariger Kerl, der hinten in der Klasse sitzt. Nun geht er zu dem Kleiderhaken, wo sein Schulranzen aufgehängt ist, kramt darin und bringt eine Anzahl Bändchen hervor, die er auf dem Tisch ausbreitet.

Der Mitternachtsvampyr, *Der Mann ohne Kopf*, *Der Dämon von Evaston*, *Die Aasgeier von London*, *Die Gespensterdschunke*, *Der Sohn des Teufels*, *Die Insel der schwarzen Mumien*, *Mister Barnatos' Diamanten*, *Das Tribunal der grauen Ratten*.

Die Schüler haben alle ihre Plätze verlassen und betrachten die Ausstellung auf dem Tisch. Einen Augenblick herrscht Stille. Dann geht's wieder los: »Der Franz hat *Das Haus mit den verlorenen Seelen*, das ist interessant. *Das Zimmer des blauen Todes* ist es noch viel mehr! Das hat der Karl. – Die Kläre hat *Madame Satan*, das ist noch viel spannender!«

»Ich kann nicht alle diese Büchlein lesen«, sagt der Lehrer. »Welches ist denn das allerinteressanteste, das spannendste?«

»Was versteht ihr!«, sagt Emil großspurig. Er ist einer der führenden Jungen der Klasse. »Warum bringst du ihm *Die Rote Kröte* denn nicht?«, wendet er sich an Gusti. »Da ist kein einziger Satz drin, der nicht spannend wäre. Das ist doch der allerinteressanteste Roman!«

Eine ganze Anzahl Mädel und Jungen bestätigen diese Aussage.

Gusti zögert. »So hol' sie doch endlich!«, fordert ein Mädchen ihn auf. Es ist Alice, Gustis Freundin, eine 14-Jährige, die im gleichen Haus mit ihm wohnt.

»Wenn Sie sie mir sofort wieder zurückgeben!«, meint Gusti.

»Warum sofort? Gehört sie nicht dir?«

»Doch, aber ich brauche sie d'rum. Heut' Abend.« Das sagt Gusti leiser, er errötet ein wenig und senkt den Blick verlegen.

»In einer Stunde werde ich sie wohl gelesen haben, dann bekommst du sie zurück.«

Gusti geht sie holen, *Die Rote Kröte*, er hat sie in seinem Pültchen unter Schulbüchern versteckt. Unterdessen versichert Alice, dass sich der Bub von der *Roten Kröte* kaum trenne. Sie gefalle ihm so sehr, dass er sie immer wieder lese. Es sei zu glauben, dass er sie bald auswendig könne.

Gusti kommt mit der *Roten Kröte*. Man sieht ihr an, dass sie schon mancherlei erlebt hat. Die Deckel sind zerrissen, von unsauberen Händen abgegriffen und verhutzelt. Die Zeichnung darauf ist kaum mehr sichtbar: ein Flugzeug, das abstürzt, davor ein Mann an einem sich öffnenden Fallschirm. Die *Rote Kröte* hat hundert [Esels-]Ohren, der Umschlag zeigt Spuren von verschiedenen Menüs, »Tolggen« [i. e. Flecken] von Kaffee und anderen Flüssigkeiten, von Schmalz und grüner Wasserfarbe.

Der Lehrer setzt sich zum Lesen hin, die anderen Büchlein werden weggeräumt, die Schüler schreiben wieder an ihren Aufsätzen.

*

Der Held der Geschichte ist der Abenteurer John Kling, zehnmal gescheiter als sämtliche Scotland-Yard-Männer, die ihn verfolgen, gescheiter aber auch als die Verbrecherklüngel, die ihn gern beiseiteschaffen würden. Er ist eine merkwürdige Figur darum, weil er Feinde sowohl auf Seite der Gesetzesvertreter als bei den Rechtsbrechern hat. Dazu vernimmt man, dass er ein Proletarier ist – also einer wie die meisten Leute, die seine Abenteuer lesen. Wenn er Geld stiehlt, so behält er es nicht für sich, er stiftet damit ein Hospital, er schenkt es den Armen, er strotzt von Uneigennützigkeit. Er arbeitet mit einem Freund zusammen, Jones Burthe mit Namen. Dieser ist sein etwas tollpatschiger Doppelgänger und Helfer, genau wie er gesinnt, bereit, für Kling durchs Feuer zu gehen. In der *Roten Kröte* schließen Kling und Chester, das ist der karrierehungrige Inspektor von Scotland Yard und der fähigste Verbrecherjäger, einen

Waffenstillstand. Denn es gilt, den gefährlichsten internationalen Verbrecher und Spion, Vanderhoop, zu fassen, um einen Weltkrieg zu verhindern. Seine Sekretärin heißt Hellja, sie ist ein Ausbund von Schönheit und vortrefflichen Eigenschaften, heiß begehrt von ihrem teuflischen Patron, entpuppt sich jedoch als engelrein und als seine heimliche und erbitterte Feindin.

Und nun der Inhalt der Geschichte:

Im James Building zu London tagen die Diplomaten. Es soll ein Vertrag zustande kommen, der den Weltfrieden sichert. Die Vertreter der vertragschließenden Mächte erhalten geheimnisvolle Drohbriefe, das Dokument solle gestohlen und an feindlich gesinnte Großmächte ausgeliefert werden; die Folge davon würde den Ausbruch eines neuen Weltkriegs bedeuten. Unterzeichnet sind die Briefe mit dem Bildnis einer roten Kröte. Diese ist das Zeichen der gefährlichsten internationalen Spionageorganisation.

Chester wird vom Ministerium mit dem Überwachungsdienst bei der Konferenz betraut. Er findet mehrmals in seinen Taschen oder auf seinem Schreibtisch kleine rote Kröten aus einer galalithartigen Masse; sie sind entweder durch ein geheimes Uhrwerk regulierte Höllenmaschinen mit einem äußerst wirksamen Explosivstoff, oder sie enthalten drohende Botschaften. Fabelhafte glückliche Zufälle bewahren Chester vor einem frühen Tode.

Kling tritt nun auf. Er hat einen Mann beobachtet und verfolgt, der einen polizeilichen Steckbrief an den Litfaßsäulen mit einem Anschlag überklebt hat, der als Unterschrift die rote Kröte trägt. Die wunderschöne, bestrickende Hellja kommt zu ihm, um ihn im Namen des Spions Vanderhoop, der sich hinter dem Zeichen der roten Kröte verbirgt, zu warnen. Kling jedoch begibt sich todesmutig in die Höhle des Löwen, in einen Palast, der angeblich einem harmlosen Kaufmann gehört. Vanderhoop macht den Versuch, Kling für den Dokumentendiebstahl durch ein bestechendes Geldangebot zu gewinnen. Kling will jedoch nicht einwilligen, und eben, als der zornschäumende Vanderhoop ihn töten will, langt eine Hand zum offenen nächtlichen Fenster hinein, ein Schuss ertönt, und in der Verwirrung kann Kling flüchten. Später entpuppt sich der geheimnisvolle Retter als die Dame Hellja.

Als Kling mit Chester in des Verbrechers Palast eindringt, ist der gesuchte Vogel ausgeflogen. Aber es wird eine geheime Falltür entdeckt, die in die Kloaken hinunterführt. Kling steigt in die gruselige Tiefe, hört und sieht, dass Gänge gebohrt werden, die in das James Building hinaufführen, und er errät den ganzen verbrecherischen Plan Vanderhoops.

Chester wird durch einen maskierten Helfershelfer Vanderhoops an der Konferenz vertreten. Die Maske ist dermaßen ausgezeichnet, dass selbst die nächsten Untergebenen Chesters den Betrug nicht erkennen. Chester wird eingesperrt, während der verkleidete Verbrecher das Dokument in Empfang nimmt, um es in einen bereitstehenden Panzerwagen zu bringen. Auf dem Weg aus dem James Building sucht er aber einen Abort auf, und hier lässt er das Dokument an einem Bindfaden in die Kloaken verschwinden, um nachher mit einem ähnlichen, aber wertlosen Aktenbündel aus dem Hause zu treten. Tief unten in der Kloake nimmt Vanderhoop das am Bindfaden herunterkommende Bündel in Empfang. Er weiß nichts davon, dass sich unterwegs Kling eingeschlichen hat, das wahre Dokument abhängte und an seiner Stelle eine Mappe mit Zeitungspapier als Inhalt hinschmuggelte. Der Weltfriede ist also gesichert.

Vanderhoop, im Glauben, dass er sich im Besitz des richtigen Dokuments befindet, will mit einem Flugzeug, das in seinem Auftrag von der Sekretärin Hellja gekauft worden ist, nach Berlin fliegen. Hellja hat vorher heimlich das Tiefensteuer beschädigt, damit eine Notlandung nicht vermieden werden kann, und sie hat ebenso heimlich Kling im Flugzeug verfrachtet. Mitten im Flug entdeckt Vanderhoop die Gefahr, er springt mit dem Fallschirm ab, ihm nach Kling und die Dame. Sie sehen gerade noch, wie Vanderhoop in einem verlassenen Kohlenbergwerk verschwindet. Kling eilt ihm nach in den Schacht und in einen Stollen. Dieser führt jedoch zum Schacht zurück, Vanderhoop kann entfliehen, kommt nach Berlin, entdeckt vor dem Vertreter der feindlichen Weltmacht, dass er in seiner Mappe nur wertloses Papier eingepackt hat, tobt. Dann will er sich an seiner Sekretärin trösten, diese jedoch erschießt ihn kurzerhand.

Unterdessen übergibt in London Kling dem wieder entfesselten Chester das wahre Dokument. Chesters Karriere ist nun gesichert. Man beschließt, die Dame Hellja nicht zu verraten, ihr Mord wird als eine »ethische Tat« bezeichnet, und, nachdem sie mit Kling noch ein letztes Mal »gedinnert« hat, verreist sie nach Amerika.

Die spannendsten Stellen in der *Roten Kröte* sind die Verfolgungsszenen, besonders jene in den Kloaken und im verlassenen Kohlenbergwerk.

*

Nachdem der Lehrer die *Rote Kröte* gelesen hat, übergibt er sie ihrem Besitzer wieder. Es ist inzwischen Mittag geworden, die übrigen Schüler sind bereits fort, man ist unter vier Augen.

»Warum hast du eigentlich das Heftchen so rasch zurückgewollt?«

Gusti wird verlegen, er weiß nichts zu antworten.

»Magst du es mir denn nicht sagen?«, drängt der Lehrer.

Der Junge seufzt: »Das ist so: Wenn ich am Abend allein bin und ich darf nicht zu Alice gehen, dann lese ich darin. Und dann hab' ich keine Angst –«

»Angst?«

»He, ja! Ich hab' Ihnen doch schon davon erzählt und geschrieben. Wenn ich nicht lese, so habe ich Angst. Es könnte jemand kommen, einbrechen und mich töten. Das Lesen lenkt mich ab.«

»Warum muss es denn gerade die *Rote Kröte* sein, was du liest? Ich versteh' das nicht.«

»Sie ist am schönsten!«

»Aber du weißt doch schon, wie es in dem Buch hergeht – hättest du denn nicht noch weniger Angst und viel mehr Ablenkung, wenn du einen Schundroman lesen würdest, den du noch nicht kennst?«

»Nein!«

»Mir scheint doch –«, der Lehrer schüttelt den Kopf.

Der Bub sucht zu erklären. »Wissen Sie, wenn man Detektivromane liest, dann hat man auch Angst. Man weiß nie, ob ein Detektiv getötet wird, wenn er in die Falle der Verbrecher gerät. Aber bei der *Roten Kröte*, da weiß ich jetzt, wie's herauskommt. Dass alles gut wird. Es dünkt mich dann, ich möchte selbst auch dabei sein und Vanderhoop durch die Kloaken und im Bergwerk drunten verfolgen, so wie Kling es tut. Es geschieht Kling ja nichts, er siegt.« Nach einigem Nachdenken fügt Gusti noch bei: »Er besudelt sich die Hände nicht einmal mit Blut!«

»Wie meinst du das?«

»Weil die Hellja den Spion tötet!«

»Wäre der Roman nicht noch schöner, wenn es Kling täte? Er wäre dann der Held.«

»Das wäre ja auch ganz schön, aber mich dünkt es, wenn Hellja den Vanderhoop tötet, so ist es noch schöner. Solchen Mut haben die Mädchen nicht bald. Und Kling, das ist ein Mann, der nie etwas Schlimmes tut, da ist es für seinen Charakter noch schöner, wenn er niemand tötet, nicht einmal den Vanderhoop, obschon es der verdient hätte!«

»Ja so – du hast Recht, das leuchtet mir jetzt auch ein! – Noch etwas: Hätte dir der Roman nicht noch viel besser gefallen, wenn zuletzt der Kling die Hellja heiraten würde? Das wär doch ein flottes Paar, nicht?«

»Ja, das wäre auch schön, aber der Dichter hat es anders gemacht, und so wie er es geschrieben hat, ist's noch schöner. Kling darf sich nicht verheiraten!«

»Warum denn nicht?«

»Er kann doch nicht jede heiraten, der er hilft! Sehen Sie, das ist schon der Band 202! Das ist viel schöner, wenn er ledig bleibt und neue Heldentaten verübt!«

»Du denkst also, wenn sich der gute Kling mal verheiratet, dann ist es mit seinen Heldentaten aus?«

Gusti sinnt eine Weile. Dann zuckt er mit den Schultern. »Mir gefällt es einfach besser, wenn er ledig bleibt. Er nimmt kein Geld, und er nimmt sich auch die geretteten Mädchen nicht zur Frau. Das macht ihn fein, der hat einen Charakter!«

»Du möchtest also werden wie er?«

»Ein wenig schon!«

»Aber dann darfst du nicht so ängstlich sein, Gusti, wenn's doch Kling nicht ist! – Seit wann hat das mit der Angst eigentlich begonnen?«

»Früher war ich nicht ängstlich. Es mag etwa ein Jahr her sein!«

»Und seit wann liest du solche Romane?«

»Noch nicht so lang. Seit den Sommerferien. Da war ich beim Meister meines Bruders in den Ferien, und der Bruder hat mir die Büchlein geschenkt!« Er lächelt und sagt dann mit einem Quietschen in der Stimme: »Wissen Sie, wenn ich solche Büchlein lese, dann lerne ich auch gerade lesen. Früher konnte ich nicht gut, ich hatte eine Drei im Zeugnis, und nun ist schon eine Zwei draus geworden!«

»Du hast doch mehr als einen Bruder – welcher hat dir die Büchlein geschenkt?«

»Der Max.«

Der Lehrer schneidet ein nachdenkliches Gesicht, er sinnt, sucht sich zu erinnern. Gusti kommt ihm zu Hilfe. »Es ist der, dem man hier im Dorf den Übernamen [i.e. Spitznamen] ›Neger‹ gab!«

*

Gusti ist der Sohn einer armen Witwe, die sich als Wäscherin und Stundenfrau ihr Leben verdient. Ihre Kinder sind bis auf den Gusti alle aus der

Schule entlassen, teilweise schon verheiratet. Es wohnen keine mehr bei ihr. Der Vater starb, als der nachträglich noch hinzugekommene Jüngste nicht ganz drei Jahre alt war.

Wenn die Mutter nachts fortgehen muss, kommt manchmal Alice zu Gusti, oder er verbringt den Abend bei ihr drüben; sie ist die jüngste Tochter einer anderen Witwe, die auf ähnliche Weise wie Gustis Mutter lebt. Das Wohnhaus liegt etwas abseits von den übrigen Gebäuden, in der Nähe befindet sich eine große Kiesgrube.

Alice ist ungefähr ein gleicher Angsthase wie ihr Freund, dies ist aus einem ihrer freien Aufsätze deutlich ersichtlich.

»Als einmal Frau X. und meine Mutter nicht zu Hause waren«, schreibt sie, »wurde Gusti von seiner Mutter zu mir herübergeschickt. Gusti sagte: ›Komm, wir wollen in das Wohnzimmer gehen, und dort machen wir Musik.‹ – Ich nahm den Grammophon hervor, setzte ihn auf den Tisch, und wir ließen eine Platte durch. Wie die Platte zu Ende war, sprach Gusti: ›Alice, wir setzen den Grammophon wieder an seinen Ort, wenn jemand käme, hörten wir es sonst nicht einmal!‹

Wir stellten ihn wieder an seinen Ort. Da, plötzlich, fuhr Gusti zusammen. Er flüsterte mir zu: ›Alice, hast du gehört, es ist jemand in der Küche!‹

Ich schnellte zusammen, als er das sagte. Gusti kroch unter den Tisch und flüsterte mir wieder zu: ›Alice, Alice, geh doch schauen, wer draußen ist!‹

›Ich? – Ja, kannst recht denken! Geh doch du!‹

Er schlich vom Tisch weg unter ein Bett, ich ihm nach. Als wir dort eine Zeit lang still gelegen hatten und ich nichts mehr hörte, ging ich schauen. Als ich draußen nichts mehr sah, ging ich dem Bett zu, wo Gusti darunter lag. Ich erschreckte ihn so sehr, dass er schrie, wie wenn er am Messer wäre.

Dann lachte ich, und als er sich erholt hatte, ging ich ihn begleiten bis zu ihrer Tür. Die Mütter kamen an, ich kehrte zurück und ging ins Bett.«

Einen fast gleichen Bericht hat Gusti einmal geschrieben: »An einem Abend musste ich allein zu Hause sein. Als die Uhr 9 Uhr schlug, ging ich voller Angst ins Bett. Im Bett dachte ich immer: Wenn nur die Mutter bald heimkäme. Wenn jemand kommt und mich tötet. Auf einmal hörte ich jemand durch den Garten gehen. Ich horchte eine Zeit lang, aber ich hörte nichts mehr. Die Katze wollte hinaus. Sie streckte den Kopf durch beim Fensterladen. Und sah, dass jemand draußen war. Sie streckte das Pfötchen hinaus. Dann konnte sie es nicht mehr hereinziehen. Sie schrie jämmerlich.

Endlich stand ich auf und guckte beim anderen Fenster hinaus. Dann war draußen nur eine andere Katze.«

In den »freien Aufsätzen« Gustis findet sich außerdem eine Reihe von Traumberichten. Es handelt sich um Angstträume, die teilweise schon vor jener Zeit geträumt worden sind, als der Junge im Besitz der Schundromane war. Wenn wir darin finden, dass sich der manifeste Inhalt kaum von den Kloakenträumen (3 und 4) der späteren Zeit unterscheidet, wundern wir uns nicht. Es scheint nur so, als ob Gusti schon vor der Lektüre der *Roten Kröte* mit der Milieuschilderung des Schundromans vertraut gewesen wäre – man könnte glauben, dass der Bub das gesamte Bildmaterial zu seinen Träumen der *Roten Kröte* entnommen habe. Für die beiden letzten Träume könnte dies zeitlich möglich sein, als er aber die zwei ersten Träume berichtete, standen wir noch im Frühjahrsquartal und *vor* den Sommerferien. Schundromanlektüre der *Roten Kröte* hatte ihn damals also noch nicht beeinflusst. Wenn sich die Traumsymbole mit Inhalten aus dem Schundroman decken, so steht dies nicht in dem Sinn in ursächlichem Zusammenhang, dass der Schundroman die Traumbilder weckte. Die Kloakenfantasien mussten bereits vor der Lektüre in Gusti eine wichtige Rolle gespielt haben. Als er dann einen Schundroman fand, worin von Kloaken berichtet war, trug das möglicherweise dazu bei, dass der Junge gerade diesen und nicht einen anderen Schund zu seiner Lieblingslektüre machte.

Aber wir wollen jetzt hören, wie der Bub uns Träume erzählt.

1. »Ich träumte, es springe mir ein Mann nach in der Nacht (springen = laufen). Dann sprang ich immer davon, etwa eine Viertelstunde. Da wurde ich müde. Ich satzte (= sprang) in einen Straßengraben und schlüpfte in eine Röhre. Er kam mir nach und sagte: ›Jetzt habe ich dich.‹ Und er wollte mich am Bein packen. Aber ich versetzte ihm eines auf die Finger, dass er mich nicht an den Beinen nehmen kann. Ich schlüpfte durch die Röhre ganz hindurch, auf die andere Seite der Straße. Der Mann war ganz voll Dreck. Ich begann wieder zu springen und erwachte.«
2. »Ich träumte, unser Jauchelochdeckel sei kaputt. Und nur ein Laden [i. e. Holzrahmen] darüber. Ein Mann sprang mir nach, da satzte ich ins Jaucheloch. Es war nicht viel drin. Da kam der Mann und ging ums Loch herum. Ich dachte, ich bin gerettet. Aber da kam er schon zurück und schaute hinunter. Vor Angst bin ich erwacht.«
3. »Ich träumte, ich musste in der Nacht noch hinaus. Da kam ein Mann aus dem Garten und mir nach. Ich lief zur Kiesgrube hinüber:

Es ging quer über das Land. Ich brüllte immer um Hilfe. Ich kam fast nicht von der Stelle und hatte sehr Angst. Da sah ich in der Grube ein Loch. Ich sprang hinein und in einen Gang hinein. Der (Mann) wollte nach, aber er war zu groß (zu dick). Da wollte er mich mit der Hand nehmen, aber ich haute sie ihm ab. Denn ich hatte auf einmal einen Säbel. Aber jetzt hatte ich noch mehr Angst, weil ich dem die Hand abgehauen hatte, und ich erwachte. Die Mutter sagte: ›Du bist noch ein Schnörri (= Vielredner).‹ Aber ich wusste nicht, dass ich im Schlaf geredet hatte.«

4. »Gestern bekam ich einen merkwürdigen Traum. Ich war in einem Schloss, da waren noch drei Mannen. Der eine sagte: ›Wir machen ein Kartenspiel, aber wer verliert, der kommt nicht mehr aus dem Schloss.‹ Ich verlor. Da kam ein Neger. Er kam zu mir und nahm mich bei der Hand. Er führte mich in einen kleinen Raum. Erschrocken blieb ich stehen. Der Neger ging hinaus. Von allen Seiten kam Wasser herein. Es stieg immer und immer. Als es mir fast beim Kopf war, konnte ich erwachen, ich hatte sehr heiß und Durst.«

Diese Träume konnten selbstverständlich nicht einer exakten Psychoanalyse unterzogen werden. Wenn wir sie einigermaßen ausdeuten wollen, so sehen wir uns gezwungen, nur die gröbste Symbolik darin zu verfolgen und uns auf Analogieschlüsse aus analysiertem Traummaterial zu stützen. Wir sind uns der Einwände wohl bewusst, die man gegenüber einem solchen Verfahren erheben kann. Man wird jetzt sagen, dass hier wieder einmal ein Analytiker seine Fantasien in einen Traum und in einen Menschen hineindeute. Wer jedoch einigermaßen mit der Traumsprache vertraut ist und weiß, dass man bestimmte Symbole mit einer bestimmten Bedeutung immer und immer wieder findet – und wer weiß, dass es einer viel umfangreicheren Arbeit bedürfte, um nur einen von Gustis Träumen einigermaßen zu Ende zu deuten –, der wird es nicht als eine Ungeheuerlichkeit einschätzen, wenn hier versucht wird, den latenten Traumgedanken dieser Träume in den gröbsten Zügen zu erraten.

Der gefährliche Mann, der einen Jungen in seinen Träumen verfolgt, der Mann, der bestraft und tötet, ist letzten Endes immer der Vater. Wir treffen eine solche Figur in allen vier von Gusti berichteten Träumen an. Im ersten und im dritten wehrt sich der Junge, er verletzt den Verfolger. Beide Male verwundet er ihn an den Händen, im dritten Traum säbelt er ihm sogar eine Hand weg. Der erste Traum sagt aus, dass der Mann den Jungen

»am Bein« packen will. Aus der Traumsprache müssen wir schließen, dass hier der Inhalt der *Kastrationsangst* dargestellt ist (die Jungen bezeichnen den Penis oft als »Beinchen«, »mittleres Bein« usw.). Gusti muss also vor einem Mann flüchten, der ihn kastrieren möchte, er setzt sich zur Wehr und kastriert den Verfolger (das Verletzen und Absäbeln der Hand). Diese Kastration geschieht beide Male in einer Höhle: in einer engen Röhre, in einer Art von engem Stollen. Aus vielen analysierten Beispielen wissen wir, dass solche engen Räume gewöhnlich den Mutterleib bedeuten. Die infantile Fantasie, dass der Vater im Mutterleib vom Sohn kastriert wird, ist nicht selten anzutreffen. Es scheint also, dass Gusti vor dem Vater in den Mutterleib zurückflüchten möchte und dort hofft, sich seiner erwehren zu können. Aber der vierte Traum zeigt deutlich, dass damit die Angst nicht beseitigt werden kann: Nachdem es gelungen ist, dem Mann die Hand abzuhauen, wird neue Angst akut, »weil ich ihm die Hand abgehauen hatte«. Wahrscheinlich hat diese Angst Bezug auf die Bestrafung, die auf das Verbrechen folgen muss.

Der zweite Traum zeigt deutlicher noch als der erste, dass sich Gusti in den Darm der Mutter flüchten möchte. Abzuggraben, Jaucheloch, wohl auch die Kiesgrube lassen vermuten, dass Gustis Mutterleibsfantasien anal gemeint sind. Wir treffen bei Kindern sehr häufig die Fantasie, dass Zeugung, Leben im Mutterleib und Geburt durch den und im Darm stattfinden.

Der vierte Traum lässt den »Neger« auftreten. Wir wissen, dass »Neger« der Übername eines Bruders ist. Es ist dies derjenige unter den Brüdern, welcher zu Lebzeiten Gustis am längsten in der Familie die Vaterstelle vertrat. Das lässt die Vermutung, dass sich Gusti von einem fantasierten Vater – in Wirklichkeit ist er ja längst tot – verfolgt fühlt, noch wahrscheinlicher erscheinen. Zudem ist es in diesem Traum wahrscheinlich die Blase, die als der Raum gedacht ist, worin sich das Kind im Mutterleib befindet, denn das von überall hereinströmende Wasser lässt dies vermuten. Das Kartenspiel ist aus der *Roten Kröte* entnommen. Nachdem Kling dem Verbrecher hat entrinnen können, macht man im Palast (das »Schloss« im Traum) ein Kartenspiel.

Zusammenfassend kann man deuten: Gusti, ein Junge, der sich in der Pubertät befindet und in dem sich schubweise die Phasen der frühkindlichen Sexualität erneut abwickeln, laboriert an seinem Ödipuskomplex herum. Ihm wird ganz besonders Angst, wenn die Mutter weg ist. Sie sollte immer bei ihm sein, er möchte sie ganz in Beschlag nehmen. Mit dem

Ödipuskomplex steht als Straffantasie die Kastration im Zusammenhang. Gusti findet vorläufig aus den bedrängenden, neuerwachten Sexualtrieben seiner Pubertätszeit keinen Ausweg, keine Lösung. Er möchte am liebsten in seine Mutter zurückflüchten, um allen Nöten zu entrinnen. Die Flucht unter Tisch und Bett hat wahrscheinlich den gleichen Sinn.

Gusti erinnert sich an seinen Vater kaum mehr. Darüber befragt, weiß er zu berichten: »Vater war ein großer, dicker, schwarzer Mann, immer rußig und dreckig, denn er arbeitete in einer Kokserie. Er hatte ein großes Gesicht und kohlenschwarze Haare, aber schöne Locken (der ›Neger‹!), die habe ich ihm manchmal gestreckt, wenn er guter Laune war.«

Darauf aufmerksam gemacht, dass also der Vater gelegentlich auch schlechter Laune gewesen sein müsse, gibt Gusti die Auskunft, er erinnere sich kaum mehr, er habe das Gefühl, der Mann hätte oft mit der Mutter Streit gehabt. Einmal sei der Vater wütend über ihn gewesen, weil ihm der kleine Gusti das Rasiermesser hervorgeholt hatte. Da hätte der Vater dem Büblein gedroht, er haue ihm ein Ohr ab, wenn er das Rasierzeug nicht in Ruhe lasse.

Wir wissen aus der Kinderpsychologie, dass solche Drohungen regelmäßig als Kastrationsdrohungen aufgefasst und umgedichtet werden. Es ist auffällig, dass sich der Junge, der angibt, von seinem Vater sozusagen nichts mehr zu erinnern, den Vorfall mit dem Rasiermesser in seinem Gedächtnis behalten hat. Es ist dies möglicherweise eine *Deckerinnerung*, hinter der sich eine direkte Kastrationsdrohung verbirgt, wie sie von Leuten der Gesellschaftsschicht des Vaters Gustis nicht selten ausgestoßen werden, wenn ihre Jungen exhibieren [i. e. sich nackt zur Schau stellen] oder sich onanistischen Spielereien hingeben.

Zum Material ist noch nachzutragen, dass eine Zeit lang ein schlimmes Gerücht über Gusti und Alice im Dorf herumgeboten wurde. Es hieß, die zwei Kinder betrieben »Schweinereien«, es seien Koitusversuche vorgekommen.

Sowohl der Bub als das Mädel stritten die Verdächtigungen als üble Verleumdungen entschieden ab. Alice erklärte sich vor Vertrauenspersonen ohne Weiteres zu einer ärztlichen Untersuchung bereit, um den körperlichen Beweis ihrer Unberührtheit zu erbringen.

Gusti bestritt nicht, dass er davon wisse, dass andere Jungen und Mädel »Schweinereien« treiben, sich beschauen und betasten. Aber ihm wäre dies »nie in den Sinn gekommen«. Er sei immer froh gewesen, nicht ganz allein in der nächtlichen Wohnung auf die Mutter warten zu müssen. Und er könne einen Eid schwören, dass er nie »etwas Unrechtes« mit Alice getan habe.

*

Es sind innerhalb der Psychoanalyse eine schöne Zahl von Arbeiten verfasst worden, die Dichtungen untersuchten. *Freud* selber hat mehrere seiner Begriffsformulierungen aus der schönen Literatur genommen, und er hat Abhandlungen über literarische Werke geschrieben.

Wenn wir jetzt einen Schundroman hernehmen und einer kleinen Analyse unterziehen, so ist man vielleicht versucht, an einen dummen und wenig angebrachten Spaß zu denken. Aber von einem wissenschaftlichen Gesichtspunkt aus kann auch ein Schundroman mit genau der gleichen Berechtigung und Motivierung psychologisch untersucht werden wie ein klassisches Drama, ein Mythus usw.

Wir wollen versuchen, die *Rote Kröte* psychoanalytisch zu sichten und zu deuten, und vermuten, bei dieser Arbeit hinter die Gründe zu kommen, weshalb der Schundroman bei 13-Jährigen im Allgemeinen und bei Gusti im Besonderen so sehr beliebt ist. Dabei sind wir uns bewusst, dass die Untersuchung nur die Grundzüge der Fabel zum Gegenstand haben kann und dass sie nicht mehr als sehr schematisch sein wird. Aber, es gilt ja, nur so viel an groben Umrissen zu erkennen, dass uns klar werden kann, *wieso der Schundroman Angst zu binden imstande ist.*

Als sicher darf angenommen werden, dass sich Gusti mit dem Helden der Geschichte, mit John Kling *identifiziert*. Er hat uns selber gesagt, dass er werden möchte wie dieser. *John Kling ist der Angstfreie*, der sich auch in den schwierigsten Situationen des Lebens zurechtfindet und dem drohenden Tode immer wieder entkommt. Gewiss wird jemand wie Gusti, der in der Angst fast umkommt, sich einen Angstfreien zum Ideal wählen. Außerdem ist es die Regel, dass sich ein Leser mit dem Helden seiner Geschichte identifiziert. Kling ist wie Gusti ein Proletarier, der sich einesteils erbittert gegen die Autorität wehrt, die seine Ansprüche nicht befriedigt, weil sie den Besitz protegiert und die Armen schlecht behandelt, der aber anderenteils auch gegen das Verbrechen kämpft, so wie Gusti gegen seine verbrecherischen Triebe zu kämpfen hat. Dass Gusti gegen solche Strebungen in sich angehen muss, soll später belegt werden.

Vanderhoop, der bis dahin allmächtige Verbrecher und Spion, entspricht der Figur eines schlimmen Vaters. Es kommt ihm nicht darauf an, die

Sohnesfiguren Kling-Burthe-Chester mit seinen explosiblen Kröten vernichten zu wollen; er ist als älterer Mann geschildert; mit Gewalt will er schließlich die engelgleiche Dame Hellja besitzen; es wäre ihm gleichgültig, wenn ein neuer Weltkrieg ausbräche, wenn nur er es dabei gut hat. Wenn wir daran denken, dass Gusti, als er noch klein war, Kriege im elterlichen Haus, das ihm die »Welt« bedeutete, mitmachen musste und dass diese Kriege um die Mutter gingen, so drängt sich uns die Vermutung auf, Hellja bedeute die Mutter. Diese Ansicht stützt die Tatsache, dass Hellja dem Vater (Vanderhoop) und dem Sohn (Kling und Burthe) als begehrenswert erscheint und dass der Sohn nachträglich auf sie verzichtet. Der Verzicht wird von Gusti als notwendig bezeichnet und damit rationalisiert, dass Kling-Burthe nicht jedes Mädchen heiraten könne, das gerettet wird

Fantasien, in denen der Sohn die Mutter vor dem schlimmen Vater rettet, finden sich bei Jungen häufig. Die Auffassung, dass die Mutter die heimliche Feindin des Gatten sei, entspricht den Rettungsfantasien der Knaben, besonders dann, wenn sie den Geschlechtsverkehr der Eltern belauschen konnten und ihn als einen sadistischen Akt auffassten.

Derartige Beobachtungen muss Gusti in seiner frühen Jugend sicher gemacht haben. Die Familie X. bewohnt ein Zweizimmerlogis. Beide Räume sind mit Betten belegt. Im einen hausten die älteren Kinder, Gusti schlief lange Zeit im Zimmer der Eltern, und, nachdem der Vater gestorben war, bei der Mutter.

Gegen die Auffassung, dass Hellja ein Muttersubstitut bedeute, könnte eingewendet werden, dass sie eine reine Jungfrau ist, wie in der *Roten Kröte* mehrmals versichert wird. Aber die Sohnesfantasien von der unberührten und unbefleckten Mutter sind uns aus den therapeutischen Psychoanalysen und auch aus der christlichen Religion nichts Unbekanntes.

Der Scotland-Yard-Mann Chester scheint eine Mischfigur zu sein. Er ist teilweise ein Duplikat von Kling, der wie dieser den schlimmen Vater (Vanderhoop) verfolgt und von diesem verfolgt wird. Aber er ist auch der Vertreter der Staatsautorität, der Polizei. Er spielt die Rolle des Sohnes, dessen Ziele dieselben sind wie diejenigen John Klings, zugleich aber die eines ungefährlichen, gutmütigen und etwas blöden Vaters, den Kling belächelt, weil er klüger und fähiger ist als Chester.

Chester ist eine Art Mittelsperson. Über ihn weg gelingt die Identifikation mit der Autorität, die Angleichung des rebellierenden Sohnes mit dem Vater, einem Vater, der weniger gefährlich gemacht worden ist und der den Krieg vermeiden will. Chester ist der mehr domestizierte John Kling;

auf dem Weg der Identifizierung mit ihm kann Gusti sich mit seinem Vater aussöhnen.

Im Roman werden noch weitere Symbole auffällig. Da ist vorerst die kleine rote Kröte aus der galalithartigen Masse, die den Sohnesfiguren gefährlich ist und vom Vater her stammt. Aus der Symbolik der Träume und Märchen wissen wir, was sie zu bedeuten hat. Weil sie eine rote Farbe trägt, wird das Symbol umso gröber. Es ist zu vermuten, dass in einer Geschichte, worin der väterliche Penis eine Rolle spielt (die rote Kröte), auch die entsprechenden Körperteile der Mutter dargestellt sind. In unserem Schundroman stehen dafür die Erde, die Kloaken, das verlassene (!) Bergwerk (Gustis Vater ist verstorben, er hat die Mutter »verlassen«).

Mit der Flugzeugreise wird ein gestörter elterlicher Koitus dargestellt. Dabei befindet sich der Sohn, ohne dass der Vater es weiß, im Mutterleib. Merkwürdigerweise – scheint uns – ist es nicht der Sohn, der den Vater im Mutterleib beim Koitus stört, sondern die Mutter selber: Es ist Hellja, die das Steuer beschädigt. Die gewöhnliche, der Flugzeugreise entsprechende Knabenfantasie geht dahin, dass der Sohn den Vater im Mutterleib kastriert, nicht die Mutter selber. Wir haben in den Träumen Gustis diese Fantasie gefunden: Er befindet sich in der Abwasserröhre und tritt den Vater, der eindringen will, mit seinen Füßen auf die Hände, und er schneidet ihm mit seinem Säbel in der Kiesgrubenhöhle die Hand ab. Aber gerade bei dem Traum vom Handabschneiden haben wir vernommen, dass nach der Tat neue Angst sich entfaltet, die Angst vor der Vergeltung. Im Schundroman liegen die Tatsachen nun so, dass keine Vergeltungsangst nötig wird, weil die Mutter selbst (und anstelle des Sohnes) den Vater kastriert.

Verfolgen wir nun kurz den Verlauf des Schundromans.

Der Vater (Vanderhoop) will Streit (Krieg) über die Familie und die Mutter (das Land) bringen. Er verfolgt die reine Mutter (Hellja) mit seiner deutlich gezeichneten geschlechtlichen Gier. Der Sohn (Kling-Burthe-Chester) will verhindern, dass der Vater der Mutter etwas antut – dass er sie koitiert (den Weltkrieg entfesselt). Die Mutter rettet den Sohn (Kling-Burthe) durch einen Revolverschuss rechtzeitig vor der Vernichtung durch den Vater. Sohn und Vater verfolgen sich bis in den Mutterleib (die Kloaken, das Kohlenbergwerk, das Flugzeug). Immer ist es die Mutter, die den Sohn rettet, und zwar so, dass sie die Schuld auf sich lädt. Sie kastriert den Vater (Zerstörung des Flugzeugsteuers), und sie tötet ihn schließlich. So begeht sie anstelle des Sohnes das »Urverbrechen«, und auf diese Weise erspart sie ihrem Sohn die Vergeltungsangst. In einer sublimierteren Form kastriert zwar der Sohn den Vater auch: Er schneidet das Aktenbündel ab und ersetzt es durch ein wertloses Papier. Dafür wird der Sohn (Chester) von der Mutter (dem Land) ausgezeichnet, und er macht Karriere. Wenn man beim Erscheinen Helljas zuerst geglaubt hat, sie werde später die Gattin Klings oder Burthes, so erfährt man am Schluss des Schundromans, dass die Söhne auf die Mutter verzichten. Diesen Zug kennen wir aus der Psychoanalyse als »nachträglichen Gehorsam« des Sohnes gegenüber dem väterlichen Gebot.

Der Schundroman *Die rote Kröte* löst das Ödipusproblem auf eine für den Sohn glatte Weise, indem einesteils der störende Vater von der Mutter getrennt und beseitigt wird, anderenteils der Sohn keine kriminelle Tat vollbringen muss und so der Vergeltungsangst entgehen kann. Er bleibt schuldlos.

Eine derartige Lösung aus den Konflikten, denen kein Junge im Alter Gustis entgehen kann, muss für Gusti und seine Kameraden geradezu großartig wirken und erklärt die Vorliebe für den Schundroman. Wir haben in Gustis Träumen gesehen, dass er die ihn quälenden Probleme dadurch abwälzen will und ihnen so ausweicht, dass er sich in die Mutterleibssituation zurückzieht und auf die anal-sadistische Phase regrediert und doch keine Ruhe findet vor der Angst. Der Schundroman nimmt alle die Themen, Probleme und Konflikte auf, mit denen sich Gusti momentan unbewusst beschäftigt, und er löst sie. Gewiss sind ihm weder seine unbewussten Fantasien noch der Sinn seiner Träume und der symbolische Gehalt der *Roten Kröte* bekannt und bewusst; aber wir müssen annehmen, dass sein Unbewusstes auf die glückliche Lösung im Schundroman voll eingeht, dass es die Symbolik versteht und eine gleiche Lösung für sich selber herbeiwünscht.

Gusti verzichtet in der Realität auf direkte sexuelle Beziehungen zu seiner Freundin Alice. Und indem er diese in die Küche hinausschickt, um nach dem vermutlichen Einbrecher zu sehen, während er sich unter Tisch und Bett verbirgt, verrät er, dass er von ihr (als Muttersubstitut) Rettung und Hilfe erwartet, ähnlich wie im Schundroman Hellja als Retterin und Helferin erscheint.

Diese Retterin und Helferin wirkt mit Werkzeugen typisch männlicher Sexualsymbolik, sie ist die »Frau mit dem Penis«; wir wissen, dass ihr fantasierter Penis sich in den Analysen immer als der Penis des Vaters entpuppt – die Frau hat in der homosexuellen Fantasie des Sohnes eine Umwandlung erfahren, sie ist eigentlich zum Mann (»Vater«) geworden; im Schundroman *Die rote Kröte* vertritt sie jenes Stück homosexueller Vaterbindung des Sohnes, das als »freundlich gesinnt« (sie warnt Kling vor

Vanderhoop) ein Gegenstück zu jenem anderen bildet, das ihn als Vanderhoop »verfolgt«.

Es muss hier noch ein kleiner Zug aus dem Schundroman nachgetragen werden, der nicht unwichtig zu sein scheint. Nachdem der Spion Vanderhoop nach Berlin geflüchtet ist und entdeckt, dass er anstelle des Dokuments nur wertloses Papier in seinem Aktenumschlag drin hat, fällt eine kleine rote Kröte heraus und zerbricht. Es liegt ein Zettel in den Scherben mit der Niederschrift: »Sehen Sie, die rote Kröte, Ihr teuflisches Symbol, kann auch einmal Ihnen gefährlich werden! Hüten Sie sich vor – John Kling!«

Der Sohn hat sich also heimlicherweise in den Besitz des väterlichen Penis gesetzt, und nun bedroht der Sohn den Vater mit der gefährlichen Waffe.

Im Roman *Die rote Kröte* werden alle jene Bedingungen erfüllt, um das Kräftespiel, wie es sich bei Jungen im Pubertätsalter abspielt, konfliktlos und angstlos zu lösen. Der Schundroman muss insbesondere solchen jungen Lesern mächtig zusagen, deren sexuelle Entwicklung noch stark mit analsadistischen und mit Mutterleibsfantasien durchsetzt ist.

Für einen Jungen wie Gusti spielt sich der Ödipuskonflikt noch auf einer anderen Ebene ab. Gusti laboriert unbewusst an der Aufrichtung des »Vaters« in seinem eigenen Selbst herum. Er arbeitet an der Konstituierung seines Über-Ichs. Der »Vater«, der einst das Gesetz und die Macht von außen bedeutete, wird gleichsam psychisch einverleibt und als Richtschnur und Eigengesetz empfunden.

Mit dem realen Vater hat sich ja Gusti längst nicht mehr auseinanderzusetzen. weil er verstorben ist. In sich selber aber fühlt er zwei Kräftegruppen, die an seinem Ich zerren: auf der einen Seite die »verbrecherischen« Tendenzen seiner Triebe, auf der anderen die sittlichen Forderungen alles Autoritativen, dessen Urbild einst der reale Vater war und das sich durch seelische Akzeptierung weiterer autoritärer Forderungen libidinös an ihn verknüpfter Personen zu seinem Über-Ich fügte.

Gusti hat gleichsam alle Personen des Schundromans *Die rote Kröte* in sich. Der Verbrecher Vanderhoop entspricht seinen eigenen schlimmen Trieben ebenso sehr wie Chester, der Vertreter des Rechts, des »Rechten«, während Hellja seiner Mutterimago gleichkommt.

Von Gustis verbrecherischen Trieben zeugt eine ganze Reihe freier Aufsätzchen, worin er hauptsächlich über Diebstähle berichtet. Er stiehlt seiner Mutter Zucker und Milch und macht daraus während ihrer Abwesenheit Karamels. Er strolcht in der nahen Stadt herum und stiehlt auf dem Markt oder bei den Fruchtständen der Italiener Kastanien, Orangen und spanische Nüsschen. Er geht in den Verpflegungsraum eines Einheitspreisgeschäfts und benutzt einen unbeaufsichtigten Augenblick in dem Hochbetrieb, um einem Fräulein ein Schinkenbrötchen zu entwenden und damit zu verduften.

> »An einem Sonntag«, schreibt er, »nahmen ich und Gottfried Y. seinen Hund mit in den Wald. Wir liefen (= gingen) in dem Wald herum. Beim Moosackergut war ein Tor offen, sie hatten die Enten aus dem Hofe gelassen. Da haben wir den Hund hineingeschickt, der brachte eine im Maul daher. Gottfried nahm diese rasch in den Kuttenbusen (Rockinnentasche), und wir sprangen (= liefen) den Fußweg hinunter. Als wir stehenblieben und schauten, ob es einen Fraß gebe, war es fast die schönste [Ente]. Aber da waren die Kleider ganz verblutet. Beim Bach haben wir sie gewaschen. Dann sind wir heimgegangen und haben die Ente gut versteckt. Am Montagnachmittag haben wir sie gerupft, geschlachtet und gebraten. Dann haben wir noch die Alice zum Fraß eingeladen. Der kann man schon trauen.«

Andere Berichte Gustis schildern, wie er einen Erwachsenen »verrückt gemacht« hat, wie er Holzbeigen und Ziegelstöße auseinanderriss, Leute aus den Häusern herunterläutete, Birnen der öffentlichen Dorfbeleuchtung herunterschmiss, Glöckchen an den Telefonleitungen mit Steinwürfen zerschlug.

Man könnte vermuten, dass an diesen Heldentaten die Schundromanlektüre schuld sei. Die meisten der Berichte stammen aber aus einer Zeit, als Gusti noch keine solche Lektüre zur Verfügung hatte. Gusti scheint im Gegenteil trotz seiner Lektüre in der letzten Zeit moralischer geworden zu sein. Das könnte gerade jener Aufsatz beweisen, den er schrieb, während der Lehrer die *Rote Kröte* las.

> »Vorgestern musste ich in eine Apotheke, um Jod zu holen. Da ist eine zusammengelegte (= gefaltete) Zwanzigernote am Boden gelegen. Es hat niemand etwas gemerkt. Ich bin schnell mit dem Fuß daraufgetreten, und als der Mann nach hinten ging und nicht auf mich sah, da habe ich das Nötlein rasch aufgehoben. Dann habe ich es ihm doch gegeben, und er hat mir zwei Franken gegeben. Manchmal reut es mich schier. Aber es ist auch schön, wenn man ehrlich ist.«

Dieser Bericht, der mit einer Farbstiftzeichnung ausgestattet ist, die den Jungen im Moment darstellt, wo er die Note an den Apotheker hinterm Ladentisch abgibt, zeigt die beiden Tendenzen, die in dem Jungen miteinander kämpfen. Einesteils möchte er das gefundene Geld unterschlagen (»Manchmal reut es mich schier«), aber er findet die Ehrlichkeit »auch schön«. Diese scheint noch nicht recht festen Boden in ihm gefasst zu haben, aber es ist doch ein Ansatz dazu vorhanden. Wahrscheinlich wünscht der Junge, dass ihn der Lehrer in der Ehrlichkeit bestärke. Durch ein diesbezügliches Lob sind wohl die weggegebenen anderen 18 Franken leichter zu verschmerzen.

*

Es ist ganz selbstverständlich, dass die Jungen jener Klasse, deren Lehrer sich an den Schundromanen interessiert zeigte, über ihre Lektüre schrieben. Neben einem Drama *Die rote Kröte*, das einige Schülerinnen und Schüler gemeinsam »dichteten« und aufführten, verfassten sie eine Anzahl freier Aufsätze. Ihre Arbeiten bestätigten, dass sie ganz ähnlich wie Gusti denken und fühlen und an den gleichen Konflikten leiden.

> »Warum lese ich gerne Schundromane?«, schreibt einer. »Sie sind für mich sehr interessant, weil ich sowieso gerne Verbrecher- und Diebstahlsgeschichten lese ... John Kling plünderte die Bank und errichtete mit dem Geld ein Krankenhaus, und er führte die anderen nur so an der Nase herum.«

> »Mir gefallen Bücher am besten«, schreibt ein anderer, »in denen am meisten gemordet und gestohlen wird ... Und dass Kling und Burthe sich immer aus der Streue [i. e. Schlamassel] zu helfen wissen und gut sind mit den Armen. *Die rote Kröte* ist am spannendsten. Kling und Burthe befreundeten sich mit einem Mädchen namens Hellja. Die beiden sind dem Verbrecher Vanderhoop nur deshalb immer entkommen, weil Hellja sie glücklich rettet.«

Offenbar hat auch diesem Jungen die Vernichtung des »Vaters« durch die »Mutter« am tiefsten eingeleuchtet, die Vermeidung der »Schuld« für den »Sohn«.

Ein dritter schreibt darüber: »Ich habe jetzt schon mehr als zwei Dutzend Romane von John Kling gelesen. Am meisten gefällt mir daran, dass alle mehr oder weniger spannend sind und dass die zwei Freunde sich nie die Hände mit Blut besudeln.« Dann macht der gleiche Bursche noch auf ein weiteres Motiv aufmerksam, das Jungen in seinem Alter wertvoll erscheint. »Sie heiraten auch nie«, fährt er fort. »Das ist noch treue Freundschaft! Im Buch *Die Perle des Todes* hätte Burthe bald ein Mädchen geheiratet, aber es ist vorher von dem Verbrecher getötet worden. So blieb die Freundschaft bestehen.«

An die Stelle der heterosexuellen Bindung, die abgelehnt werden muss, weil sie inzestuös gemeint ist, tritt die homosexuelle. Nur ein Mädchen, das um ein Jahr älter ist als Gusti und bereits etwas reifer denkt, scheint auf dem Entwicklungspunkt angelangt zu sein, wo die Schundromane abgelehnt werden. Sie schreibt:

> »Die interessantesten Bücher solcher Art sind die von Kling. Besonders auch, weil sie an den Armen teilnehmen. Auch, weil er und sein Freund nicht nur des Geldes wegen arbeiten, wie etwa Chester. Mich interessiert das auch, weil so etwas bei uns nicht vorkommt. Aber wenn man ein paar solcher Büchlein gelesen hat, so merkt man bald, dass das eine Buch vom anderen abgeschrieben und noch verdreht worden ist. Denn es baut sich alles gleich auf, wie im ersten Buch. Mir gefallen jetzt die Liebesromane besser.«

*

Die Pädagogen, die unseren Aufsatz lesen, werden gegen ihren Kollegen, der der Klasse Gustis vorsteht, den Vorwurf erheben, dass er versäumt habe, tatkräftig gegen den Unfug des Schundlesens einzuschreiten. Vielleicht sagen sie sogar, er habe ihn begünstigt.

Dagegen lässt sich einwenden, dass es sicher nicht der richtige Augenblick gewesen wäre, um einzuschreiten. Der Lehrer hat irgendwie gemerkt, dass seine Schüler Schundromane lesen, und durch sein Verhalten hat er die Klasse veranlasst, mit ihren Geheimnissen hervorzurücken. Es sind mündliche und niedergeschriebene Auseinandersetzungen daraus entstanden, und es ist wahrscheinlich, dass der Lehrer diese nicht allein nur zum Zweck einer psychoanalytischen Ausbeute gepflogen hat und dass er, gestützt auf das, was er als Psychologe erfahren, auf seine Art »eingeschritten« ist und gegen die Schundliteratur gewirkt hat. Uns hat aber hier etwas anderes interessiert. Etwas, das zunächst keine praktische pädagogische Frage ist, sondern eine psychologische.

Wir haben am Interesse der Jugendlichen für die Schundromane längst gemerkt, dass diese für sie einen Zweck zu erfüllen haben. Aber wir wussten nie recht sicher, was für einen.

An unserem Beispiel haben wir gesehen, dass der Schundroman dazu dient:

1. gewisse verbrecherische Fantasien zu sättigen, zu binden und zu erfüllen auf dem Umweg der Identifizierung mit den Helden in der Schundgeschichte;
2. dass er ein Mittel bedeutet, um zwischen bestimmten widerstreitenden seelischen Instanzen zu vermitteln und ein Gleichgewicht herzustellen. Die direkte sexuelle Aggression auf Frauen wird vermieden, dafür werden Ansprüche homosexueller und prägenitaler Natur befriedigt;
3. dass er unter besonderen Umständen *Angst erspart* und vermeidet. Wir sehen eine merkwürdige Verbindung von Angst und Fantasie, die angstvermeidend wirkt; *der Schundromanleser identifiziert sich mit dem angstfreien Helden*, der auch in den schlimmsten Situationen immer wieder durch einen glücklichen »Zufall« vom »Schicksal« gerettet wird.

Wir wissen, dass die Fantasien Sehnsuchtsprodukte bedeuten. Wird die Sehnsucht gestillt, so hören die Fantasien auf. Dann kann sich etwas in der Wirklichkeit entfalten, das bis dahin in die Fantasie verdrängt worden ist.

Die realitätsgerechte Bearbeitung der Probleme, die den jungen Schundromanleser beschäftigen, lösen Angst aus, und darum sucht er immer wieder die angstfreie Lösung in der Schundfantasie.

Es kann hier beigefügt werden, dass das oft zu beobachtende zwangsmäßige Schundromanlesen bei Jugendlichen den Sinn eines zwangsneurotischen Symptoms hat: Das Lesen schützt den Leser vor dem Handeln, vor der realen Durchführung seiner verbrecherischen Impulse, oder es verzögert deren Durchführung.

*

Also – könnte man folgern – sollte man der Jugend das Schundlesen gar nicht verbieten, eher empfehlen.

Das wäre ein falscher Schluss.

Wir wollen unser Augenmerk auf die Tatsache richten, dass zahlreiche jugendliche Rechtsbrecher behaupten, sie seien durch Schundlektüre verführt worden.

Viele Richter, aber auch die Erzieher und die literarischen Bekämpfer der Schundliteratur haben dieses Argument aufgenommen. Es ist schwer, darüber Allgemeingültiges auszusagen. Bei Gusti haben wir den Eindruck bekommen, dass er trotz der Schundlektüre moralischer geworden sei. Wahrscheinlich ist die Intensität der kriminellen Impulse verschieden und hat einen entschiedenen Einfluss darauf, ob ein Schundleser sich mit der verbrecherischen Fantasie begnüge oder ob er etwas davon in die Realität umsetzen müsse. Und in diesem Fall ist es möglich, dass er die Umsetzung seiner Impulse in die Realität nach dem Vorbild eines Schundromans ausgestaltet.

Mir will scheinen, Schundlektüre allein genüge nicht, um einen Verbrecher zu machen. Sie kommt bereits vorhandenen sehr intensiven Impulsen entgegen, möglicherweise aktiviert sie diese aus einem Stadium der Latenz.

Von diesem Gesichtspunkt aus erscheint die Bekämpfung der Schundlektüre angezeigt. Wenn sie nicht vorhanden ist, so kann möglicherweise vermieden werden, dass der Funke ins Pulverfass fällt: Ein latenter verbrecherischer Impuls kommt nicht zur Ausführung, er bleibt verdrängt.

Es besteht aber noch eine Reihe anderer Gründe, die uns die Schundliteratur als verwerflich erscheinen lassen. Sie ist meist unkünstlerisch und so verlogen, dass es schließlich eine 14-Jährige einsieht und sich anderer Lektüre zuwendet (siehe den entsprechenden Aufsatz von Alice).

Aber wir verwerfen die Schundliteratur auch als Psychologen. Wir haben gesehen, dass insbesondere diejenige, die von Verbrechern, Abenteurern und Detektiven erzählt, genau die gleichen Motive behandelt, wie die dichterisch vollkommenste, die klassische Literatur: Sie wandelt den Ödipuskonflikt ab. Aber sie benutzt dazu die allergröbsten Mittel. Ihre Symbolik ist wenig fein, oft fast handgreiflich primitiv. Die Lösung des Konflikts ist ebenso grob, sie ähnelt den Lösungen, wie sie der Traum und der Tagtraum bringen. Die Schundliteratur scheut sich nicht, Schilderungen von Situationen zu benutzen, die fast unverkleidet allerlei prägenitale Fantasien wiederbeleben; das Anale, das Urethrale, und insbesondere das Sadistische und die Mutterleibsfantasien sind kaum der ursprünglichen Wesensart entkleidet, unsublimiert, roh, grob, infantil. Der eigentliche Konflikt wird gar nicht – wie es in guten literarischen Produkten der Fall ist – durch die Mitarbeit des Helden gelöst, sondern durch »Zufall« und »Schicksal«.

In diesen Instanzen erkennen wir als »höhere Macht« den homosexuell geliebten Vater, der im übrigen Inhalt des Romans und durch andere Symbole als Verfolger und Feind dargestellt ist. Dieser »Vater« ist noch nicht als Anteil des Über-Ichs dem eigenen Selbst einverleibt worden, er wird einesteils bekämpft und anderenteils als Rettung beansprucht.

Dass der Held des Romans und sein Leser nicht angehalten werden, selber eine Lösung aus ihren Konflikten zu finden und durch ihre Mitarbeit über sie hinwegzukommen, sondern von außen her (»Zufall« – »Schicksal« – »Höhere Macht«) mit einer »gnädigen Fügung« sich um die Auflösung des Knotens herumdrücken können, darin liegt die Verlogenheit des Schundromans. Er unterbindet eine realitätsgerechte Abwicklung des im Leser drängenden Konflikts, er vermeidet Realanpassung durch Arbeit; durch seine außerordentliche Pseudolösung macht er eine weitere Auseinandersetzung mit dem »Vater«, die Fortentwicklung und den Weiteraufbau des Über-Ichs unnötig.

Wenn sich im erzählten Beispiel das Über-Ich Gustis weiterentwickelte, geschah dies nicht infolge, sondern trotz seiner Schundlektüre und ist anderen Erziehungseinflüssen zuzuschreiben.

Aber wir verwerfen auch ein Verbot der Schundliteratur. Wir haben ja gesehen, wohin ein solches führt. Verbote dienen lediglich dazu, uns zu beruhigen und zu täuschen. Wir neigen zum Glauben, dass etwas nicht vorhanden sei, wenn es verboten ist.

»Wir müssen das Schlechte durch das Bessere ersetzen!« Diese Devise haben die Bekämpfer der Schundlektüre längst aufgestellt (z. B. das Schweizerische Jugendschriften-Werk, Zürich).

Aber es ist nicht allein eine Frage des literarischen Geschmacks, dieses Bessere herausfinden zu können, die Psychologie hat ein gewichtiges Wort dabei mitzureden. Wertvoll außer der einwandfreien dichterischen Konzeption – wie in der Weltliteratur – ist in der Jugendliteratur das, was die ursprünglichen und urtümlichen menschlichen Konflikte zum Thema hat und durch die Mitarbeit des Helden, mit dem sich der Leser identifiziert, zu einer realitätsgerechten Lösung bringt.

Es bestehen Jugendbücher, die die postulierten Bedingungen ganz oder wenigstens teilweise erfüllen. Ein besonderer Zug an ihnen scheint einer kurzen Betrachtung wert zu sein. Die Geschichten spielen meist in der Fremde, manchmal in einer fernen Großstadt, oft unter wilden Völkern. »Mich interessiert das auch, weil so etwas bei uns nicht vorkommt!«, hat eine 14-Jährige geschrieben. Ihre Mitschüler haben diesen Gedanken bestätigt. Das Fremdartige erscheint als besonders interessant. Dahinter muss ein tieferer Grund stecken. Man denkt unwillkürlich an den manifesten Inhalt jener Träume, worin beispielsweise bei einem Europäer chinesische Landschaft und Leute vorkommen, hinter denen sich eine Auseinandersetzung mit den Eltern verbirgt; oder worin das Verweilen in einer Großstadt inzestuöse Motive darum gut maskiert verbirgt, weil die Traumzensur das Naheliegende durch das Fremde ersetzt hat.

Sehr häufig geben Eltern und Erzieher der Jugend »gute« Bücher in die Hand, die ebenso verlogen und scheußlich sind wie Detektiv- und Verbrecherromane. Ich denke an gewisse »harmlose« Romane, wie sie besonders die Mädchen gerne lesen. (»Ich lese jetzt lieber Liebesromane«, schrieb die 14-Jährige.)

Viele Erwachsene sind eben selbst wenig oder nicht über die Entwicklung der Schundleser hinausgekommen. Das Verbrecherideal steckt in den Männern ebenso wie das Courts-Mahler-Ideal in den Frauen. Verlogene Fantasielösungen aus den Pubertätskonflikten im Sinne des Traums und Tagtraums, der Produkte einer Pseudologia phantastica und der Schundschriftsteller scheinen darum angenehmer zu sein, weil sie Arbeit, Angst und ein Stück mühseliger Realitätsanpassung ersparen.

Die erwachsenen Schundleser begünstigen die Schundschriftsteller durch ihre Ankäufe. Diese ermuntern zur Produktivität eines Wallace – statt dass durch Boykott dafür gesorgt wird, dass die Schundliteraten ihren Beruf wechseln, weil sie kein Auskommen mehr fänden.

Um die gewonnenen theoretischen Ausführungen dieser Arbeit zu unterlegen, ist ein konkretes Beispiel ziemlich ausführlich und in einer für eine wissenschaftliche Abhandlung wenig geläufigen Form dargestellt worden.

Einer diesbezüglichen Kritik möchte ich entgegnen, dass es mir nebenbei auch daran lag, zu zeigen, auf welche Art außerhalb der psychoanalytischen Ordinationsstunde und speziell innerhalb einer Schulklasse das psychologische Material gewonnen werden kann.

Und schließlich scheint mir, dass zur Darstellung von etwas Konkretem sich die konkrete Form einer dramatischen Erzählung besser eignet als die einer mehr abstrakten, theoretischen und summarischen Schilderung.

12 Eine Diebin aus fehlgeleiteter Gewissensreaktion

Die *Kriminologie* kommt je länger desto mehr dazu, anlässlich ihrer Untersuchungen, Beurteilungen, Strafverfügungen auch die *Tiefenpsychologie als Hilfsmittel* herbeizuziehen. Je stärker der Leitgedanke durchdringt, die Justiz habe nicht allein nur zu ahnden, es liege ihr die viel bedeutsamere und vornehmere Aufgabe ob, Maßnahmen dafür zu ergreifen, dass der Delinquent wieder den Weg in die Gemeinschaft findet, gegen die er sich verfehlt hat – dass also die *Strafe* des Richters den Bestraften *bessern* sollte –, desto mehr ist es nötig, sich psychologischer und pädagogischer Einsichten zu bedienen.

Dies gilt insbesondere für die *Jugendgerichtsbarkeit.* Denn Jugendliche, so sagt man sich, sind noch erziehbar, sind es jedenfalls in viel bedeutenderem Maße als erwachsene Verbrecher. Die Jugendlichen sind in ihren Charakteren noch nicht »fertig«, noch nicht stabilisiert, darum modulationsfähig, *erziehungsfähig.* Also soll der Jugendrichter darnach trachten, seine noch erziehbaren Straffälligen auf dem Wege seiner rechtsprecherischen Verfügungen zu normalen Staatsbürgern zu machen. Sein Augenmerk muss weniger der eigentlichen Bestrafung, der Wiedervergeltung, Sühne usw. gelten als der Erziehung.

Dass dies heutzutage getan wird, leuchtet als ein großer Fortschritt ein. Wenn heute, beispielsweise, ein Jugendrichter einen Eigentumsdelinquenten zu beurteilen hat, nimmt er nicht mehr wie früher als selbstverständlich an, dieser habe sich am fremden Gut einfach bereichern wollen. Es kann möglich sein, dass Habsucht und Besitzgier die Motive zur kriminellen Tat bedeuteten – es kann aber ebenso möglich sein, dass das Delikt die Folge unbewusster Vorgänge im Seelischen ist. Je nachdem möchte der Jugendrichter dem Fall angepasste pädagogische Maßnahmen ergreifen, die einigermaßen in Aussicht stellen, dass sich der Delinquent wieder in die Gemeinschaft hineinfindet, sich darin halten kann, das Delinquieren für die Zukunft aufgibt.

Die Vorarbeit, also die Untersuchung eines bestimmten Falls und die Vorschläge zur Ergreifung von Maßnahmen an den Jugendrichter, leistet in unseren Gegenden der Jugendanwalt. Er hat das Recht, alle nötigen Erhebungen einzuziehen, sich von Experten, die er ernennt, beraten zu lassen und Gutachten in Auftrag zu geben. Später wirkt er unter Umständen als Beaufsichtigungsstelle. Er sendet eine seiner Fürsorgerinnen, um nachzusehen, wie es dem (»bestraften«) Jugendlichen geht. Man hat ihn, nehmen wir dies an, einem Lehrmeister übergeben, der ihn ein bestimmtes Handwerk lehren soll; nun zeigt die Kontrolle durch die Fürsorgerin, dass Meister und Lehrling nicht miteinander auskommen; der Meister verfolgt den Lehrling, der ein Dieb war, mit beständigem lauernden Misstrauen, und in dieser Atmosphäre kann der Lehrling nicht zum Guten gedeihen – man muss ihn zu einem geeigneteren Lehrmeister verbringen. Der Jugendanwalt hat die Befugnis, den Lehrvertrag aufzulösen und einen neuen zu schließen. Der Jugendrichter bestätigt in der Regel die Anträge des Jugendanwalts. Dieser ist gewöhnlich auch Jurist – also weder Psychologe noch Pädagoge –, und es ist verständlich, dass er in gewissen Fällen Fachleute beizieht.

Von einem solchen Fall möchte ich hier Bericht erstatten. Er deckt, wie mir scheint, interessante psychologische Hintergründe auf: Wir sehen eine *Diebin*, die aus *fehlgeleiteter Gewissensreaktion* stiehlt. Außerdem lassen sich anhand der Sachlage gewisse pädagogische und juristische Erörterungen anknüpfen.

Ein 17½-jähriges Mädchen, nennen wir es *Emma*, ist Lehrtochter in einem Kolonialwarengeschäft. Emma hat in kurzer Zeit durch Entwenden kleinerer Beträge aus der Ladenkasse eine Summe Geld gestohlen. Die Ladenbesitzerin erstattete Anzeige, und dem Polizeibericht war zu entnehmen, dass mit dem unrechtmäßig erworbenen Gut hauptsächlich feine Strümpfe, Unterwäsche und ab und zu Süßigkeiten gekauft worden waren. Die Jugendanwaltschaft ordnete eine psychologisch-pädagogische Expertise an. Sie sollte abklären,

a) ob die Lehrtochter eine »geborene« Kriminelle, ob sie kleptoman, in ihrem Impulsleben infantil geblieben oder aus was für anderen Ursachen sie eine Diebin geworden sei;
b) ob einfache Erziehungsmaßnahmen zu Emmas Besserung genügten und, wenn ja, welche im Detail ergriffen werden mussten, oder ob man die Delinquentin in ein Erziehungsheim geben solle; der Experte möge abschätzen, wie lange die Straffällige darin zu verbleiben

habe, um eine Besserung erwarten zu können; – oder ob eine psychiatrische Behandlung angezeigt sei;

c) ob man Emma nicht vielleicht in einen ganz anderen Beruf als in den einer Verkäuferin stecken müsse.

»Was ist vorzukehren, um das Mädchen wieder auf den rechten Weg zu bringen?«, so lautete der Schluss des Auftrags an den Experten.

Wir sehen, der Jugendanwalt wollte, gestützt auf die psychologische Exploration, die Handlungsweise Emmas *verstehen*, und er erwartete einen *Ratschlag*, was, gestützt auf die seelenkundliche Einsicht, mit der Eigentumsdelinquentin anzufangen sei, um sie zu bessern.

Der Jugendanwalt hätte es sich viel leichter machen können. Er hätte, gestützt auf den sogenannten »objektiven Tatbestand« und das volle Geständnis Emmas, einfach eine Strafe aussprechen beziehungsweise bei dem Gerichtspräsidenten beantragen können. – Er begehrte jedoch im Hinblick auf seine pädagogische, auf die Besserungsabsicht, den *subjektiven Tatbestand* zu erfahren, um viel subtilere, dem Sonderfall adäquate Maßnahmen zu ergreifen, vorzuschlagen, zu beantragen.

Die jugendliche Delinquentin wurde zu einem psychoanalytisch geschulten Pädagogen zur Untersuchung geschickt. Es handelte sich um einen Mann, der dem betreffenden Jugendanwalt persönlich bekannt war und der von ihm schon seit vielen Jahren in bestimmten Fällen zu Rate gezogen worden war. Gelegentlich war ihm auch die heilpädagogische Betreuung eines delinquierenden Jugendlichen übertragen worden. Es muss dies erwähnt werden, damit man verstehen kann, wie der Experte bei Emma vorging.

Eine weitere Vorbemerkung ist nötig. Zwischen dem Experten und Emma stellte sich, als diese zur Untersuchung kam, allsogleich jener schwer beschreibbare Zustand ein, den man als eine günstige *Übertragung und Gegenübertragung* bezeichnet, wenn man die *Freud*sche Terminologie benutzt. Es handelt sich um einen Gefühls- und Erlebnisvorgang, der wohl selten ganz unmittelbar in Erscheinung tritt; trotzdem ist er jedem Kinderpsychotherapeuten bekannt. Manchmal stellt sich der betreffende Zustand erst im Verlauf einer Behandlung allmählich ein; gelegentlich aber ist er schon beim ersten Zusammentreffen vorhanden, schlagartig: Beide Partner empfinden offenstes gegenseitiges Vertrauen, als wären sie längst und immer in einem freundschaftlichen Verhältnis zueinander gestanden. Mit Kunstgriffen lässt sich diese Einstellung nicht erzwingen. Wenn sie, wie im

Fall Emmas, unmittelbar eintritt, ist es am ehesten jenem anderen allgemein bekannten Phänomen zu vergleichen, das man »Liebe auf den ersten Blick« nennt.

Der Vergleich ist gefährlich, weil er den Anschein erwecken könnte, als vollziehe sich zwischen Experten und Proband etwas Erotisches – als handle es sich um eine plötzliche gegenseitige Verliebtheit. Dem ist nicht so. Jedenfalls bleibt der erotische – und es wäre eine sehr sublimierte Liebesbeziehung – Anteil beiden Partnern völlig unbewusst. Kind oder Jugendlicher fühlen, dass sie sich ohne jede Scheu, Misstrauen, Berechnung usw. »geben«, anvertrauen dürfen, ungehemmt und natürlich, und der Psychologe fühlt, dass er nicht an einer Wand, die alles oder vieles verbergen möchte, sondern vor einem Menschen steht, der bereit ist, sich ihm in seiner ganzen Menschlichkeit zu offenbaren.

Unser Experte sieht Emma zum ersten Mal unter der Haustür. Das Mädchen ist mittelgroß gewachsen, schmalgliedrig, eigentlich unscheinbar, keine »Schönheit«, in den Formen eher unentwickelt und nicht besonders »weiblich«, und es erinnert an eine Jugendliche in den eckigen Backfischjahren.

Ohne sich darüber Rechenschaft zu geben, *duzt* er Emma. Dass er sie duzt – was er sonst bei Halbwüchsigen nie tut –, merkt er erst, als er später Emma wieder verabschiedet.

»Ei!«, sagt er betroffen. »Jetzt erst wird mir inne, dass ich dich die ganze Zeit über geduzt habe, hoffentlich hast du mir dies nicht übelgenommen!« »Haben Sie mich geduzt?«, fragt Emma verwirrt, dann lächelt sie: »Es ist mir gar nicht aufgefallen. Es ist schon recht!«

Wir sehen, auch Emma war vom Gefühl beherrscht, es habe so und nicht anders sein müssen. Dass der Experte Emma duzte und dass beiden dies nicht aufgefallen ist, illustriert das affektive Verhältnis, das hier infrage steht und das man kennen muss, um die Besonderheiten des psychologischen Untersuchungsganges richtig zu verstehen. Man könnte von diesem affektiven Verhältnis auch sagen – und es damit noch viel präziser begrifflich formulieren –, dass sich zwei Unbewusste direkt miteinander in Verbindung gesetzt haben.

Der Experte begann mit einem Gespräch, um anamnestische Probleme Emmas und das Leben im Lehrverhältnis zu ermitteln. Emma ist mittleres Kind aus kleinbäuerlichen Verhältnissen. Sie hat vier ältere und drei jüngere Schwestern. Außer den gewöhnlichen Kinderkrankheiten wie Masern und Keuchhusten, die sie während der ersten fünf Lebensjahre durchmachte, war sie immer gesund gewesen. Sie musste sich auch nie einer Operation unterziehen. In der Familie bestehen keine Geisteskrankheiten. Dass der Vater als solider Mann gilt, die Mutter als tüchtige Hausfrau, ging schon aus den Erhebungsakten hervor. In der Schule galt Emma als gute, wenngleich nicht ausgezeichnete Schülerin. Führungszeugnisse ergaben, sie sei unauffällig und keineswegs schwer erziehbar gewesen. Nach Schulaustritt war Emma für ein Jahr ins Welschland gegangen in ein Dorf; sie diente in einer Bäckersfamilie, die brieflich bezeugt, sie sei mit ihr zufrieden gewesen und Emma habe sich durch Fleiß, Ordentlichkeit und Zuverlässigkeit bewährt.

Emma wünschte, Verkäuferin zu werden, die Berufsberatung hatte nichts einzuwenden, und sie fand leicht eine Lehrstelle, umso mehr, als alle ihre Zeugnisse günstig lauteten. In der Nähe des Verkaufsladens bezog sie eine Kammer, wo sie sich das Morgen- und Abendessen selber bereiten konnte; sie aß nur am Mittag in einer kleinen Pension. In die Stadt versetzt, hatte sie Mühe, sich anzuschließen. Freundinnen habe sie sich nicht erwerben können, dagegen stand sie zu den »Kolleginnen« in der Verkäuferinnenschule auf gutem, wenngleich nicht auf sehr vertrautem Fuß. Im Ganzen führte sie ein ziemlich einsiedlerisches Leben und benutzte die Freizeit hauptsächlich zur Teilnahme an Sprachkursen und zum Aufgabenmachen.

An ihrem Arbeitsplatz fühlte sie schon bald den Drang, eine, später zwei Fünffrankennoten, dann gar eine Zwanzigernote aus der Ladenkasse zu nehmen, und sie findet jetzt, eine andere Lehrstelle wäre für sie geeigneter gewesen, nämlich eine solche, wo die Verkäuferin die Preise nur auf einen Zettel schreiben muss und eine Kassiererin die Beträge einzieht. »Wenn man selber das Geld in die Hand bekommt, gerät man allzu leicht in Versuchung!«, stellte sie fest und fügt seufzend bei: »Ich weiß nicht, wie es über mich kam – plötzlich nahm ich eine Banknote für mich – und dann, obwohl ich vor Angst fast starb, drängte mich etwas, mit den Diebereien fortzufahren. Die Meisterin merkte nichts, ich war froh. Zuletzt hatte sie doch entdeckt, dass ihr Geld fehlte – und als sie mich fragte, ob ich die Diebin sei, wurde ich rot, ich fühlte es – und konnte nicht leugnen!«

»Wozu hast du denn das Geld gebraucht?«

Emma erklärt, was wir bereits wissen: Sie habe Strümpfe und Wäsche angeschafft. »Nur dann, wenn ich frische Strümpfe und Unterwäsche trage, habe ich *das Gefühl, ganz sauber zu sein*. So, als wäre ich *ein neuer Mensch*. Ziehe ich nur Gewaschenes an, fühle ich mich nicht ganz sicher – ich weiß nicht wieso. Darum habe ich getragene Strümpfe und Wäsche an meine

Schwestern und an Freundinnen in meinem Dorf verschenkt und mir von meinem Lohn, oder eben vom entwendeten Geld, neue Sachen erstanden. Der Lohn reichte nicht recht aus.«

Was uns Emma erzählt, mutet uns verdächtig, krankhaft an. Uns scheint, dass sie einem *Zwang* folgt, wenn sie beständig neue Strümpfe und Wäsche anziehen muss, um sich »ganz sauber« zu fühlen und sich als »neuer Mensch« vorzukommen.

Emmas Zwang erinnert uns an einen anderen, an den *Waschzwang*, dessen psychischer Aufbau uns bekannt ist. Er bedeutet ein Zeremoniell, um *Schuldgefühle* abzuwehren. *Pilatus* wäscht seine Hände »in Unschuld«, nachdem er Jesus gegen sein Gewissen verurteilt hat. *Lady Macbeth* erliegt einem Waschzwang, nachdem sie einen Mord veranlasst hatte. Und wir sahen unter den Jugendlichen manch einen, der sich beständig die Hände waschen musste, um Schuldgefühle abzuwenden, die sich auf manifeste Onanie oder auf Onaniefantasien bezogen. Hat Emma Schuldgefühle zu verarbeiten? Wir denken dabei nicht an die Schuldgefühle, die sie ihrer Diebereien wegen hat, vielmehr an solche, die *vor* dem Einbruch der kriminellen Impulse vorhanden gewesen sein mussten. Welcher Art hätten diese ursprünglicheren Schuldgefühle sein können – was war ihr Ursprung?

Mit der Delinquentin wird nun, gleich während der ersten Zusammenkunft, der Z-Test[1] durchgeführt. Beim Vorlegen der zweiten Tafel, welche farbig gehalten ist, gibt Emma zuerst eine Deutung der beiden orangefarbenen Flecken: diese glichen Fuchsfellen, wie die Damen sie im Winter über die Schultern legen. Dann schweigt das Mädchen ein Weilchen, blickt, in Gedanken versunken, auf die beiden roten Flecken, legt unabsichtlich den einen Zeigefinger auf die Zwischenform (die weiße Aussparung zwischen den Rotflecken) und macht, wohl unbewusst, scharrende Bewegungen; dann meint sie stotternd: »Das ist doch – gewiss ein weibliches Geschlechtsteil!« Jetzt wagt es der Untersucher, den Test hier abbrechend, direkt zu fragen, ob Emma onaniere oder ob sie dies in früheren Zeiten getan. (Denn ihm scheint, eine deutlichere Darstellung der Onanie könne kaum gegeben werden: Emma hat doch sozusagen an dem Bildteil, den sie als »weibliches Geschlechtsorgan« deutet, onaniert.)

Zuerst will sich Emma an nichts erinnern. Dann gibt sie zu, einst als 14-jährige »hie und da« onaniert zu haben. Doch habe sie dabei regel-

1 Es handelt sich um ein Formdeut-Verfahren mit drei Bildtafeln nach dem Vorbild des Rorschach-Tests, die lange vor Erscheinen des Textbandes gedruckt wurden (Zulliger, 1954).

mäßig sehr große Angst empfunden und es immer seltener getan. Auf die Frage, wie es denn im Welschland gewesen sei, gibt Emma zu, auch dort hin und wieder onaniert zu haben, dann nämlich, wenn das *Heimweh* sie plagte. Nach der Rückkehr nach Hause sei es nie mehr passiert.

»Wie ist es denn mit der Angst?«, fragt der Experte. »Hast du ähnliche seither auch empfunden?« »Nein!«, gibt Emma sofort zur Antwort, sinnt ein wenig, dann ruft sie leise aus: »Oder doch! – Dann, wenn ich Geld stahl!« Es hätte nun nahegelegen, das Mädchen darauf hinzuweisen, dass sie die *Angstlust* bei der Onanie mit derjenigen beim Stehlen vertauschte. Doch der Experte verzichtet aufs Deuten – er tut es nur für sich selber und sieht einen ihm aus vielen anderen Fällen bekannten Mechanismus auch in Emma wirksam: *Das Stehlen ist ein Ersatz für die Onanie.* Bei beiden Handlungen wird die gleiche Angstlust empfunden, und beide erwecken ähnliche Schuldgefühle. Zugleich dient das Stehlen als *Entsühnung* von den Onanieschuldgefühlen, denn mit dem Diebesgut kann saubere Wäsche gekauft werden, die dem Mädchen das angenehme Gefühl vermittelt, es sei »sauber« und ein »anderer Mensch« – wohl ein reiner, schuldloser Mensch. Die Aussagen Emmas lassen außerdem sehr deutlich das Wirken der *Verdrängung* erkennen. Zuerst behauptet Emma, überhaupt nie onaniert zu haben. Lügt Emma? Nein, sie hat nur einen Tatbestand vergessen. Dann erinnert sie sich an die spätere Schulzeit, schließlich ans Welschland. Allmählich schiebt sich das Datum vorwärts vom 14. bis nach dem 16. Lebensjahr. – Es scheint, dass der zeitliche Abstand von einer begangenen »Sünde« diese für das Gewissen leichter mache.

Das *Gewissen* hatte Emma dazu gebracht, die Onanie zu unterdrücken. Sie verdrängte die Onanie dermaßen stark, dass – zuerst – nicht einmal mehr die Erinnerung daran wach blieb. An dieser Tatsache können wir das Maß des Drucks der Onanie-Schuldgefühle ahnen. Wir sind jetzt auch darüber in Kenntnis gesetzt, dass der Zwang, reine Wäsche anzuziehen, tatsächlich einem *Waschzwang* entsprach und dass die Ursache auf Schuldgefühle zurückgeht, die *vor* den Diebereien lagen. Die »saubere« Wäsche, die Emma anzieht, soll etwas ungeschehen machen – die »Beschmutzung« des Gewissens infolge Onanie.

Etwas schwer verstehbar wird sein, einzusehen, dass die Diebereien einen Ersatz für Onanie bedeuten. Dennoch ist dem so. Es wird beide Male etwas *Verbotenes* unternommen, das dem Täter ähnliche affektive Befriedigung verschafft: die *Angstlust.* Hierin liegt der Kernpunkt des Geschehens. Wenn wir uns mit jugendlichen Dieben beschäftigen, stoßen wir oft auf die merkwürdige Tatsache, dass das Stehlen und das Erwerben von Diebesgut und das Diebesgut selber einen symbolischen Sinn haben (Zulliger, 1950). Dieser Sinn kann auch ein sexualsymbolischer sein. Geld und Süßigkeiten sind oft Sinnbild für Macht, für Potenz oder für »süße« Liebe, für sexuellen Lustbezug.

Wir haben gesehen: Emma kam in die Stadt, wohnte in einer Kammer, hatte keine Freundinnen – diese, wie auch die Schwestern, sind im heimatlichen Dorf zurückgeblieben. Emma war eine *Einsiedlerin*. Wir haben ferner festgestellt: Im Welschland onanierte Emma, *wenn das Heimweh sie plagte*. Sie tröstete sich gleichsam an der Lust, die sie dabei empfand, und sie lenkte sich durch die Lust von ihrem Weh ab. In der Stadt ist sie noch einsamer als im Welschlanddorf, das sie an die Lebensverhältnisse in der Heimat erinnert. Statt sich nun die Lust zu verschaffen, die ihr vorher die Onanie bot, befriedigt sie sich mit der neuen Wäsche, die sie sich aus dem Diebesgut ersteht. Dass die Angstlust bei der Onanie und beim Stehlen die gleiche war, hat uns Emma wortwörtlich mitgeteilt (siehe oben). Und dass sie einst onanierte, kam durch Zufall anlässlich des Testens an den Tag.

Der psychologische Status lautet: Wir haben eine Jugendliche vor uns, die infolge ihrer Gewissensbisse das Onanieren unterdrückt und verdrängt hat. Der Stachel des Gewissens sticht sie trotzdem. Ohne dass sich Emma dessen bewusst wird, peinigt sie das Gefühl der Schuld. Das Gewissen klagt sie unbewusst der Unreinheit, der »Unsauberkeit« an. Um sich als »sauber« und als ein »neuer Mensch« vorzukommen, verfällt die Jugendliche dem Zwang, ganz neue Wäsche anzuziehen. Und um sich diese verschaffen zu können, sieht sie sich veranlasst, Geld zu stehlen, da der Lohn nicht ausreicht. Außerdem vermittelt ihr das Stehlen eine verkappte sexuelle Triebbefriedigung, die Angstlust als Ersatz der Angstlust beim Onanieren.

Wir erkennen: *Der Drang zum Stehlen ist mehrfach determiniert:* Er ist ein Ersatz für Onanie, und er ist eine Gegenhandlung gegen die Onanie, gleichsam ein Reinigungszeremoniell beziehungsweise das Mittel dazu. Somit entspricht das Stehlen Emmas einer *fehlgeleiteten Gewissensreaktion.*

Für den Experten erhob sich jetzt die Frage, wie dem Mädchen zu helfen sei. Gewiss wäre dies auf dem Weg einer psychotherapeutischen Behandlung möglich gewesen. Musste dem Jugendanwalt geraten werden, Emma in eine entsprechende Kur zu schicken? Wie hätte sich solch eine Kur ihrer zeitlichen und finanziellen Folgen wegen wohl einrichten lassen?

Vielleicht gebe es einen anderen, kürzeren Weg, überlegt sich der Experte. Unter ganzem Einsatz seiner Autorität erklärt er Emma, eine mäßig geübte Onanie sei nicht nur unschädlich, sondern sie werde auch vom lieben Gott verziehen.

Der Experte, der nun Emma gegenüber die Rolle des Beraters übernimmt, wagt so viel und ruft zur eigenen Bestätigung die allerhöchste Instanz, den lieben Gott, bewusst zu Hilfe. Es sei ratsam, erklärt er Emma, dass sich das Mädchen ab und zu die Selbstbefriedigung gönne – mit zunehmendem Alter komme es von selbst darüber hinaus. Er verspricht Emma, dem Jugendanwalt zu raten, sie in eine andere Verkäuferinnenlehre zu geben. Dagegen sei es selbstverständlich, dass das Mädchen den angestifteten Schaden wiedergutmache: Es müsse jeden Monat einen bestimmten Betrag von seinem Lohn abtreten und so die Schuld samt Zinsen zurückzahlen. Emma atmet erleichtert auf und ist einverstanden. Dann wird die »Sitzung« abgebrochen – und was beim Abschied unter der Haustür gesprochen wurde, ist uns bereits bekannt.

Der Experte riet, Emma die Lehre in einem Textilwarengeschäft beendigen zu lassen, was geschah. Hier konnte sie nun den ganzen Tag über sich mit reiner Wäsche beschäftigen. Dies, dazu die gestattete Onanie, hatten zur Folge, dass Emma nicht mehr nötig hatte, neue Wäsche am Leibe zu tragen. Durch die Erlaubnis zur Onanie war der Reinheitszwang in seinen Ursachen erschüttert – außerdem wurde das Symptom, die Nötigung, frische Wäsche zu tragen, dadurch ersetzt, dass Emma in frischer Wäsche nach Herzenslust wühlen konnte. Das Gewissen war entlastet, weil der Experte, zu dem Emma von allem Anfang an eine dermaßen gute Übertragung gefasst hatte, tatsächlich für sie als maßgebende Autorität wirken konnte. Der Experte hatte die Verantwortung für die Onanie von Emmas Schultern weggenommen und auf seine eigenen geladen – das Schuldgefühl Emmas wurde dadurch gemindert.

Damit nicht einer völlig zügellosen Triebbefriedigung freie Bahn geschaffen werde, hatte er gewisse *Limiten* gesetzt: »Ab und zu« dürfe sich Emma die Befriedigung gönnen, und sie werde von selbst so weit kommen, dass sie ihre Praktiken nicht mehr nötig habe. Beigefügt sei, dass der Experte Emma erlaubte, ihn weiter aufzusuchen, wenn innere Nöte sie bedrängen sollten. Damit wollte er sich die *Kontrolle* sichern.

Nachdem drei Monate verstrichen waren, kam Emma zum zweiten Mal zu ihrem Berater. Sie schien aufgeblüht, glücklicher, gesünder und erklärte, sie fühle sich im Textilwarengeschäft am richtigen Platz und könne sich ohne Weiteres enthalten zu stehlen, obwohl sie dazu auch in der neuen Stelle Gelegenheit gehabt hätte. Sie onaniere alle 14 Tage oder drei Wochen einmal. Ihr Bedürfnis, neue Wäsche und Strümpfe zu tragen, sei geringer, diese Sachen kämen ihr jetzt viel weniger bedeutsam und besitzenswert vor, ja alltäglich, und sie könne sich jetzt ganz gut mit gewaschener Wäsche abfinden.

Nach einem weiteren Dritteljahr besuchte Emma den Berater nochmals – diesmal auf dem Rad und nur im Vorbeifahren. Denn im Garten wartete ihre neue Freundin. Sie hatte diese im Geschäft gefunden. Die Freundin war um ein Jahr älter als Emma. Mit ihr machte sie Radfahrten, besuchte Konzerte und hie und da auch Tanzanlässe, sie liehen sich gegenseitig Bücher zum Lesen. Emma war gekommen, um mir mitzuteilen, sie empfinde nun überhaupt kein Bedürfnis mehr zum Onanieren, und sie sei froh darüber. Denn, selbst wenn es erlaubt sei, es sei doch nicht »würdig«.

Es ist uns verständlich, dass Emma die Onanie nicht mehr nötig hat. Sie ist nicht mehr so einsam wie früher, denn sie hat eine *Freundin* gewonnen. Bezeichnend ist, dass ein etwas älteres Mädchen als Freundin ausgesucht worden ist. Wir beobachten dies im Adoleszenzalter fast regelmäßig. Die etwas ältere Freundin, der etwas ältere Freund (unter männlichen Halbwüchsigen) ist ein Stück weiterentwickelt, der vollen geistigen Erwachsenheit näher, zugleich aber nicht so »fern«, dass man ihn nicht erreichen und sich ihm nicht gleichsetzen könnte. Die ältere Freundin, der ältere Freund stehen dem Idealen schon um einen Schritt näher, und doch wird die Identifizierung mit ihnen darum erleichtert, weil sie nicht schon allzu alt und damit allzu »weit« weg sind. Darum eignen sie sich ausgezeichnet als Mentoren, als Führende. Durch die Identifikation mit ihnen stärkt sich das Ich.

Die Anlehnung an die Freundin und die von der Freundin erhaltene Liebe entschädigen Emma für die nun gelassene Onanie. Außerdem bietet der Umgang mit der Freundin noch andere Befriedigungen: die Radfahrten, der Theaterbesuch, das Tanzen, die Lektüre. Möglich ist, dass das Radfahren, die damit verbundene körperliche Betätigung, direkt einen Onanie-Ersatz für Emma bildet, sodass sie, diesmal nicht auf dem Weg der Verdrängung und infolge arger Schuldgefühle, ihre Onanie überwinden konnte.

Erkundigungen ergaben, dass sie ihre Geldschuld regelmäßig durch Ratenzahlungen vermindert.

Das Beispiel, so gewinne ich den Eindruck, ist angetan, uns die psychologischen Hintergründe einer gewissen Kategorie krimineller Handlungen aufzuklären. Falsch wäre gewiss, anzunehmen, der Fall dürfe verallgemeinert werden und die »Therapie«, welche der Berater angewendet hat, sei jedes Mal angezeigt. Wir glauben im Gegenteil, er sei ziemlich kühn vorgegangen und habe Glück gehabt. Jedenfalls hat er Erfolg gehabt. Sein Vorgehen im Fall »Emma« liegt begründet in der geschilderten besonderen gegenseitigen Gefühlsbeziehung, die sich gleich zu Anfang des Zusammentreffens eingestellt hat. Wäre sie nicht eingetreten, hätte der Berater viel langsamer und vorsichtiger vorgehen müssen.

Der Fall »Emma« zeigt uns jedenfalls, dass es Verwicklungen gibt, da ein junger Mensch aus fehlgeleiteten Gewissensreaktionen straffällig werden kann, und dass wir heute in derlei Fällen die Mittel zur Hand haben, solche Delinquenten wieder auf den rechten Weg zu bringen. Wir müssen nach den subjektiven hintergründigen Motiven und Kräften forschen, die Motive auflösen und den Kräften eine andere Bahn geben, sie in andere Kanäle ableiten.

Dabei spielt aber auch die Strafe eine bedeutsame Rolle. Auch sie ist imstande, das Gewissen zu erleichtern. Falls die Strafe eine *Wiedergutmachungsstrafe* sein kann, halte ich sie für das Beste. Jedenfalls ist nötig, dass der Delinquent, besonders der jugendliche, mit der Strafe »einverstanden« ist, sie innerlich als angemessen anerkennt. Anderenfalls besteht die Gefahr, dass sie ihn verhärtet: Er empfindet sie als »ungerecht« und baut darauf Ressentiments gegen die Autorität, die Behörden, die Richter, den Staat auf. Und aus solchen Ressentiments kann er rückfällig werden oder ein andersartiges Delikt begehen – er wird möglicherweise zum *Verbrecher aus verlorener Ehre* und äußert die *Kohlhaas-Reaktion*. Dies tritt ganz besonders bei jugendlichen Rechtsbrechern leicht ein. Der Jugendrichter kann sie durch entsprechende Maßnahmen verhindern, wenn er als vornehmste Aufgabe seines Amtes die Menschheits*erziehung* betrachtet, um deren willen er wohl straft, aber dies in adäquater Weise tut. Neben dem objektiven Tatbestand fasst er auch den subjektiven ins Auge und erwägt daran – an beiden – seine Entscheidungen.

Es erheben sich jetzt noch mehrere Fragen, die diskutiert werden könnten. Ich möchte nur auf zwei juristische und eine psychologische kurz hinweisen. Zunächst sei das Problem der Arbeitsteilung gestreift. Man hört hin und wieder Stimmen, der Jugendanwalt sollte zugleich psychologischer Expertisen fähig sein und auch noch richten. Mir scheint, es ist dies von ihm nicht nur allzu viel verlangt, sondern auch aus einem anderen Grund nicht wünschenswert. Damit will ich nicht etwa dafür plädieren, dass Jugendanwalt und Jugendrichter, der Richter überhaupt, sich nicht um Psychologie zu kümmern habe, im Gegenteil: Wenn der Richter nichts von Psychologie weiß, ist er oft kaum imstande, den Ausführungen des psychologischen Experten folgen zu können; ihm erscheint dann manches, was der Experte vorbringt, als irreal oder auf vorgefasste Theorien zurechtgeschnitten. Die Einwände, die ich gegen eine Ämterkumulation erhebe, sind folgende:

1. ist es für das Hochhalten der Gerechtigkeit besser, wenn mehr als nur eine einzige Instanz einen Rechtsfall betrachtet;
2. haben wir ja im Staat die Gewaltentrennung aus guten Gründen durchgeführt, und ich meine, dies ist auch in der Jugendgerichtsbarkeit angezeigt. Der jugendliche Delinquent fasst – in vielen Fällen und grob gesagt – den Richter als *Gegenpartei* auf, den Jugendanwalt als *Helfer*, den psychologischen Experten als *unbeteiligten Dritten*. Es ist klar, dass diese drei Rollen nicht ein und derselbe Mensch übernehmen könnte. Anders formuliert: Der Jugendliche empfindet die Ämterteilung als Willen der Gesellschaft, *gerecht* zu sein. Unter dem Eindruck zu leben, die gesellschaftlichen Autoritäten gäben sich jede Mühe, ihn gerecht zu beurteilen, macht den Jugendlichen dem gemeinsamen Recht gefügig, weil er es als Anteil des eigenen Gewissens selbst dann anerkennt, wenn er dagegen verstoßen hat. Wäre eine einzige Person zugleich Jugendanwalt, psychologischer Experte und Rechtsprecher, dann kämen viel leichter Misstrauen und Zweifel darüber auf, dass diese Person wirklich Recht spräche und dass sie sich nicht nur von ihren eigenen jeweiligen Affekten leiten lasse.

Solche *Überlegungen* mache sich der jugendliche Delinquent nicht, könnte mir entgegnet werden. Aber ich habe gar nicht Überlegungen, nicht Begriffe, nichts Intellektuelles gemeint, vielmehr Gefühle. Und für die Gesamthaltung des jugendlichen Menschen, seinen Charakter, das Einfügen in Brauch, Sitte, Recht, in die Gemeinschaft und den Staat, kommt es viel mehr auf *Gefühle* an als auf intellektuelle Überlegungen – diese hinken gewöhnlich den Gefühlen nach und suchen nach Argumenten, sie nachträglich rational zu begründen.

Wenn ich mich über juristische Probleme äußere, tue ich es in vollem Bewusstsein, ein Laie zu sein. Ich möchte nicht etwas postulieren, vielmehr die Fachleute zu bestimmten Gedankengängen anregen. Darum sei mir gestattet, gleich eine zweite juristische Frage anzuschneiden. Kehren wir zum

»Fall Emma« zurück: War es da dem Experten gestattet, der Delinquentin ratend beizustehen? Er hatte doch nur die Aufgabe der psychologischen Exploration und der Meinungsäußerung über die pädagogischen Weiterungen über den Fall. Erlaubte sich der Experte da nicht einen Eingriff, zu dem er die *Kompetenz* nicht besaß?

Mir scheint, es ist unter allen Umständen erlaubt, ins Wasser zu springen und einem Ertrinkenden Hilfe zu bringen, auch wenn man dazu nicht beauftragt ist. Und wenn ein psychologischer Experte sieht, dass er einem Mitmenschen mit einem Ratschlag helfen kann, so soll er es gegen alle eventuellen Bedenken tun. Es wird ja gewiss nicht regelmäßig eine Situation eintreten, da er dies zu tun vermag oder tun muss – tun *muss* aus seinem rein menschlichen Verantwortungsgefühl. Gewiss kann er dabei in einen Gewissenskonflikt geraten. Aber über dem von der juristischen Instanz gegebenen Auftrag steht, so scheint mir, ein höherer, fast möchte ich sagen: ein *absoluter*.

Man könnte vielleicht sagen: Vom rein juristischen Gesichtspunkt aus gesehen, hat der Experte seine Befugnis überschritten – vom zwischenmenschlichen Gesichtspunkt aus gesehen, war er verpflichtet, zu tun, was er getan hat. Oder man könnte formulieren: Er folgte seinem *höheren* Auftrag, der jedem Menschen, besonders aber dem Pädagogen auferlegt ist – zu helfen, wo er helfen kann, wenn ein Mitmensch in Not geraten ist. – Und er musste *im richtigen Augenblick* helfen, ohne zu zögern. Auch darüber könnte man diskutieren.

Jetzt sei noch auf einen Gedanken hingewiesen, der wieder mehr psychologischer Art ist. Kehren wir zum heiklen Thema der *Onanie* Emmas zurück. Sie bedeutet einesteils zweifellos eine grobe Triebbefriedigung. Andernteils aber hat sie noch einen weiteren Aspekt, der nichts mehr mit der reinen Sexualität der Jugendlichen zu tun hat. Wir haben deutlich gesehen, dass Emma im Welschland dann zur Onanie griff, wenn sie das Heimweh plagte. Wir sahen ebenso deutlich, dass Emma als Lehrling vereinsamt war. Sie benutzte das Onanieäquivalent, das Stehlen und Sich-Wäsche-Verschaffen, um nicht onanieren zu müssen – sozusagen als Gegenzeremoniell gegen den im Unbewussten sich regenden Onaniewunsch. Diesen hat sie in der Folge gänzlich aufgeben können, als sie eine Freundin fand.

Dieser Sachverhalt zeigt uns, dass Emmas Onanie auch als *symbolische* Handlung zu verstehen ist: Er bedeutet die Sättigung des Sehnsuchtsgefühls, des Drangs nach Liebe, nach »Nestwärme«, nach *Heimat*, nach Anlehnung an Menschen.

Wir könnten auch formulieren: Dann, wenn Emma Sehnsucht nach Mitmenschen, nach Liebe und Freundschaft empfindet, die unerfüllt bleibt, *regrediert sie auf die Stufe primitiv-autistischer Triebabsättigung*, und sie onaniert genau in der gleichen Art wie ein kleineres Kind, das, unter ähnlichen Umständen, den Daumen in den Mund steckt und lutscht.

Damit sind wir auf eine Erkenntnis gestoßen, die über das bloße Grobsexuelle hinausreicht. Wir täten Emma also Unrecht, wenn wir von ihr dächten, sie sei besonders triebhaft-primitiv veranlagt, und wir sehen uns genötigt, ihre sexuellen Regungen und Betätigungen noch unter einem höheren Gesichtspunkt zu betrachten und zu beurteilen. Wir könnten sagen: Wenn Emma onaniert, meint sie eigentlich gar nicht die rohe Triebbefriedigung, sondern die Erfüllung ihres Wunsches nach Freundschaft und Liebe, nach Gemeinschaft und nach mitmenschlicher Nähe. Ihre *eigentlichen* Wünsche, deren direkte Erfüllung unmöglich ist, sättigt sie mit einem Ersatz ab. Ihre Onanie ist als »Ersatz« zu begreifen.

Und erst jetzt wird uns so recht deutlich, dass das Mädchen in einen seelischen Konflikt verwickelt ist, sich in einem argen *Notstand* befindet und dass dieser Notstand als *Böses* dazu treibt, weiteres Böse zu gebären. »Dies ist der Fluch der bösen Tat«, hat *Schiller* seherisch festgelegt, »dass sie fortzeugend Böses muss gebären!«

13 Ein jugendliches Diebskleeblatt

Die Behörden der Stadt B. mussten sich mit drei 14-jährigen Volksschülern befassen, die eine ganze Anzahl von Diebstählen begangen hatten. Man entschloss sich, bevor man irgendwelche Maßnahmen ergriff, die Jungen abstrafte oder sie in einer Zwangserziehungsanstalt unterbrachte, psychologischen Rat einzuholen.

Einen Knaben, nennen wir ihn *Heinrich X.*, hielt man für den gefährlichsten und für den Rädelsführer. Seine Schuld war es gewesen, dass die Diebe sich verrieten.

In einer Schirmhandlung war von einem Jungen eine Anzahl Regenschirme abgeholt worden. Er gab an, er stehe im Dienste einer bekannten, angesehenen und begüterten Kaufmannsfamilie und habe von der Dame des Hauses den Auftrag erhalten, ihr aus dem Geschäft Schirme zur Auswahl zu überbringen, sie wolle einen für ihren Gatten auslesen. Der Inhaber der Schirmhandlung vertraute dem ehrlichen Gesicht, der bescheidenen und höflichen Haltung des Jungen. Ohne weitere Erkundigungen übergab er ihm, was er wünschte.

Als er sich dann ein paar Tage später bei der Kaufmannsfrau erkundigte, ob ihr einer der Schirme gefallen habe und ob er die übrigen wieder abholen lassen könne, erhielt er die erstaunte Antwort, man wisse von der ganzen Geschichte nichts.

Es erfolgte eine Anzeige an die Polizei, und die Sache sprach sich in der kleinen Stadt herum. Dann stellte sich heraus, dass in einem neuen Stadtviertel ein Junge in Begleitung eines kleineren Kameraden Regenschirme zu günstigen Preisen verhausiert hatte. Die Nachforschungen der Polizei führten jedoch zu keinem weiteren Ergebnis, die Jungen wurden nicht eruiert.

Eines Tages aber sah eine der Frauen, die einen der wohlfeilen »Gelegenheitsschirme« erstanden hatte, den Verkäufer die Straße heraufschlendern. Sie ließ telefonisch die Polizei verständigen und rief inzwischen den

Jungen zu sich. Bald war auch ein Polizist zur Stelle, und es ergab sich, dass der Bub Heinrich X. hieß, der Sohn eines Werkmeisters in einem der industriellen Betriebe, und noch schulpflichtig war.

Es stellte sich heraus, dass Heinrich noch zwei Komplizen hatte, *Karl Y.* und *Raymond Z.*, und dass das Kleeblatt schon während ungefähr vier Monaten sein Unwesen trieb; man hatte in der Hauptsache Esswaren, hie und da Zigaretten und einige kleine Geldbeträge, die man sofort in Esswaren umwandelte, unterschlagen oder gestohlen.

Es wurde ein Verzeichnis über die Diebstähle aufgenommen. Sie beliefen sich auf einen Betrag von ungefähr hundert Franken. Man legte das Geld zusammen, um alle die Geprellten oder Bestohlenen zu entschädigen. Das Kleeblatt erhielt den Auftrag, zu den Leuten hinzugehen und ihnen die Beträge nach dem Verzeichnis auszuhändigen.

Auf ihrer Fahrt kamen die Jungen in eine Spezereihandlung, wo sie zwölf Franken abgeben sollten. Es waren gerade viele Kunden im Laden, und als man der stark beschäftigten Geschäftsinhaberin den Zettel vorwies, glaubte sie, es handle sich um eine Geldsammlung zu einem alljährlich wiederkehrenden Schul- und Jugendfest. Sie sprach ihr Erstaunen aus, dass sie dermaßen viel bezahlen sollte, denn andere Jahre hatte man freiwillige Beiträge beliebig gezeichnet. Sie übergab den Knaben drei Franken, und sie gingen, ohne den Irrtum aufzuklären. Nachher erkundigte sich die Frau über die angebliche Geldsammlung und vernahm, dass man bei ihr gar nicht habe Geld holen, sondern solches hatte bringen sollen.

Das Kleeblatt wurde zur Rede gestellt. Karl und Raymond erklärten, Heinrich habe sie durch Püffe und leise Zuflüsterungen veranlasst, nichts zur Aufklärung des Irrtums mitzuteilen. Heinrich gab an, er habe sich vor der Frau und den Kunden geschämt, den eigentlichen Zweck des Besuchs bekanntzugeben, und deshalb habe er geschwiegen. Karl habe auch von den mit den drei Franken gekauften Näschereien genommen, Raymond jedoch hätte sich nichts davon genommen.

Es war nicht zuletzt dieses merkwürdige und undurchsichtige Verhalten der Jungen, was die Behörden veranlasste, anderswo Hilfe zu suchen. Insbesondere fiel wiederum die Verhaltungsweise Heinrichs auf, sie verstärkte den Eindruck, dass er der Rädelsführer und ein ganz schlimmer Kumpan sei.

Man schickte die drei zu mir, wollte wissen, wie ich die Sache ansehe und was für Maßregeln ich als angezeigt betrachte. Karl und Raymond sah ich während je circa zwei Stunden. Heinrich kam während einer größeren Anzahl von Stunden im Verlauf von etwa drei Monaten zu mir.

Karl ist ein für sein Alter verhältnismäßig schmächtiger, unterernährter und verschlagener Proletarierjunge aus schlechten Verhältnissen. Er stammt aus einer Familie mit zahlreichen Kindern, wo der Vater allein verdient. Dieser ist ein untergeordneter Fabrikarbeiter und war schon mehr als einmal arbeitslos. Der Bub macht einen etwas verwahrlosten Eindruck. Er erzählt, wenn ich seine Berichte in chronologischer Reihenfolge wiedergebe:

Er lernte seinen Schulkameraden Raymond erst näher kennen, als er nach einem Wohnungswechsel seiner Eltern den gleichen Schulweg gehen musste wie dieser. Oft lungerten sie nach der Nachmittagsschule noch im Geschäftsviertel der Stadt herum, bewunderten hauptsächlich die Auslagen und Schaustellungen mit Esswaren und beneideten die Leute, die dort von all den Gutsachen kaufen konnten. Ein Südfrüchtehändler hatte außerhalb seines Ladens einen kleinen Verkaufsstand auf der Straße vor seinem Haus. Nun begab es sich einmal, als gerade Karl und Raymond die Ausstellung im Schaufenster bewunderten, dass der alte Händler zur Tür heraustrat und seinen Sohn, der den Verkaufsstand auf der Straße betreute, hereinrief, er müsse ihm etwas helfen.

Karl und Raymond hörten dies und sahen, dass der unbewachte Verkaufsstand vom Laden aus nicht beobachtet war, und sie benutzten die Gelegenheit, um rasch eine Handvoll Erdnüsse und ein Täfelchen Schokolade zu entwenden. Dann machten sie sich mit der Beute aus dem Staub. Am folgenden Tag kamen sie wieder, um sich zu überzeugen, dass man vom Diebstahl nichts gemerkt hatte; sie plauderten mit dem jungen Händler. Nachher machten sie ab, künftighin bei passender Gelegenheit den Diebstahl zu wiederholen.

Karl erzählte seinem Kameraden, dass er schon eine Reihe solcher kleiner Kostaufbesserungen getätigt hatte. Auch Felddiebstähle habe er begangen, prahlte er, und man habe bei ihm zu Hause nicht lange gefragt, woher die Kartoffeln, der Kohlkopf, die Rüben und das Obst kamen, die er in der Küche abgab und von seinen Streifereien mitgebracht hatte. Ja, als er einmal bei Tische erzählt habe, wie er einen Bauern hinters Licht führte und bestahl, da hätten alle seine Angehörigen, auch der Vater, laut lachen müssen.

In der darauffolgenden Zeit stahlen die zwei beim ersten und dann auch bei den anderen Straßenhändlern Esswaren, manchmal auch Zigaretten. Später sei dann Heinrich noch hinzugekommen, und er habe immer neue Streiche ausgedacht, die sie dann gewöhnlich gemeinsam ausführten. Karl gibt zu, er habe mitgeholfen, die drei Franken, die man auf betrügerische

Art von der Spezereihändlerin bei Anlass der Schadengutmachung bekam, zu verbrauchen, weil er Hunger hatte.

Als die Eltern Karls von der Untersuchung vernahmen, prügelten sie ihren Jungen durch. Er hatte halbwegs den Eindruck, man habe ihn hauptsächlich darum abgestraft, weil die Diebstähle an den Tag gekommen waren, nicht deshalb, weil man ihm seine Taten übelnahm und ihn zur Ehrlichkeit anhalten wollte.

Raymond, ein grobschlächtiger, breitschultriger und dickköpfiger Junge, der größte der drei, Sohn eines gelernten Arbeiters, war früher neben der Schule Ausläufer bei einem Zuckerbäcker. Wenn er dann zwei Dutzend Zehner- oder Zwanzigerstücklein irgendwohin bringen musste, gab der Meister jeweils noch ein Stück drüberein, also ihrer 25 statt 24. Eines Tages musste der Junge 25 Stücklein den Telefonfräuleins auf der Hauptpost überbringen, und sie schenkten ihm neben einem kleinen Trinkgeld ein Stück von den Bäckereien.

Das brachte ihn auf den Gedanken, anderenorts, wo man ihm nur ein Trinkgeld überreichte, sich das 25. Stück selber zu nehmen und es zu verzehren. Er lieferte dann nur die genauen zwei Dutzend ab. Einem Kunden, der nach dem Drübereinstücklein fragte, gab Raymond pfiffig zur Antwort, der Zuckerbäcker gebe nichts mehr obendrauf, weil der Mehlpreis aufgeschlagen habe.

Das erzählte er dem Heinrich, der ihn ablöste und seine Ausläuferstelle übernahm, als Raymond eine besser bezahlte bekommen hatte. Heinrich sollte es machen wie er. Erstens, um auch zu gutem Essen zu kommen, und zweitens, damit es den Kunden des Zuckerbäckers nicht auffalle, wenn plötzlich, mit dem Erscheinen des neuen Ausläufers, die Zugabe des 25. Stückleins wieder erfolgte: So wäre Raymond verraten gewesen.

Zu gleicher Zeit machte Raymond den Heinrich auf Karl aufmerksam. Er erzählte ihm, wie geschickt dieser beim Stehlen sei und was sie schon alles zusammen geleistet hätten. Heinrich wurde eingeladen mitzumachen, und er nahm das Anerbieten an. Er hatte sich nach dem ersten gemeinsamen Diebstahl zuerst wieder von seinen Kameraden zurückziehen wollen, aber nachdem man ihm mit Verrat gedroht, ihm zugesprochen und ihn bei seiner Ehre genommen hatte (»Du bist doch kein solcher Feigling!«), habe er weiter mitgemacht, und dies immer eifriger.

Sie hielten oft, wenn sie an einsamen Stellen am Flussufer den Ertrag ihrer Diebereien verzehrten, unter der Führung Heinrichs langen Ratschlag ab, wie man auf leichte und vermehrte Art zu feinen Esswaren kommen könnte.

Man machte es beispielsweise folgendermaßen: Die drei gingen zu einem Spezereihändler, und es wurde eine Zeit ausspioniert, da sich sonst kein weiterer Kunde im Laden befand. Raymond sagte, er wollte eine große Kiste haben, er möchte sich damit einen Kaninchenstall zimmern. Die Jungen wussten genau, dass die Händler ihre großen, leeren Kisten nicht im Verkaufslokal hatten und genötigt waren, sich von dort zu entfernen. Gewöhnlich ging Raymond mit dem Krämer, und nachdem er mit ihm zusammen lange genug herumgesucht hatte, erklärte er, es passe ihm keine der Kisten oder er habe zu wenig Geld bei sich. Unterdessen hatten sich seine Kumpane rasch mit Schokolade, dürren Pflaumen, Aprikosen, Biskuits, Rauchwaren usw. versorgt, hie und da ließen sie auch kleinere Beträge aus der Ladenkasse, ein Fünfzigrappenstück, einen Fränkler oder Zweifränkler mitlaufen. Sie hüteten sich, auf einmal und am selben Ort *viel* zu stehlen, damit es nicht auffalle. Die Beute wurde brüderlich verteilt, und mit dem Geld wurden in der Regel Würste gekauft.

Derjenige unter ihnen, der immer neue Ideen brachte, um die Ladeninhaber zu betrügen oder zu bestehlen, war Heinrich. So hatte er auch die Geschichte mit den Regenschirmen ausgeheckt und sie mit Karl zusammen ausgeführt.

Raymond machte nicht mit, weil er dieser Sache misstraute. Er warnte die Kameraden, hatte jedoch keinen Erfolg. Als man jene drei Franken, um die man bei der Schadenrückerstattung die Krämerfrau betrogen hatte, verputzte, half er nicht mit, um nicht auch noch in diese Sache hineingezogen zu werden. Er habe den Irrtum darum nicht vor der Frau berichtigt, um nicht den Heinrich noch tiefer in Schuld zu verstricken. Dass er sich durch sein Verschweigen mitschuldig machte, obwohl er dann beim Verzehren der gekauften Esswaren nicht mithalf, daran dachte er nicht.

Als Raymond zu mir kam, hatte ich bald den Eindruck, es mit einem etwas verblödeten und trotz seiner Größe furchtsamen Jungen zu tun zu haben. Er ließ es zuerst nicht an einem plumpen Versuch fehlen, die von ihm begonnenen Unterschlagungen der Backwaren zu verschweigen und sie dann auf einen einzigen Fall zu reduzieren. Denn dort fühlte er sich am meisten belastet. Schließlich gab er doch alles zu, was Karl mir schon verraten hatte. Bei den gemeinsamen Diebstählen war er fast immer nur Gehilfe gewesen oder war Schmiere gestanden, hatte aber gewöhnlich nicht selber gestohlen. Er fürchtete sich vor den Folgen für den Fall, dass einmal etwas herauskomme, aß jedoch immer gerne mit und war nie schwer zur Mithilfe zu bewegen gewesen. Der Entschluss zur Mithilfe oder zu einem Diebstahl sei immer plötzlich und bestimmt über ihn gekommen, sodass er seinem Drang nicht habe widerstehen können. Aus seinem Bericht über die von ihm überstandenen Krankheiten, über bestimmte Symptome (unter anderem Absenzen), über sein Befinden und sein Leben musste ich schließen, dass seine Debilität einen weiteren Hintergrund hatte. Die Formdeut-Tests (Rorschach, 1921; Zulliger, 1932c, 1941), die ich mit ihm anstellte, bestätigten die Vermutung und ließen auf epileptoide Veränderungen schließen.

Heinrich ist ein langgeschossener Junge mit schlechter Haltung. Er lässt die Schultern vorhängen, als ob er eine Last trüge oder gerne kleiner wäre. Seine Stimme klingt gebrochen. Seine Bewegungen sind oft sehr ruhig, manchmal rasch und nervös, der Blick bald verlegen und dann wieder treuherzig. Eines seiner Brillengläser ist gespalten. Er hat die Brille fallen lassen, bevor er die Reise zu mir antrat. Die Augenränder sind gerötet. Geweint habe er nicht, sagt er, hingegen habe er sehr Angst gehabt und wäre lieber nicht gekommen. Er erwartete, dass ich ihn bestrafen würde, wie, das will er sich nicht ausgedacht haben.

Mit dem Bericht über die Diebstähle rückt er ohne Weiteres heraus. Seine Aussagen decken sich mit denjenigen seiner einstigen Freunde. Er fügt bei, dass man die drei, die ursprünglich in die gleiche Schulklasse gingen, sofort zu verschiedenen Lehrern verteilte, nachdem die Diebstähle herausgekommen waren. Der Zweck dieser Maßnahme sollte sein, dass sie sich weniger antrafen. Besonders der Unterricht in den Spezialfächern wie Turnen, Zeichnen und Handfertigkeit ist für die verschiedenen Klassen zu besonderen Zeiten festgesetzt und findet nicht an den gleichen Halbtagen statt.

Die Trennung des Kleeblatts, die Sprengung der Freundschaft und die Umwandlung der Zuneigung in Hass kamen jedoch aus anderen, wichtigeren Gründen zustande. Vor den Behörden sagte nämlich jeder gegen seine zwei Mithelfer aus, ganz besonders suchten Karl und Raymond sich zu entlasten und die Kameraden als räudige Schafe hinzustellen. Nur Heinrich wehrte sich eigentlich nicht für seine Haut, dagegen hatte er darüber Bericht erstattet, dass Karl schon Esswarendiebstähle hinter sich hatte, bevor das Kleeblatt sich zusammenschloss. Das brachte ihm die erbitterte Feindschaft Karls ein. Von Raymond sagte Heinrich aus, dass dieser ihn zu den Unterschlagungen des Backwerks anhielt. Raymond und Karl fanden, der Kamerad hätte darüber schweigen und als echter Freund überhaupt seine Mithelfer nicht verraten sollen. Es hätte genügt, wenn Heinrich ausgebracht hätte, dass er im Verein mit Karl die Schirme an den Mann brachte, von allem anderen habe niemand etwas gewusst, und es sei gar nicht nötig und kreuzdumm gewesen, wenn nicht schlecht, dass Heinrich auch die übrigen Diebereien eingestand und seine »Kollegen« mit ins »Verderben« zu bringen suchte.

Bei der ersten Untersuchung durch die Behörden suchten Karl und Raymond zuerst zu leugnen. Im Kreuzverhör und bei der Gegenüberstellung jedoch verwickelten sie sich in Widersprüche und gaben schließlich alles zu. Aber von diesem Zeitpunkt an war es mit der Freundschaft zu Heinrich aus.

Heinrich erzählt, es habe an einem Tag geregnet, und da sei ihm, als er auf einem Gang an dem Schirmgeschäft vorüberschritt, in den Sinn gekommen, er könnte einen Schirm für sich gebrauchen. Erst nachher habe er den Plan gefasst, sich gerade in den Besitz von mehreren Schirmen zu setzen, um den Überfluss zu verkaufen. Und als er mit den Schirmen hausierte, da habe er den letzten auch noch fortgegeben. Auf die Frage, weshalb er denn keinen für sich behielt, gibt er an, es sei inzwischen wieder schöneres Wetter angerückt gewesen. Karl half beim Hausieren mit.

Heinrich macht den Eindruck eines Neurotikers. Er hat einen um zwei Jahre älteren Bruder und eine um anderthalb bis zwei Jahre jüngere Schwester. Er fühlt sich als das Korn, das zwischen den beiden anderen »Mahlsteinen« gemahlen wird. Das Schwesterchen werde gehätschelt und verzogen. Der ältere Bruder brauche ihn, um allen Dreck zu machen. Beide Geschwister benützten ihn vor den Eltern als Sündenbock, wenn etwas Dummes angestellt worden sei.

Anderthalb Jahre vor Beginn der Diebstähle und bevor Heinrich eine Ausläuferstelle hatte, schickten ihn seine Eltern häufig in den Wald, um dort Holz zu sammeln. Dabei kam der Junge mit einem Klub von gleichaltrigen und halbwüchsigen Jünglingen in Verbindung. Sie erzählten sich die saftigsten Zoten, schilderten sexuelle Beobachtungen an Mädchen und Frauen, und der älteste der Burschen, der Anführer, berichtete über seine Erlebnisse mit einer verheirateten Frau. Dabei zeigte er auch Kondome vor, gab Belehrungen über deren Gebrauch und über den Koitus. Nachdem man sich auf diese Art gegenseitig genügend begeilt hatte, onanierte man gemeinsam. Heinrich wurde, als er das erste Mal mit von der Partie war, an seinen Geschlechtsteilen untersucht und eingeladen, bei der Orgie mitzuhelfen, und er half.

Die Berichte über die Geschlechtsteile der verheirateten Frau und den Verkehr mit ihr brachten ihn jeweils ganz besonders in Erregung. Er stellte sich selber in den vom Anführer erzählten Situationen vor und bekam dabei Herzklopfen vor Lust und Angst. In der Folgezeit onanierte er nicht allein im Wald, sondern auch zu Hause im Bett, auf dem Abort, im Estrich und im Keller.

Sein Bruder ertappte ihn einmal dabei und drohte ihm, was alles mit ihm geschehen würde, wenn er auf diese Weise seine »besten Kräfte« vergeude. Es handelte sich um die üblichen Onaniedrohungen, wie sie eine gewisse pseudowissenschaftliche Literatur heute noch unterstützt und aufrechterhält. Heinrich konnte jedoch der Versuchung nicht leicht und nie lange widerstehen. Mit dem Klub wollte er brechen, ging später aber wieder hin. Ihn lockten die Schilderungen des Rädelsführers. Zudem stellten sich, wenn er sich ein paar Tage zurückhielt, wollüstige Träume und Pollutionen [i.e. Samenergüsse] ein, und das erschreckte ihn. Es passierte ihm, dass er, nachdem er sich drei Tage lang die Onanie versagte, am vierten dafür drei- oder mehrmals masturbierte.

Nachdem ihn sein Bruder gewarnt hatte, fing er an, sich peinlich darüber zu beobachten, ob sein Gedächtnis und seine Denkkraft an Schärfe abnahmen oder ob er andere Zeichen seines geistigen Zerfalls an sich wahrnehme. Er dachte, man sehe ihm sein geheimes Treiben an. Darum suchte er zu vermeiden, dass man ihm ins Gesicht blickte. So erklärt er seine schlechte, vornüber gebeugte Haltung: Damals habe er sich diese angewöhnt. Später fügt er noch bei, wenn man sich vornüber halte, dann sehe man es einem nicht an, wenn das Glied steif sei, weil dann die Hosen am Bauch nicht mehr so straff sitzen.

Eines Tages nun vergaß Heinrich, den Kellerschlüssel nach Gebrauch an den richtigen Platz zu hängen. Er hatte Kartoffeln heraufgeholt und bei dieser Gelegenheit onaniert. Nun steckte er den Schlüssel in die Hosentasche, zog am Morgen darauf andere Beinkleider an, und als man den Schlüssel nötig hatte und suchte, fand er ihn erst dann und nur zufällig, als man schon zum Schlosser gelaufen war.

Dieses scheinbar unbedeutende Erlebnis war ihm das erschreckende Zeichen der beginnenden Verdummung infolge der Onanie, die er jetzt auch dem Vater, den er angeblich lieber hat als die Mutter, verriet. Dieser malte ihm nun den Teufel mit noch ganz anderem Aplomb an die Wand, als es vorher der Bruder getan hatte.

»Man hat es dir schon lange angemerkt«, schalt er ihn. »Du bist ja schon jetzt ganz stumpfsinnig!«

Dieser Ausspruch aus dem Mund des Vaters erschütterte Heinrich nicht nur, er erbitterte ihn, denn er fand ihn ungerecht. So sehr als blödsinnig schätzte er sich denn doch nicht ein. Er verglich sich mit dem Vater, dessen

Schwächen er kannte, und fand, Herr X. habe keinen Grund, ihn dermaßen herabzuschätzen, er merke es ja auch nicht immer, wenn ihn seine Tochter oder der ältere Sohn belogen.

Aufgefordert, sich genau an jenes Erlebnis zu erinnern, als er den Schlüssel verlegte, auch an das, was vor- und nachher geschehen sei, berichtet er: Er hat der Mutter mitgeholfen, Wäsche zum Trocknen aufzuhängen. Als die Zeit zum Kochen heranrückte, schickte ihn Frau X. in den Keller. Nachher rief sie ihn, er solle die Wäsche fertig aufhängen, sie ging weg, um zu kochen. Es sei mühsam gewesen, die Wäschestücke aufzuhängen, weil die Bise (Nordwind) stark wehte. Er hätte lieber gekocht. Dazu schämte er sich vor den anderen Kindern, besonders darum, weil der Wind die Hosen der Mutter aufblähte. Auf meine Frage, ob er schon vorher gelegentlich beim Wäscheaufhängen mitgeholfen und sich dabei schockiert gefühlt habe, gibt Heinrich die Auskunft, ja, er habe die Arbeit früher auch schon verrichtet, doch hätte er sich dabei nichts weiter gedacht. Auf meine neuerliche Frage, warum es ihm denn wohl früher nichts gemacht habe, erklärt der Junge, damals sei er eben noch »kleiner« gewesen.

Vom Zeitpunkt der Fehlhandlung mit dem Schlüssel an datiert bei Heinrich der Kampf gegen seine Triebe. Mit dem Klub brach er nun gänzlich. Dies wurde ihm umso leichter, als er jetzt die Ausläuferstelle erhielt, wo er gleich auf Veranlassung Raymonds den kleinen 25. Kuchen unterschlug und für sich selbst aß. Das erste Mal packte ihn die Angst, die Unterschlagung könnte ruchbar, er könnte bestraft und von der Stelle gejagt werden. Raymond und dann Karl sprachen ihm zu und trösteten ihn zuversichtlich. Er beruhigte sich bald, fand Freude an seinem Streich, und als er merkte, dass nichts herauskam, wiederholte er ihn ohne allzu große Angst.

Die Diebstähle seiner Kameraden lockten ihn und regten ihn auf. Es gelüstete ihn, daran teilzunehmen, um wie sie recht oft zu feiner und, wie er sagte, »reichwertiger« Nahrung zu kommen.

Er beteiligte sich also, die Diebereien nahmen sein Interesse immer mehr gefangen, er half dabei immer aktiver mit, und jetzt, ohne dass er daran dachte oder sich willensmäßig anstrengte, gelang es ihm zum ersten Mal, mehrere Wochen lang nicht zu onanieren. Er behauptete, während dieser Zeit auch keine »solchen« Träume und Pollutionen mehr gehabt zu haben. Vielmehr plagten ihn jetzt Angstträume, worin er sich stereotyp von fremden Tieren verfolgt fühlte. Diese Träume waren ihm weniger schrecklich: Wenn er daraus erwachte, so freute er sich, dass er nur geträumt hatte und nichts Weiteres geschehen war.

Dass die Diebstähle und die Angstträume etwas mit der Onanie-Unterdrückung zu schaffen hatten und damit im Zusammenhang stehen konnten, darauf kam er nicht.

Ihn trieb, wie er sich ausdrückte, »eine Art Fieber«. Es erfüllte ihn mit großer Spannung, neue Streiche auszuhecken. Am schönsten dabei sei gewesen, die Gefahr zu bestehen, die man durch vorheriges Nachdenken und dementsprechendes Handeln vermeiden konnte. Es machte ihm Freude, »bessere« Leute, und zwar Erwachsene, zu schädigen, zu übertölpeln und zu sehen, dass er klüger war als sie.

Offenbar drehten sich seine Gedanken zwangsmäßig um die Diebstähle und das Problem ihrer neuen Arrangements, um damit seine Fantasien nicht anderen, »gefährlicheren« Inhalten zuzuwenden, nämlich der Onanie.

Nach dem ersten Rückfall in seine »üble Gewohnheit«, einige Wochen nach Beginn seiner Tätigkeit als Dieb, war er sehr erschrocken, und bevor er wieder etwas stahl, machte er eine kurze Karenzzeit durch. »Ich darf nicht mehr onanieren«, dachte er, »damit ich meinen Willen und meine geistige Kraft für die Schelmereien vollständig zur Verfügung habe!«

Dass es ihm besser als seinen Kameraden gelang, neue Arten von Betrügereien und Diebstählen auszudenken, erfüllte ihn mit Zuversicht und gab ihm den Beweis, dass ihm seine Onaniezeit doch noch nicht allzu sehr geistig geschadet habe und dass sein Vater mit dem Ausspruch, er sei schon ganz stumpfsinnig, im Unrecht war.

Das Verzehren von guter und »reichwertiger« Nahrung bereitete ihm Lust. Nicht allein darum, weil er Süßigkeiten und Würste gerne verzehrt. Heinrich fühlte sich durch den »Verlust der besten Säfte« geschwächt und dachte sich aus, er könne das Manko durch reichliches und »reichwertiges« Essen ausgleichen oder doch teilweise wieder wettmachen.

Während einer der letzten Besprechungen, zu denen Heinrich kam, teilte er mir mit, seine Mutter habe einem neuen Geschwisterchen, einem Mädchen, das Leben gegeben. »Als ich wegging, um zu Ihnen zu kommen, lag es schön und friedlich und unschuldig bei der Mutter und trank!«, schildert er, und seine Stimme vibriert fast vor Rührung.

Er behauptet, von dem Zustand der Mutter erst etwas gemerkt zu haben, als sie seiner Schwester einmal nach dem Abendessen und in seiner Gegenwart mitteilte, sie erwarte ein Kind. Genauer ausgefragt, erzählt er: Die Mutter strickte an einem kleinen Jäckchen, da fragte die Hilda (das Schwesterchen), warum sie das mache. Die Mutter antwortete, dass bald ein Brüderlein oder ein Schwesterlein anrücke. Auf die Frage, ob die Mutter damals zum ersten Mal an Kleinkinderkleidern gearbeitet habe, erklärt Heinrich: Doch, das habe sie schon recht lange vorher auch schon getan, aber er hätte sich nichts dabei gedacht. Als ich behauptete, er müsse sich doch etwas gedacht haben, meint er, er habe vielleicht angenommen, sie wolle das Kindszeug verschenken. Er weiß über den Zeitpunkt, da er seine Mutter bei der Durchsicht oder beim Nähen von Kleinkinderwäsche beobachtete, nichts auszusagen, es seien jedenfalls schon Monate seither verstrichen. Dagegen weiß er noch genau, wann er vernahm, dass Familienzuwachs anrücken würde; am Tag nachher habe er die Sache mit den Regenschirmen erdacht und ausgeführt.

Die Vermutung ist sehr naheliegend, dass Heinrich aus Verdrängungsgründen die schon lange vorher beobachtete Gravidität der Mutter nicht bewusstseinsfähig werden lassen konnte. Es hätte ihm mindestens verdächtig erscheinen müssen, als er die Mutter mit Kinderwäsche beschäftigt sah. Aber er unterlag einer Denkhemmung, deren unbewusste Motive wir jetzt noch nicht erkennen können. Sie ist jener anderen Denkhemmung gleichzustellen, der man recht häufig bei neurotischen Bauernkindern begegnet: Sie schauen der Begattung der Haustiere zu und sind doch nicht imstande, den Schluss zu ziehen, dass bei der Zeugung eines Menschen ein analoger Vorgang stattfindet.

Die Nichtbeachtung der Gravidität der Mutter schien mir bei Heinrich ein sehr wichtiges Zeichen zu sein, und ich suchte herauszubringen, ob der Vorfall mit dem Kellerschlüssel nicht damit in Verbindung stehe. Es ließ sich leicht ausrechnen, dass er auf eine Zeit fiel, als Frau X. im vierten bis fünften Monat gravid war. Ob sie sich schon damals um die Säuglingswäsche sorgte, konnte nicht sicher festgestellt werden.

Trotzdem dürfen wir mit der Möglichkeit rechnen, dass der veränderte Zustand der Mutter dem Jungen nicht verborgen blieb. Denn erst mit dieser Annahme bekommt die Fehlhandlung mit dem Kellerschlüssel einen tieferen Sinn.

Als ich Heinrich versicherte, er habe mit der Fehlhandlung etwas gewollt und sie sei nicht sinnlos, gab er an, dass ihm der Bruder nach dem Onaniegeständnis überall aufpasste. Indem er den Schlüssel in die Tasche steckte, habe er verhindert, dass der Bruder im Keller nachkontrollierte und möglicherweise Spuren von Heinrichs Tat vorfand. Außerdem habe er Angst gehabt, es könnte ihn noch ein anderes Familienmitglied einmal erwischen, was bei jenem Mal durch das Mitnehmen des Schlüssels vermieden wurde.

Wir beurteilen diese Aussagen als Rationalisierungen, umso mehr, wenn wir vernehmen, dass der Bruder damals gar nicht zu Hause war.

Der Schlüssel ist uns aus der Traumsprache und aus den Andeutungen im vulgären Sprachgebrauch als Penisäquivalent wohlbekannt. Der Keller ist ein gebräuchliches Mutterleibssymbol. Der Sinn der Fehlhandlungen ist darin zu suchen, dass sich der Junge des väterlichen Penis bemächtigt, nachdem er den mütterlichen Schoß abgeschlossen hat, das heißt, Heinrich leugnet durch eine symbolische Handlung das, was er zuvor beobachtete: die Gravidität der Mutter, er macht sie gleichsam ungeschehen.

Man soll aber auch nicht merken, dass er im Keller onanierte. Denn diese Onanie entspricht dem Mutterinzest. Das Abschließen des Kellers hat also auch den Sinn, dass Heinrich zugleich mit der Mutter Inzest treibt, und zwar mit dem Penis (= Schlüssel) des Vaters, dessen er sich bemächtigte, das heißt indem er den Vater kastrierte.

Bei der ganzen Fehlhandlung sehen wir Kräfte am Werk, die dem Ödipuskomplex entsprungen sind. Wenn wir uns fragen, weshalb denn gerade zu diesem bestimmten Zeitpunkt die Fehlhandlung geschah, dann liegt die Antwort wohl darin, *dass Heinrich die Gravidität der Mutter beobachtet haben musste.*

Dieser Beobachtung sind wir nicht vollständig sicher. Wir wissen nur, dass er sich dagegen bewusst wie blind verhielt, das sagt uns sein Verhalten dort deutlich, wo er die Mutter mit Säuglingskleidern beschäftigt sieht. Wir führen noch ein Indiz dafür an: Heinrich schämt sich beim Wäscheaufhängen deshalb, weil sich die Hosen der Mutter im Winde aufblähen. Wir könnten uns denken: Er sagt die Hosen und meint den Leib der Mutter, so wie man den Sack schlägt und den Esel meint.

Vorläufig haben wir noch keinen zwingenderen Beweis für die Annahme, dass der Junge die Schwangerschaft der Mutter beobachtete.

Der Vorfall mit dem Schlüssel war für Heinrich entscheidend und bedeutet einen Wendepunkt in der Geschichte seiner Entwicklung: Er bedeutet den Durchbruch der ernsthaften und *schuldbewussten* Onanieunterdrückung und der Verschiebung der verdrängten Impulse ins Kriminelle, denn jetzt beginnen die Diebereien.

Verfolgen wir unsere Hypothese noch ein Stück weiter. Warum, fragen wir uns, löst die Beobachtung der mütterlichen Gravidität die Fehlhandlung und den Entwicklungsschub aus?

Darum, *weil sich Heinrich für den Zustand der Mutter verantwortlich und weil er den Inzest verraten fühlt*. Denn seine Onaniefantasien galten der

Mutter. Das wissen wir nicht erst aus der Deutung der Fehlhandlung. Wir haben gehört, dass ihn im Wald besonders die Erzählungen des Rädelsführers aufregten, die sich um den Geschlechtsverkehr mit einer verheirateten Frau drehten. Heinrich gesteht weiter, dass er sich, wenn er onanierte, den Schoß jener Frau, die er nicht kannte, vorstellte. Er ließ sich nie, wie es andere Mitglieder des Klubs machten, von Kameraden onanieren, denn solches, sagt er, hätte ihn bei der Vorstellung des Frauenschoßes gestört. Eher schloss er bei seinen Manipulationen die Augen, um lebhafter fantasieren zu können.

Aus analogen Fällen dürfen wir als sicher annehmen, dass Heinrichs Onaniefantasien den Inzest mit der Mutter zum Inhalt hatten. Der Schoß jener unbekannten verheirateten Frau, dessen Vorstellung ihn so aufregt, ist der Schoß der Mutter: Heinrich identifiziert sich bei der Onanie mit dem älteren Burschen, der einem verheirateten Mann die Gattin wegnimmt, und er begeht somit in der Fantasie die Ödipustat, für die er Strafe erwartet. Nur auf diese Weise ist verständlich, weshalb der an sich recht wenig bedeutende Vorfall mit dem Kellerschlüssel so weitgehende Folgen zeitigte. – Heinrich laboriert an seinem nicht erledigten, nicht fertig bearbeiteten Ödipuskomplex herum.

Er ist für den Jungen ein Zeichen der bereits deutlich hervorgebrochenen *Kastrationsangst*: Heinrich glaubt sich infolge der Onanie in seinen geistigen Kräften geschädigt (Verblödung), und als ihm der Vater, dem er aus lauter Angst die Onanie eingesteht, was aus äußeren Gründen gar nicht nötig gewesen wäre, seine eigene Erklärung und Annahme bestätigt, fühlt er sich sehr getroffen. So sehr, dass er Beweise dafür nötig hat, dass er und sein Vater nicht Recht haben. Er prüft seinen Scharfsinn beim Ausdenken von Diebereien.

Diese haben den Sinn, Erwachsene zu übertölpeln. Sie zeigen ihm deutlich, dass er sich noch im Vollbesitz seiner geistigen Kraft befindet, das heißt, dass er durch die Onanie noch nicht kastriert worden ist. Durch die »reichwertigen« Speisen führt er sich Kraft zu, die er eventuell doch verloren hat.

Damit ist jedoch der Symbolwert der Diebstähle noch nicht restlos erklärt. Sie bedeuten die Kastration des Vaters. In den Ladeninhabern, die Heinrich schädigt, nimmt er seinem Vater – das heißt Vaterfiguren und symbolisch – den Penis und die Potenz (Esswaren, Besitz, Geld) weg, schmälert ihn und stellt sich selber als potenter (klüger) hin.

Das geht bis zu dem Zeitpunkt, da Heinrich die Gravidität der Mutter nicht mehr länger wegleugnen kann, weil sie diese selbst eingesteht. Da stiehlt er die Regenschirme. Diese Tat bedeutet erneut das Hervorbrechen von Schuldgefühlen und eine neue Phase in des Jungen Entwicklung. Denn bis dahin waren seine Diebereien so gut überlegt und gerissen ausgeführt, dass sie niemand entdecken konnte. Der Schirmdiebstahl nun ist viel plumperer Art. Zudem wird zum ersten Mal ein bedeutender Diebstahl an anderen Objekten ausgeführt als an Esswaren und Geld. Die Bedenken Raymonds werden in den Wind geschlagen, das Unvorsichtige wird getan.

Es sieht so aus, als ob Heinrichs Unbewusstes es hätte erzwingen wollen, dass man ihn erwische.

Als der Streich nicht herauskommt, treibt es den Verbrecher an den Tatort zurück, wo er erwischt wird. Er hätte nicht dorthin zu gehen brauchen, er geht dennoch, und er schlendert, gleichsam um den ehemaligen Schirmkäuferinnen genügend Zeit zu lassen, um ihn zu erkennen.

Die selbstverräterische Absicht bei dem Schirmdiebstahl wird augenfällig. *Während die ersten Diebstähle der Negierung der Ödipustat und des Mutterinzestes galten, dient der letzte dem Sühne- und Strafbedürfnis des sich vollständig entlarvt sehenden (fantasierten) Blutschänders.* Denn das Strafbedürfnis ist durch die mütterliche Bestätigung der Gravidität endgültig zum Durchbruch gelangt. Dafür zeugt auch das Verhalten Heinrichs bei der nachfolgenden Untersuchung. Er wehrt sich nicht, er gesteht alles und noch viel mehr, als man von ihm verlangt.

»Als ich Red' und Antwort stehen musste, da habe ich mich nicht gewehrt«, erzählte er. »Ich dachte immer, wenn die Leute erst alles von mir wüssten – sie haben ja keine Ahnung, was für ein schlechter Mensch ich bin! Ich kann nicht hart genug bestraft werden – die Diebstähle sind die kleinere Sünde – und von der anderen wissen sie nichts!«

Mit der »anderen« Sünde meinte Heinrich seine Onanie. Wir könnten nicht verstehen, warum er nun so heftig mit Schuldgefühlen darauf reagiert, nachdem er sie doch seinem Vater eingestanden hat. Wenn wir jedoch bedenken, was hinter der Onanie für Fantasien stecken, deren Inhalt ihm gewiss nicht bewusst ist, deren Gewissensbelastung er jedoch dennoch zu tragen hat, dann verstehen wir die Bedeutung des Ausspruchs von der »größeren« Sünde. Es sind der Inzest und seine Folgen, die Gravidität, und wir sind über Heinrichs Verhalten nicht länger verwundert.

Er habe sich für die gravide Mutter geschämt und sie kaum mehr anschauen dürfen, vernehmen wir weiter, und er habe große Angst um sie gehabt. Sie war ihm eben der leibhaftige Beweis seiner »Sünde«.

Das Schwesterlein habe er vom ersten Augenblick an sehr lieb gehabt, erzählt er. Das wird wohl einer Reaktionsbildung entsprechen, denn sicher hat er einst das Zeichen seiner Schuld weggewünscht. Und dann wird er, der Hässliche, mit sich Unzufriedene und Schuldige nicht umsonst so gerührt worden sein, als er das Kind »schön, friedlich und unschuldig bei seiner Mutter liegen und trinken sah«. Wir dürfen in Heinrichs Schilderung von dem Säugling sowohl einen Identifikationswunsch als auch unbewussten und überkompensierten oralen Neid vermuten.

Aber kehren wir wieder zum Schirmdiebstahl zurück. Er zeigt eine kompliziertere Struktur und Symbolik als die vorangegangenen Esswarendiebstähle:

1. Heinrich eignet sich im gehäuften Symbol den Penis seines Vaters an (der Schirmhändler ist seine Ersatzperson, Schirm = Penis), das heißt, er kastriert den Vater nochmals.
2. Heinrich gibt die Schirme um wenig Geld an Frauen ab. Das bedeutet, dass er den Wert des väterlichen Penis herabzusetzen sucht, dass er ihn entwerten will, und er liefert ihn an seine Mutter (= Frauen) ab. Dies hat einen doppelten Sinn; es ist eine Art von Wiedergutmachung, bedeutet jedoch auch eine Maßnahme, um die Mutter vor dem väterlichen Penis zu schützen. Denn wenn er ihn an sie abgibt, so verfügt sie und nicht der Vater darüber. Der Regenschirm hat jedoch noch eine besondere Bedeutung. Mit ihm schützt man sich vor dem Regen. Aus der Traumlehre und der Deutung der freien Einfälle wissen wir, dass der Regen das Sperma versinnbildlicht, das Tuch am Schirm das Kondom, das ja Heinrich nicht unbekannt ist.
3. Die Abgabe der Schirme bedeutet ferner die Selbstkastration, denn Heinrich gibt schließlich auch den letzten Schirm weg, den er ursprünglich für sich behalten wollte (den Penis des Vaters für sich behalten).
4. Das ganze Arrangement des Schirmdiebstahls dient der Tendenz zum Selbstverrat und zeugt von einem starken Sühnebedürfnis. Für das letztere spricht auch das Verhalten Heinrichs bei der Festnahme und Untersuchung, wo er sich nicht verteidigt und es ruhig geschehen lässt, dass sich die Gewitterwolken über seinem Haupt zusammenballen. Durch die Angabe aller früheren Diebstähle verschlimmert er seine Position noch mehr.

Möglicherweise geht auch das merkwürdige Verhalten Heinrichs bei der Krämersfrau, der er die zwölf Franken hätte bringen sollen und die er stattdessen um drei betrog, auf Bestrafungswünsche zurück. Dieses Detail seiner Handlungen blieb unaufgeklärt, weil die Besprechungen mit mir vorzeitig abgebrochen werden mussten. Schuld am Abbruch waren hauptsächlich die Einmischung von Vater X. und der Schwester Hilda, die den Burschen beständig sekkierten [i. e. reizten, belästigten]. Sie bedrängten ihn auch deshalb, weil er »so lange und viel länger als die anderen zwei« zu mir kommen musste und weil ihn schließlich Herr X. unter Drohungen über unsere Gespräche ausquetschte. Er ließ mir sagen, sein Junge habe keine Zeit mehr, um zu mir zu kommen, weil er den Säugling betreuen müsse, und um Heinrich nicht in weitere Diskussionen mit seinem unverständigen Erzeuger zu stoßen, gab ich mein Einverständnis zum Abbruch. Über das Verhalten Heinrichs bei der Krämersfrau können also nur Vermutungen aufgestellt werden. Neben dem Strafbedürfnis gaben vielleicht noch orale Ansprüche an die Mutter (Verkäuferin) ein Motiv zur Tat.

Wir wollen hier unseren Gedankengang unterbrechen, das Ganze überblicken und eine Gewissheit gewinnen. Bis jetzt haben wir nicht mit Sicherheit feststellen können, was den Anlass zu der Fehlhandlung mit dem Kellerschlüssel gab und was sie bedeutet. Wir errieten, dass Heinrich damals, im vierten oder fünften Monat der Schwangerschaft der Mutter, ihren Zustand beobachtete, ihn jedoch aus Schuldgefühlen nicht bewusstseinsfähig werden ließ, etwas wie einen Schock erlitt und die Fehlhandlungen darum beging, um symbolisch die Gravidität als untatsächlich darzustellen. Wir hatten Beweise dafür, dass Heinrich die Schwangerschaft nicht sehen wollte, und wir verzeichneten einen gleichsam symbolischen Beleg dazu, dass er unmittelbar vor der Fehlhandlung die Gravidität wahrnahm: die Sache mit den geblähten Hosen. Mit der Hypothese, Heinrich habe am Tag der Fehlhandlung die mütterliche Gravidität zum ersten Mal entdeckt, ließ sich vorzüglich operieren, und alles andere Material stimmte damit überein. Aber wir hatten doch immer das unbehagliche Gefühl, es klaffe da eine Lücke und unser Gebäude sei doch vielleicht auf Sand gebaut. Ein Kritiker, dachten wir, anerkennt unseren oben zitierten Beweis nicht als stichhaltig genug. Ein Advokat, den wir Heinrich gegen unsere Argumentierung gäben, würde sofort die schwache Stelle entdecken und aufgreifen, um unsere ganze Arbeit infrage zu ziehen. Einen überzeugenden Indizienbeweis können wir erst jetzt geben, nachdem wir das Erlebnis mit den Regenschirmen aufgearbeitet haben.

Zu diesem Zweck wollen wir die beiden Geschehen, das mit den Regenschirmen und jenes mit dem Kellerschlüssel, wie eine Gleichung in Parallele setzen und einander gegenüberstellen (s. Tab. 1).

Tab. 1

Schirmdiebstahl	Fehlhandlung mit dem Schlüssel
a) Heinrich wird von der Gravidität der Mutter überzeugt.	a) … ? …
b) Seine Schuldgefühle werden mobil, wie die nachfolgende Tat, der Schirmdiebstahl, beweist; es erfolgt der Selbstverrat.	b) Der Vorfall mit dem Kellerschlüssel zeigt deutlich das Wirken der Schuldgefühle: Heinrich deutet sie rationalisierend damit an, dass er behauptet, die Onanie habe ihn verblödet.
c) Der Selbstverrat und die Sühnewünsche bringen Heinrich zu einem vollen Geständnis vor den Behörden, er verrät Dinge, die er nach der Meinung seiner Kameraden leicht hätte verschweigen können.	c) In der seelischen Bedrängnis, hervorgerufen durch die an sich belanglose Fehlhandlung, verrät er scheinbar ganz unmotiviert seinem Vater die Onanie.
d) Der Schirmdiebstahl bedeutet den Durchbruch eines kräftigen Entwicklungsschubs im Zeichen der Kastrationsangst: das Überhandnehmen der Bestrafungswünsche.	d) Die Fehlhandlung bedeutet den Anbruch eines kräftigen Entwicklungsschubs im Zeichen der Kastrationsangst: die Verdrängung der Onanie und die Verschiebung der Affekte ins Kriminelle.
e) Die Tat ist der Schirmdiebstahl.	e) Die Tat ist eine Fehlhandlung, die sich bei genauerer Betrachtung als Aneignen fremden Gutes, also als etwas dem gewöhnlichen Diebstahl recht Ähnliches erweist.

Wir sehen, wie das ganze Geschehen, der Ablauf der inneren und äußeren Fakten in beiden Fällen genau der gleiche ist, und nun können wir als auslösendes Motiv für die Fehlhandlung mit dem Schlüssel ruhig dasjenige für die Auslösung des Schirmdiebstahls hinübersetzen: Heinrich muss die Gravidität der Mutter beobachtet haben.

Es lässt sich nachkontrollieren, dass eine Person zweimal genau gleich handelt und übereinstimmend reagiert, also muss auch der Antrieb der gleiche sein.

Die Gegenüberstellung und der Vergleich der beiden Abläufe sind noch in einer weiteren Beziehung interessant. Wir haben gefunden, dass die Fehlhandlung fast etwas wie einen noch unbewussten Diebstahl bedeutet.

Am Fall Heinrichs wird deutlich, dass die Diebstähle einen symbolischen Sinn haben und ein Äquivalent für die Onanie bedeuten. Er erlebt bei den Diebereien sukzessiv und miteinander alle die psychischen Sensationen wie bei der Onanie, vor allem die Angstlustspannung und das Ausleben all der Strebungen, die aus dem Ödipuskomplex resultieren. Dass aus »verdrängter Onanie« kleptomane Züge entstehen können, darauf verwies zuerst Wilhelm Stekel [1922], dann auch Oskar Pfister (1922, S. 152) in seinem Buch *Die Liebe des Kindes und ihre Fehlentwicklungen*.

Der Übergang von der Onanie zu den Diebereien entspricht dem Vorgang einer einfachen Affektverschiebung. Die Diebstähle werden gleichsam als »Gegenzauber« gegen die Onanie ausgenutzt: Durch sie werden die Onanie, die Pollutionsträume und Pollutionen, die Onaniebefürchtungen (Verlust der »besten Säfte« und der »geistigen Kraft«) vermieden oder rückgängig gemacht, und zugleich wird der Trieb auf verschobenem Felde befriedigt.

Die Diebstähle verhalten sich zur Onanie wie die Neurose zur Perversion.

Über ähnliche symbolische Diebstähle hat uns Kielholz (1920, S. 309) berichtet.

> »Ihre Genese aus sexuellen Triebkräften weist den symbolischen Diebstählen eine nahe Verwandtschaft mit gewissen Vergehen von sexuell Perversen zu, die sich ebenfalls in triebhafter Weise ohne Rücksicht auf die Gefahr, mit den Strafgesetzen in Konflikt zu kommen, Gegenstände verschaffen, welche in symbolischer Weise zur Befriedigung ihrer Lust dienen. Ich erinnere an die Zopfabschneider, die Kleider- und Schuhfetischisten. Bei allen diesen Leuten stellt doch der Fetisch ursprünglich ein Symbol dar für eine geliebte Person, bildet eine Reminiszenz an eine erotische Szene, bei der sich aus gewissen konstellativen Momenten die Neigung an eben diesen Gegenstand allein fixierte.
>
> Auf der anderen Seite berühren sich die symbolischen Diebstähle mit Symbolhandlungen nicht krimineller Natur, wie sie beispielsweise bei Zwangsneurotikern häufig beobachtet werden, wo durch gewisse, dem Bewusstsein des Betreffenden unverständliche Zeremonien und Betätigungen ebenfalls eine unbewusste Tendenz symbolisch zur Darstellung kommt.«

Dann verweist der Autor auf die Ähnlichkeit der Phänomene bei den symbolischen Diebstählen mit den Fehlhandlungen des täglichen Lebens.

Freud hat nachgewiesen, dass sich bei Rückstauungen oder Unterbindungen des vollentwickelten Sexualtriebs dieser leicht in seine einzelnen Teilstrebungen auflöst, der betreffende Mensch findet dann oft den Ausweg, dass er eine seiner sexuellen Teilstrebungen regredierend befriedigt.

In diesem Sinne verläuft die Entwicklungsgeschichte bei Heinrich. Er hatte bereits die genitale Phase seiner Sexualentwicklung erreicht. Dann wurde seine Kastrationsangst unter dem Eindruck seiner Onanie-(Inzest-) Fantasien wach. Sie erhielt den ersten kräftigen Schub, als er die Gravidität seiner Mutter wahrnahm und die Beobachtung sofort verdrängte, einen zweiten, als er sich die Wahrnehmung nicht mehr länger bewusstseinsfremd halten konnte. Er regredierte auf eine orale Befriedigung. *Während er als Klubmitglied* – über die Identifikation mit dem Rädelsführer und vermittelst der Onanie – *die Ödipustat auf der genitalen Stufe beging, vollführt er als Rädelsführer der Diebesbande die Ödipustat* (Stehlen = Aneignen des väterlichen Penis = Kastration des Vaters) *und den Mutterinzest* (= Essen) *auf oraler Stufe*. Einen Fingerzeig, warum er gerade die orale Regression auswählt, gibt uns Heinrich dort, wo er über das Neugeborene spricht: Den oralen Anspruch auf die Mutter hat er einst als schuldfrei und damit als *angstfrei* empfunden, so wie er den Säugling als »schön, *friedlich und unschuldig*« empfindet.

Diese letzte Deutung zeigt, wie nahe der symbolische Diebstahl der Perversion (als der Befriedigung eines Teiltriebs) steht, und der Befund bei Heinrich bestätigt die diesbezügliche Ansicht von Kielholz.

Zuletzt wird Heinrich zum »Verbrecher aus Schuldgefühl«, wie ihn Freud geschildert hat: Das Verbrechen ist ihm Mittel zum Zweck, bestraft zu werden für eine andere, vom Bewusstsein nicht erkannte Missetat.

Es mag schließlich noch interessieren, wie das Gutachten lautete, das von mir an die Behörde von B. abgegeben wurde.

Für den Fall des *Raymond Z.* riet ich, es mit einer dringlichen Verwarnung gut sein zu lassen. Der Bursche hatte verhältnismäßig wenig entwendet, er war eine furchtsame Natur und gewiss für autoritativen Zuspruch empfänglich. Ich durfte annehmen, dass er froh sein würde, aus der ihm sehr unangenehmen Geschichte noch glimpflich wegkommen zu können und dass er sie sich zur Abschreckung nehmen würde. Zuletzt verwies ich darauf, dass der Junge wahrscheinlich nicht ganz gesund und normal sei und dass man ihn durch den Arzt auf eventuelle larvierte epileptische Zustände untersuchen lassen möge. Gewiss wäre es möglich gewesen, auch Raymonds Symptome von der psychoanalytischen Seite her anzugehen, um deren psychogenen Anteil festzustellen und vielleicht aufzulösen. In seinem Fall hielt mich das Gefühl davon ab, dass ich das als Nichtarzt nicht verantworten könnte: Er gehörte in die Hände eines Mediziners.

Karl Y. schilderte ich als den gesunden, »normalen, nicht neurotischen Verbrecher mit kriminellem Über-Ich« (Alexander & Staub, 1920), der aus einem Milieu stammt, das seine Delikte nicht als so sehr unangepasst betrachtet. Für ihn sei ein Umweltwechsel in ein Milieu angezeigt, in dem er genug zu essen bekomme und sich am Vorbild bürgerlich angepassterer Pflegeeltern ein anderes Ich-Ideal bilden, andere »Normen« aneignen könne.

Bei *Heinrich X.* riet ich, nichts zu tun, da er ein typischer Neurotiker sei und seine kriminellen Handlungen nicht aus einer schlechten Grundlage, sondern aus einer Verwirrung der Gefühle und aus seinem Strafbedürfnis resultieren. Ich schlug auch vor, dass man ihn vorläufig weiter zu mir schicke, weil ich hoffte, ihm helfen zu können.

Als ich den Ratschlag gab, Heinrich nicht zu bestrafen, konnte ich mich auf die Ausführungen von Kielholz (1920, S. 309) stützen, der seinen Aufsatz »Symbolische Diebstähle« mit den Worten schließt:

> »Wenn wir nun berücksichtigen, dass wir alle die Handlungen ähnlicher Natur (die Perversionen)[2], die wir eben erwähnt haben, als rein triebhafte, aus dem Unbewussten motivierte, dem Bewusstsein des Täters gänzlich unverständliche, beurteilen müssen, so verdienen ohne Zweifel auch diese Symboldiebstähle eine analoge Wertung und erscheint daher die Auffassung gerechtfertigt, es sei ein Diebstahl, der sich psychologisch als eine symbolische Handlung erweist, als Delikt eines für diese Tat Unzurechnungsfähigen zu taxieren.«

Diese Auffassung erscheint besonders *jugendlichen* Rechtsbrechern gegenüber als angezeigt.

Während der Besprechungen, die zwischen Heinrich und mir stattfanden, wurde, so gut als es in der kurzen Zeit möglich war, versucht, die Zusammenhänge zwischen der seinerzeit frühzeitig eingesetzten elterlichen Sexualabwehr, der Onanie und den Diebstählen aufzuhellen und die Onaniebefürchtungen des Burschen herabzudämpfen. Die tiefere Bedeu-

2 Die erläuternde Klammerbemerkung ist von Zulliger in das Originalzitat eingefügt worden.

tung der Onanie für das Unbewusste, der Inzest und die Ödipuswünsche konnten nicht mehr als ein Stück weit bewusst gemacht werden, es hatte keinen Sinn, die weiteren Hintergründe dem Jungen einfach an den Kopf zu werfen. Er kam in der Folge so weit, dass er ohne allzu große Gewissensbisse pro Woche wieder ein- bis zweimal onanierte, und dann musste ich ihn entlassen. Dabei empfahl ich ihm, mit mir in schriftlicher Verbindung zu bleiben. So hoffte ich, ihn weiter zu stützen. Wir haben ja gesehen, wie gut der Bursche übertrug: Schon bevor er zu mir kam, zerschlug er aus Angst vor mir ein Brillenglas. Da erinnern wir uns des Ödipus, der sich für seine Tat blendete, und wir verstehen die Geste des Heinrich X. Aus seinen ersten Gesprächen erhellte, dass er mich über seinen Vater und über die Behörden stellte. Diese günstige Übertragungssituation nutzte ich aus, um ihm eine mäßige Onanie zu erlauben.

Trotz des frühzeitigen Abbruchs unserer Besprechungen, die nicht den Anspruch erheben, als eine psychoanalytische Kur im vollen Sinn zu gelten, scheint die Wirkung auf Heinrich nicht ausgeblieben zu sein. Seine allerdings spärlichen Briefe lauten zuversichtlich. Sein Lehrer aber, der zugleich Mitglied der Vormundschaftsbehörde ist und Einsicht in die Geschichte des Diebskleeblatts hatte, schrieb mir schon einige Zeit später: »Heinrich X. gefällt mir von Woche zu Woche besser, er spielt jetzt wieder mit seinen Kameraden, hat auch Krach mit ihnen, beteiligt sich wieder wie früher am mündlichen Unterricht, und seine Leistungen sind besser geworden.« Wir können beruhigt die weitere Entwicklung Heinrichs abwarten und dürfen mit ziemlicher Sicherheit behaupten, dass er zum mindesten nicht in das alte *kriminelle* Symptom zurückverfällt.

Äußerlich betrachtet, haben die drei Mitglieder des Diebskleeblatts alle das Gleiche getan: Sie haben gemeinsam betrogen und gestohlen. Der Unterschied bei den einzelnen, die gleiche Betrachtungsweise vorausgesetzt, liegt allein in der Summe der begangenen Delikte. Wenn die entscheidenden Instanzen nur nach dem äußerlichen Aspekt, dem objektiven Tatbestand geurteilt hätten, dann würde den Rädelsführer Heinrich die härteste Strafe getroffen haben, aber auch die beiden anderen hätten wohl etwas abgekriegt.

Die psychologische Untersuchung der einzelnen Jungen konnte aufzeigen, dass die innere Verfassung der drei Diebe dreimal eine verschiedene war und dass wahrscheinlich gerade der belastetste der drei, Heinrich, die besten Aussichten hat, nach Entwirrung seiner Gefühle ein wertvolles Mitglied der Gesellschaft zu werden. Für alle drei Fälle waren jedes Mal besondere Maßnahmen angezeigt. Ein summarisches Verfahren konnte es nicht geben. Der subjektive Tatbestand musste für die Maßnahmen der Behörden den Ausschlag geben.

Von diesem Gesichtspunkt aus betrachtet, müssen wir es den Behörden hoch anrechnen, dass sie nicht nach dem ersten und äußerlichen Anschein der Dinge aburteilten, und es wäre zu wünschen, dass die *Jugendgerichte* ihre Aufgaben mehr darin sähen, nach den tieferliegenden Motiven der jugendlichen Rechtsbrecher zu forschen und geeignete Erziehungshilfe zu leisten, als nur etwa Recht zu sprechen.

14 Die Angst des Kindes

I

Kinder stecken voller Ängste. Wir wollen uns an die Kinderängste heranbegeben, und ich schlage Ihnen vor, dass wir uns vorerst im Alltagsleben umsehen, einigen Beispielen zuwenden, wobei Kinder Angst zeigten.

Darf ich Ihnen zunächst vom kleinen, etwa dreijährigen Peter erzählen. Er ist das Allein-Kind einer Beamtenfamilie und ein sehr fröhliches, aufgeschlossenes Bürschchen. Mit Mensch und Tier, die ihm begegnen, schließt er sofort Freundschaft, ohne frech zu werden. Er wohnt ohne Kamerädlein in einem Zweifamilienhaus auf dem Land, etwas abseits des Dorfkerns.

Eines Tages nun tritt er, unbefangen, in den Waschkeller. Dort ist ein Mann damit beschäftigt, ein Kaninchen zu schlachten.

Peter steht erstarrt und muss zusehen, wie der Mann das Tierchen mit einem Stock hinter die Ohren haut. Es fängt an, aus der Nase zu bluten. Dann hängt der Schlächter den Kadaver an ein Brett und zieht ihm das Fell ab, entfernt emsig die Eingeweide und sagt dann zum Buben: »So, Peterchen, jetzt wollen wir das Kaninchen in Stücke zertrennen – was ist denn mit dir los? Hast du Angst?«

»Nein«, erwidert Peter gedämpften Tones, »ich habe keine Angst!«

Vorsichtig nähert er sich der Tür, dann dreht er sich ihr zu und verschwindet, so schnell ihn seine Beinchen tragen, in die Hofstatt hinaus. Dort hat er mit seinem Vater kurz vor dem Vorfall ein »Häuschen« gebaut. Der Vater hat einfach ein Gitter aus Bohnenstangen in die Astgabel eines Apfelbaums gelegt, sodass eine Art Zelt entstanden ist. Darein flüchtet Peter, zwängt sich zwischen zwei Stecken ins Innere, verschließt, so gut er dessen mächtig ist, die »Tür« wieder. – Nachher, nachdem er eine Zeitlang ruhig dagestanden und veratmet hat, kommt er wieder hervor und ist scheinbar aufgeräumt wie eh und je.

Aber in der Folge zeigt er doch einige Veränderungen in seinem Verhalten.

Er weigert sich, dunkle oder dämmerige Räume aufzusuchen, und verlangt am Abend, dass die Schlafzimmertür einen Spalt breit offen bleibt zum Einschlafen, ja, dass sein Bettchen ins Elternschlafzimmer gestellt wird.

Zudem zeigt er plötzlich anderen Menschen gegenüber Misstrauen. Er geht nicht mehr ohne Weiteres zu jedem hin, eher »scheut« er. Früher ging er oft zu den Nachbarn essen; selbst wenn es die viel weniger leckere Speise gab als zu Hause, zog er vor, als Gast an fremdem Tisch zu sitzen. Jetzt nimmt er entsprechende Einladungen nicht mehr an, will nur noch am Familientisch speisen. Dies ist den Eltern sehr recht, denn oft war es ihnen ungelegen gewesen, wenn er um Einladungen gebettelt hatte.

»Peter hat eine neue Marotte«, erzählt die Mutter eines Abends dem Vater. »Denk dir, er, der vordem nie genug Fleisch zu essen bekommen konnte, will nun keines mehr. Ich habe ihn gefragt, warum er keines mehr essen wolle. Er wusste es selber nicht und antwortete nur, Gemüse und Obst sei besser!«

»Gehen wir darauf ein«, sagte der Vater lächelnd. »Die Marotte wird ihm schon wieder vergehen. Kinder haben eben manchmal solche Marotten, und am besten ist es, wenn man ihretwegen kein Aufhebens macht!«

Aber Peters Marotte verschwand nicht wieder. Er blieb ein halber Vegetarier. Ein halber nur – denn Würste verzehrte er mit Vergnügen und fantasierte davon, die wüchsen wie im Schlaraffenland auf Bäumen. Er realisierte offenbar noch nicht, dass Würste auch Fleisch enthielten.

Als er um ein paar Jahre älter geworden, durfte Peter einmal mit der Mutter in die Stadt Bern gehen. Auf dem Brunnen, der den Kornhausplatz ziert, sah er die Figur des Kindlifressers. Ein Unhold steht im Begriff, ein Kindlein in seinen großen Mund zu stoßen, und in einem Sack, den er umgehängt hat, müssen weitere Kinder auf das gleiche Schicksal des Gefressenwerdens warten.

Peter interessiert sich außerordentlich für die Brunnenfigur. Die Mutter erzählt ihm: »In Wirklichkeit gibt es keine Kindlifresser. Aber einst führte hier der Stadtgraben vorbei. Da kam es vor, dass Kinder dort aus dem Tor des Zeitglockenturms traten und am steilen Ufer des Grabens spielten. Gelegentlich fiel eines hinunter, wurde abwärts in die Aare geschwemmt und ertrank. Um die Kinder zu warnen, erzählten ihnen ihre Mütter von einem Unhold, der sich vor dem Tor herumtreibe und kleine Kinder verspeise. Die Mütter dachten, wenn ihre Kinder Angst vor dem Kindlifresser haben, gehen sie nicht länger an die gefährliche Stelle zum Spielen!«

Peter wollte diese Geschichte immer wieder hören, und er nahm auf einmal das Bettnässen wieder auf, nachdem er längst sauber gewesen. Man glaubte zuerst, er habe sich eine Erkältung zugezogen, denn am Tag der Bernreise hatte ihm die Mutter ein Glas Sirup mit Brausewasser geben lassen. Der Arzt wurde zugezogen, als sich das Einnässen wiederholte. Aber er fand keine Blasenentzündung oder sonstige körperliche Ursache des Nässens.

Es sei kurz darauf hingewiesen, wie die Angst eines Knaben verarbeitet wird.

Zunächst steht Peter starr, er reagiert auf die Angstsituation mit dem *Totstellreflex*, wie wir ihn bei vielen Tieren sehen können. Die jungen Rehe, beispielsweise, ducken sich ins Gras, wenn die Mähmaschine kommt, und stellen sich tot.

Dann, nach der Angst gefragt, *leugnet* Peter seinen Gefühlszustand. Er will ihn mit dem Mittel der *Leugnung* inexistent machen.

Hierauf gelingt es ihm, die *Flucht* zu ergreifen, eines der üblichsten Mittel, um der Angst zu entgehen. Er sucht das »Häuschen« auf, verschließt sich darin, fühlt sich darin sicher. In seiner Fantasie empfindet er die gleiche Sicherung, wie wenn er zur Mutter flüchtete und seinen Kopf in ihrem Schoß bärge. Der »Sinn« des Häuschens als Mutterleibssymbol wird uns augenfällig.

In den wenigen Minuten, da sich Peter beschützt in seinem »Haus« befindet, vollzieht sich nun ein eigentümlicher Vorgang. Peter *amnesiert* das Erlebte, denn er redet später nicht von dem, was er im Waschkeller hat wahrnehmen müssen. Er scheint es vollkommen vergessen zu haben. Auch das *Amnesieren einer Angstsituation* dient der Verarbeitung, der Bewältigung der Angst.

Trotzdem wirkt sie aus dem Unbewussten, denn sonst würde sich Peter nicht weigern, bei verschlossener Schlafzimmertür einzuschlafen oder wie früher ohne Bedenken in einen dunklen Raum zu treten.

Es ist uns auch klar, aus was für Gründen Peter, der früher ein so zutraulicher, frohmütiger Bursche war, auf einmal »scheut« und gegen die Erwachsenen misstrauisch wird. Vermutlich erwartet er, die Erwachsenen könnten ihn mit einer schrecklichen Szene ebenso überraschen, wie es der Hausmieter tat.

Verständlich ist uns ferner – weil wir die Vorgeschichte kennen –, dass Peter kein Fleisch mehr essen will.

Die Kaninchen waren für die Fantasie des etwa Dreijährigen Kameraden, Geschwister, mit denen er sich identifizierte. Und das Schlachten des Kaninchens hatte ihm vor Augen geführt, dass Erwachsene Kinder zu töten imstande waren, um ihr Fleisch zu verzehren. Konnte nicht auch ihn, Peter, das gleiche Schicksal erwarten? Besonders dann, wenn er sich schuldig machte, von seinen Kameraden Fleisch zu verzehren? – Würste, ja, die konnte er ohne Bedenken genießen, denn sie wuchsen gemäß seiner Fantasie an den Bäumen wie die Äpfel und Nüsse.

Lieber geht jetzt Peter nicht mehr bei anderen Leuten speisen. Wer weiß, vielleicht würden sie ihn drängen, Fleisch zu genießen. Überdies waren ihm auch bislang bekannte Menschen suspekt geworden, weil er hatte erleben müssen, wessen sie imstande waren. Den Kaninchenschlächter hatte er ja zuvor auch für harmlos gehalten. Nun aber warnte ihn das Misstrauen. Also blieb er lieber im Kreis seiner Schutzmächte, der Eltern.

Eigentlich wundern wir uns, dass Peter nicht einer noch bedeutsameren Essstörung unterlag: dass er das Essen nicht überhaupt als eine gefährliche Angelegenheit betrachtete und streikte, untergewichtig wurde. Dies hätte auch eine Folge der Kaninchengeschichte sein können.

Dann sieht Peter den Kindlifresser. Er bestätigt ihm seine Erwartungsängste: Da ist klipp und klar in einer Statue abgebildet, wie ein erwachsener Unhold kleine Kinder verzehrt.

Warum will Peter, dass ihm die Mutter immer und immer wieder von dem Hintergrund der Kindlifressergeschichte erzählt? Er hat nötig, immer und immer wieder versichert zu werden, es gebe keine Kindlifresser. Aber er weiß es besser als die Mutter, denn er hat einmal selber erlebt, dass ein Mann ein »Kindlein« – ein Geschwister – zum Fressen vorbereitete. Peter braucht die Autorität der Mutter, um die aus dem Unbewussten heraufdrängenden Gedanken darniederzuhalten. Die Mutter muss seine *Verdrängung* stützen. Er hat die Verdrängung nötig, um sich in seiner Existenzangst schützen zu können, einer Angst, die durch den Anblick des Kindlifressers auf dem Brunnen wirklichkeitsnah geworden ist.

Er reagiert darauf mit Einnässen. Wir kennen die Ätiologie dieses Übels, insofern es psychogen bedingt ist wie bei Peter. Das bettnässende Kind will mit seinem Zeremoniell – auf die Stufe des Kleinstkindes regredierend – die Mutter als Schutzmacht gegenüber seinem Zustand des *Verlassenseins* herbeirufen: Sie soll liebevoll zu ihm sprechen, sie soll es trösten, es trockenlegen – sie soll ihm nahe sein – es sucht die Verbundenheit mit ihr.

Peter hat sich auf dem Weg einer Angstsituation eine größere Zahl neurotischer Symptome zugelegt. Sie sind teilweise *Vermeidungszeremonielle*, teilweise andere inadäquate Maßnahmen oder psychische Organisationen zur Angstbewältigung.

Denn kein Mensch kann in der Angst leben.

*

Ruth Bifiger ist eine dickliche Siebtklässlerin, 13½ Jahre alt, erstes Kind einer Arbeiterfamilie, gesund und fröhlich, nett, aufgeschlossen, Freundin und Beschützerin der ganzen Kleinkinderschar in ihrem Wohnviertel.

Damit hatte sie sich einen Namen gemacht, und ihre besondere Lust und Geschicklichkeit war, die Kleinen zu füttern.

Eines Tages machen wir die eintägige Schulreise. Da fällt Ruth auf, weil sie unentwegt isst. Sie hat in ihrem Rucksack so viel Speisen mitgenommen, dass es einen deucht, diese sollten für eine ganze Woche ausreichen. Ruth lässt sich aber auch von den Kameradinnen und Kameraden Speisen reichen und verzehrt sie mit Genuss.

Zu Mittag wird in einem Gasthaus gegessen. Ruth verzehrt drei gehäufte Teller voll Hörnchen und sechs Stücke Braten, eine Menge Salat, zum Dessert zwei große Stücke Zwetschgenkuchen, denn die Serviertochter hat den Appetit Ruths beobachtet und erlustiert sich daran, das Mädchen zu füttern. Auf der Heimreise verzehrt Ruth die übriggebliebenen Schätze aus ihrem Rucksack, und wieder lässt sie sich noch von den anderen mit Speisen beschenken. Man weiß nicht, wo sie, wie man so sagt, »das alles hintut«.

Als Lehrer erwartete und befürchtete ich, Ruth werde sich erbrechen müssen. Aber mitnichten, dies trat nicht ein. »Es gibt halt solche Vielfraße«, dachte ich.

Am Tag nach der Schulreise ist gewöhnlich der Arbeitsertrag in der Schule nicht sehr bedeutend. Damit doch noch etwas Fruchtbares herauskomme, ordnete ich an, die Schüler möchten irgendeine Teilsituation oder ein Erlebnis von der Schulreise schriftlich niederlegen. Dies taten sie auch – mit Ausnahme Ruth Bifigers, die merkwürdigerweise über einen *Angsttraum* schrieb. Er lautet:

> »Früher kam es häufiger vor, dass ich von *Hexen* träumte. Es kommt aber auch heute manchmal vor. So träumte mir letzte Nacht: Ich ging in den Wald, um Beeren zu suchen. Als ich das Körblein voll hatte, hörte ich jemand lachen, und ich erschrak heftig. Das Lachen kam immer näher und näher. Ich schaute mich um, da sah ich dicht hinter mir eine Hexe stehen. Sie sah hässlich aus. Sie hatte eine lange, krumme Nase und grausige, vor-

stehende Zähne. Sie hatte langes, weißes Haar und stechende Augen, wie ein Adler. Ich wollte davonrennen, aber die Hexe war schneller als ich. Sie packte mich am Arm und schleppte mich fort. Ich schrie, was ich konnte, aber niemand kam mir zu Hilfe. Die Hexe lachte immer und sagte: ›So, jetzt habe ich einmal etwas Gutes zu essen!‹ Ich sträubte mich, um von ihr loszukommen, aber sie war stärker als ich. Sie riss mich in ihr Haus hinein und verriegelte die Tür, dass ich nicht hinauskonnte. Ich konnte ihr zuschauen, wie sie meine Beeren aß. Als sie fertig war, sagte sie zu mir: ›So, jetzt will ich dich braten‹, und sie packte mich wieder. Ich wehrte mich, schrie und kratzte sie, wie ich konnte (= so gut ich konnte).

Auf einmal weckte mich die Mutter und fragte mich, was ich zu schreien habe. Ich erzählte ihr alles. Dann schlief ich wieder ein, aber ohne mehr zu träumen.«

Mir fiel die Schilderung der Hexe auf. Sie passt teilweise auf die Mutter Ruths, die einst auch meine Schülerin gewesen ist. Sie ist eine leptosom gebaute, nicht gerade große Frau mit kohlschwarzen Haaren, tiefliegenden dunklen Augen und hervorstehenden Zähnen. Die Hexe im Traum sieht ungefähr gleich aus, nur dass sie weiße Haare trägt. Aber wir kennen von der Traumpsychologie her die Darstellung durch das Gegenteil.

Die Hexenfigur konnte der als böse fantasierte Imagoanteil der Mutter Ruths sein.

Auf dem Heimweg und nachdem ich den Aufsatz gelesen hatte – denn er war mir aufgefallen, weil er nicht, wie angeordnet, von der Schulreise handelte –, traf ich Frau Bifiger und erzählte ihr von dem Traum ihrer Tochter, den sie schon kannte.

Sie lachte. »Es geht Ruth halt immer ums Essen!«, sprach sie. »Schon als sie noch ein Säugling war, war sie gefräßig wie ein junges Wölflein. Sie hat mir fast die Brustwarzen abgebissen, und sie zerkratzte mir mit ihren Fingerchen die Brust und das Gesicht. Aber sonst war sie ein liebes Kind, das viel schlief und sich gut entwickelt hat!«

Wenn wir uns fragen, wieso das sonst gesunde Mädchen an einem wiederkehrenden Angsttraum leidet, ist uns das beiläufige Gespräch mit der Mutter Bifiger aufschlussreich, aber ebenso das Tun der Ruth am Traum-Vortag.

Das Mädchen fürchtet die *Wiedervergeltung seiner oralen Aggression*, die bis ins frühe Säuglingsalter zurückreicht, da die Kleine »ihre Mutter aß« und dies begierig tat, in der Form eines »Vorace«, wie unsere Französischsprechenden sagen würden. Ein Vorace ist ein Vielfraß, der ungewählt alles verschlingt – zum Unterschied vom »Gourmand«, der auch gern reichlich isst, aber sehr darauf bedacht ist, dass seine Speisen Leckerbissen seien.

Ruth, die einst deutlich aggressiv der Mutter Brustwarzen beinahe abbiss und der Mutter Brust und Gesicht zerkratzte, muss schon in der Frühzeit deswegen Schuldgefühle entwickelt haben. Ihr Über-Ich verbietet ihr ihre Vielfresserei und zeigt dies im Angsttraum. »Was ich der Mutter angetan«, so lautet der Sinn des sich von Zeit zu Zeit wiederholenden Traums, »könnte die Mutter (Hexe) auch mir antun.«

Wir können nun auch die ziemlich bestimmte Vermutung aussprechen, dass sich der Angsttraum regelmäßig dann wiederholt, wenn Ruth sich wie auf der Schulreise beim Essen hat gehen lassen – wenn sie ihrem unbändigen Fressimpuls keine Schranken setzt.

Um diese Vermutung nachzuprüfen, erlaubte ich mir folgendes Experiment mit dem Mädchen: Wir gingen mit der Klasse zu einem Bauern, um Kartoffeln auflesen zu helfen – so ist es Brauch in unserer teilweise bäuerlichen Gemeinde. Bei solcher Arbeit gibt es immer einen wohlberechneten Vieruhrimbiss. Der Bauer, bei dem wir arbeiteten, hatte sogenannte »Kümmelwürste« zu Brot, Tee und Käse hergebracht. Für jeden Schüler war eine Wurst vorhanden. Nun gibt es jedoch Kinder, die den Kümmel nicht lieben.

»Das tut nichts«, erklärte ich. »Wer seine Wurst nicht essen mag, halte sich an Brot und Käse, und es ist ja jemand unter uns, der die Würste gerne zum Verschwinden bringt: unsere Ruth!«

»Ich mag ganz gern einmal genug Kümmelwürste essen!«, erklärte sie lachend, und sie bekam deren mehrere, stopfte damit ihren Magen voll.

Und am nächsten Tag trat sie frühmorgens zu mir her, zwinkerte verständnisvoll mit den Augen und sagte: »Ich habe wieder einmal den Hexentraum gehabt – vielleicht wegen des zu vollen Magens!«

»Da weißt du in Zukunft, was du tun musst«, gab ich der Schülerin Bescheid, »um nicht im Traum geängstigt zu werden – du musst halt nur mäßig essen!«

Das, kann man sagen, ist leicht gesagt, aber von einer Voracin schwer durchzuführen. Denn meist ist der Fresstrieb, das Triebhafte überhaupt, stärker als die Grundsätze.

Jedenfalls hat mir Ruth späterhin noch ein paarmal gemeldet, sie habe ihren Hexentraum erneut geträumt.

*

Gewiss ist die bei Kindern gar nicht so seltene Angst, gefressen zu werden, nicht regelmäßig auf Schuldgefühle infolge oraler Aggression zurückzuführen.

Ich sah einst einen Fünfjährigen, Thuri mit Namen, der Angst hatte, von einem Wolf gefressen zu werden. Er hatte einen entsprechenden *Pavor nocturnus* entwickelt, der sich allnächtlich ereignete.

Die Mutter musste dann zu ihm kommen, und – wie dies in solchen Fällen bei Müttern üblich ist – sie suchte Thuri zu beweisen, dass sich nirgends ein Wolf in seinem Schlafstübchen befinde. Sie zündete in alle Ecken und unters Bettchen, sie öffnete die Schranktüre, sie verwies auf die geschlossenen Fenster und verriegelten Türen im Hause, sie erklärte dem Söhnchen, der Vater würde keinesfalls dulden, dass ein Wolf herbeikäme – käme einer, würde er den Karabiner hervornehmen und das Untier erschießen.

Der Knabe hörte zu, ließ sich halbwegs trösten, und alsdann erklärte er: »Lass die Türe ein wenig offen, damit ich dich *höre* und damit ich etwas *sehen* kann. Weißt du, Mutti, du brauchst die Türe nur zu verschließen, dass es dunkel ist im Zimmer, und alsdann ist der Wolf da: Ich kann ihn ganz deutlich in der Finsternis sehen!«

Der Knabe hat mit seiner Aussage vollkommen Recht: Wenn es finster ist, ist der Wolf sichtbar da. Der Knabe projiziert sein Fantasiebild von einem Wolf in die Finsternis.

Früher hatte Thuri keine *Wolfsphobie* gehabt und war keinem Pavor unterlegen gewesen. Kurz vor seinem fünften Geburtstag nun hatte seine Mutter einmal »große Wäsche«. Eine Waschfrau war da, die es nur ungern sah, dass der Knabe und sein kleineres Schwesterchen auf dem Waschplatz herumstrichen und sie mitunter bei der Arbeit störten. Um das Büblein ihren Befehlen gefügig zu machen, hatte sie ihm gedroht: »Wenn du mir nicht folgst, Thuri, rufe ich den Wolf; er ist da oben im Wald, und er wird kommen und dich fressen!«

Kurze Zeit darauf brachen bei dem empfindsamen Thuri die Wolfsphobie und der Pavor aus.

Womit wieder einmal mehr eine altbekannte und immer wieder unbeachtete und vergessene Tatsache erleuchtet wird: dass Kinderängste oft durch inadäquates Verhalten Erwachsener provoziert werden können.

Vielleicht hätte die Drohung bei einem seelisch robusteren Knaben, als Thuri einer war, nicht eingeschlagen. Aber wir wissen ja nie ganz bestimmt, wie viel ein Kind vertragen mag, und deshalb sind bei der Erziehung Drohungen mit irrealen Figuren immer fragwürdig. Sie sollten vermieden werden. Es ist dumm, Kindern mit dem Nachtkauz im nahen Wäldchen, mit dem Hakenmann im Fluss, mit dem Teufel und mit dem Lieben Gott zu drohen. Denn die Fantasie empfindsamer Kinder lässt solchen Drohungen jeden Spielraum, sodass Phobien, Wiederaufnahme des Nässens, Pavors und andere neurotiforme Erscheinungen die Folge sein können.

*

Als der kleine Robert drei Monate alt war, erlitt er eine Krankheit – ich weiß nicht mehr, um was für eine es sich handelte –, und er musste für drei Wochen ins Krankenhaus gegeben werden. Er schrie und weinte bei der Einlieferung sehr, konnte sich trotz der besten Fürsorge vonseiten der Schwestern fast nicht beruhigen, wollte sich von seiner Mutter nicht trennen. Als er endlich wieder nach Hause kam, war eine fremde Frau da, die den Haushalt besorgte. Auch die Mutter war nämlich krank geworden, und der Arzt hatte ihr einen längeren Höhenaufenthalt verordnet. Robert scheute vor der Haushälterin, begann einen Essstreik, erbrach das Essen, das man ihm aufzwang, musste mit angesäuerter Büchsenmilch und Diät aufgepäppelt werden. Dann kam die Mutter wieder zurück, aber Robert musste sich an sie gewöhnen wie einst an die Haushälterin; sie war ihm während ihrer langen Abwesenheit fremd geworden. Die Gewöhnung an die Mutter vollzog sich jedoch relativ rasch. Aber jetzt zeigte sich eine *Spielhemmung*. Das Knäblein konnte nicht für sich allein spielen, es wusste scheinbar mit dem Spielzeug nichts anzufangen, spielte nur dann, wenn sich seine Mutter mit ihm auf den Teppich setzte.

Man nahm die Besonderheit Roberts nicht sehr ernst. Die Mutter versuchte einfach immer wieder, Robert durch neues Spielzeug an eine Beschäftigung zu fesseln. Doch der Erfolg blieb aus, der Bub heftete sich gleichsam an die Sohlen der Mutter, war nie dazu zu bringen, einen Augenblick allein zu sein. Als er später in den Kindergarten kam, reagierte Robert ähnlich wie einst, als man ihn hatte ins Spital geben müssen. Er sonderte sich von den übrigen Kindern ab, weinte oder saß tatenlos in den Ecken herum. Allmählich besserte sich sein Zustand ein wenig, er gewöhnte sich an die Kindergärtnerin und die Gespielen, blieb jedoch inaktiv, gefiel sich mehr nur in der Rolle des Mitläufers. Er kam in die Schule, und die Lehrerin hielt ihn nicht für unbegabt, aber für »faul«. Als er zehn Jahre alt geworden, hätten die Eltern gern gesehen, wenn er das Examen in eine untere

Mittelschule hätte bestehen können. Um Auskünfte über seine intellektuelle Begabung zu erhalten, brachten sie Robert zur Testuntersuchung.

Dabei zeigte sich unzweifelhaft eine hohe intellektuelle Befähigung als Anlage. Aber es war eine Anlage, die sich nicht entfalten konnte, weil der Bub von Angst geplagt war. Ganz deutlich erwies sich, dass der einstigen Spielhemmung eine Arbeitshemmung gefolgt war. Der psychologische Lehrsatz »Wer nicht spielen konnte, der kann auch nicht arbeiten!« und Heinrich Mengs Behauptung »Angst macht dumm!« bestätigten sich wieder einmal. Arbeitshemmung und Spielhemmung resultierten aus den Ausläufern eines ehemaligen *Complexe d'abandon* [i. e. Angst vorm Verlassenwerden].

Robert, obwohl noch so klein, hatte irgendwie registriert, dass man ihn mit drei Monaten von der Mutter trennte. Er ertrug die Trennung, die ihn ängstigte, einfach nicht, sie war für ihn zum Trauma geworden. Essstörung, Spielhemmung und Arbeitshemmung waren die direkten Folgen. Er fühlte sich den harten Tatsachen, keine Mutter mehr zu besitzen, hilflos ausgeliefert. Nun misstraute er der Mutter, als er sie nach Monaten endlich wieder besaß. Er musste sich gleichsam zwangsmäßig stetsfort davon überzeugen, dass sie ihm nicht davonlaufe, und dies war für ihn wichtiger als das Spielen. Das Interesse des Kleinen war verschoben – auf den bedrohten Besitz, den als bedroht fantasierten Besitz der Mutter abgeleitet.

Die Spielhemmung hatte zur Folge, dass der Bub seine Interessen nicht den *Dingen* zuwandte und im Zustand des magischen Denkens, im »Märchenalter«, im »Fantasiealter« stecken blieb und mit ungefähr sieben Altersjahren, beim Schuleintritt, nicht die Stufe des »realen Denkens« erreichen konnte. Der Complexe d'abandon wuchs sich zur Intelligenzstörung aus, das Verharren in der Fantasiewelt zum anscheinenden Faulsein, und beides verhinderte die Integration der Ich-Kräfte. Der Bub blieb gleichsam ein Säugling, der unentwegt die Nähe der Mutter nötig hatte. Er war in seiner Intelligenzentfaltung »retardiert«.

Es kommt wohl viel häufiger vor, als uns glaubhaft erscheint, dass partielle Pseudodebilitäten, auch vollständige Pseudodebilitäten, darum entstehen, *weil die allerersten Objektbeziehungen des Kleinkinds gestört* worden sind.

Nicht in jedem Fall sind es unglückliche Umstände wie bei Robert und seiner Mutter, welche die Objektstörungen herbeiführen – oft ist es so, dass die Mütter berufstätig sein wollen und allzu früh ihr Kind verlassen, um ihrer Arbeit nachgehen zu können.

Kommen Kinder, die an einem Complexe d'abandon gelitten haben, in psychotherapeutische Behandlung, tut man gut, darauf auszugehen, ihren Realitätssinn und ihr Ich so lange zu stärken, bis sie eine gewisse Selbstständigkeit und Unabhängigkeit erworben haben, was sie alsdann für den Besitz der Mutter entschädigt. Dabei kommt es viel weniger auf die Aufhellung der Verhältnisse in Bezug auf die prägenitale und genitale Triebwelt an, und die Analyse ist entsprechend zu modifizieren bzw. anzupassen.

*

Einer meiner 13-jährigen Schüler, Hans, Sohn eines Landwirts, gab mir folgende freiwillig niedergeschriebene Arbeit ab:

> »Vor Kurzem, an einem Abend war es, musste ich noch eine Kommission (Botengang) besorgen. Es war schon finster, sodass ich bei meinem Velo (= Fahrrad) das Licht einschalten musste. Es regnete und die Straße war schmutzig, und ich durfte nicht schnell fahren, weil ich das Velo nicht zu dreckig machen wollte.
>
> Ich fuhr, ohne etwas Böses zu denken, die Straße entlang, die neben einem kleinen Wäldchen vorbeiführte.
>
> Plötzlich, vor mir, rollten zwei kleine Lichtlein über die Straße, und mitten darauf blieben sie stehen. So etwas hatte ich mein Lebtag noch nie gesehen, ich schreckte zusammen, mein Herz trommelte, ich zog sofort die Bremse und sprang ab. Da erlosch mein Licht, und die andern zwei auch. Ich studierte, was das sein könnte, aber eine Erklärung fand ich nicht. Ich wartete und schaute vorwärts, ob die Lichtlein wiederauftauchten. Aber nichts geschah. Ich wartete noch ein Weilchen, und mein Herz schlug wieder ruhiger, und ich beschloss, weiterzufahren. Aber auf jeden Fall fasste ich vor der Abfahrt nach Kieselsteinen als Schusswaffen. Dann stieg ich aufs Velo und fuhr weiter. Kaum brannte mein Licht, erschienen die zwei Flämmlein wieder. Ich dachte, ich fahre wie verrückt weiter, komme, was wolle, und das tat ich. Im letzten Augenblick sah ich, dass es nur eine Katze war, die am Wegrand kauerte. Da fasste mich die blinde Wut, ich sprang wieder ab und bombardierte die Katze mit meinen Steinen. Sie flüchtete sofort ins hohe Gras. ›Hoffentlich habe ich sie getroffen!‹, dachte ich und fuhr dann schnell weiter, denn die Zeit war unterdessen umgegangen, und ich wollte keine Scheltreden vom Vater hören, wenn ich zurückkam.«

Ich habe dieses kleine Stück meiner Vorlesung beigefügt, um an einem Beispiel zu zeigen, wie ein gesundes Kind auf eine Angstsituation dann reagiert, wenn es nicht flüchtet: *Es mobilisiert seine aggressiven Kräfte zur Angstabwehr.*

Das Aufsätzchen von Hans ist aber noch anderswie interessant. Er muss einsehen, dass er sich grundlos geängstigt hat, denn es sitzt kein Ungeheuerchen auf dem Weg, sondern nur eine harmlose Katze.

Nun erfasst Hans die »blinde Wut«. Aber nicht über seine Angstbereitschaft, wie es eigentlich hätte sein müssen. Er verschiebt die Wut auf ein anderes Objekt, auf einen *Sündenbock* sozusagen – auf die Katze, die ihm doch nichts zuleide getan hat. »Hoffentlich habe ich sie getroffen!«, denkt der Wütende.

Können wir aus dem Verhalten des Hans eine allgemeine Regel oder Lehre ziehen?

Ist es vielleicht auch im Völkerleben manchmal so, dass sich das eine Volk unnötigerweise vor dem anderen fürchtet, ihm Aggressionsabsichten unterschiebt wie Hans der harmlosen Katze und alsdann einen Präventivkrieg beginnt?

Wir hoffen, dass Hans das Tierchen nicht getroffen habe.

Aber wir anerkennen, dass die Aggression als Abfuhr eines Angstaffekts nach außen hin eines der besten und geläufigsten Mittel ist, um sich der Angst zu erwehren, damit sie den Menschen nicht neurotisiere.

Angst weckt unter Umständen Aggression, dies ist die Lehre, die sich aus dem Verhalten unseres Hans ergibt.

Zum Zweiten: Angst kann unangebrachte Aggression erwecken und ist dann auch vom Übel. Denn in diesem Fall bewirkt sie unbegründetes und unverdientes Leid.

Angst ist eines der schlimmsten Übel, von denen wir Menschen gepeinigt werden können – vielleicht das allerschlimmste neben der Schuld, die Schiller als das größte bezeichnet hat.

II

Wir wollen uns nun der Angst der Kinder von einer anderen Seite her nähern.

Was ist sie denn, die Angst? Sie ist ein Unlustaffekt und bedeutet ein Signal für das Ich, ihm drohe Gefahr. Handelt es sich um eine reale, von der Außenwelt herkommende Gefahrdrohung, so nennen wir den dadurch hervorgerufenen Angstaffekt »Realangst«. Das drohende Herannahen einer äußeren Gefahr löst zunächst einen Zustand gesteigerter sensorischer Aufmerksamkeit und motorischer Spannung aus, der durchaus zweckmäßig ist und »Angstbereitschaft« genannt wird. Sie endet entweder in den lähmenden, daher unzweckmäßigen Angstzustand, oder sie beschränkt sich auf die signalisierende Wirkung und wird durch zweckmäßige Reaktionen, wie die der Flucht oder die der Abwehr, des Gegenangriffs, abgelöst. Die Angstbereitschaft nimmt also Teile des Angsterlebnisses voraus, sie wirkt als Warnung vor einer zu erwartenden Gefahr, die der Mensch so oder so abzuwenden sucht, wozu ihm verschiedene Mittel zur Verfügung stehen.

Man hat die Realangst auch »Furcht« genannt, um sie vor anderen, irrealen Ängsten zu unterscheiden. Der Ausdruck »Realangst« erscheint mir präziser. Denn wir reden ja auch von »Gottes*furcht*«, worunter wir nicht unbedingt »Angst vor Gott« verstehen. Ebenso brauchen wir den Terminus »Ehr*furcht*« und meinen damit nicht eigentlich eine aus der Verehrung mündende Angst.

Realangst empfindet ein Kind, das sich weigert, über einen schmalen Steg zu gehen. Seine Angst kündigt ihm die Gefahr an, es könnte in den Bach fallen. Ein Kind ist von einem Hund gebissen worden; nun hat es vor Hunden Angst. Seine Angst sagt ihm: »Nimm dich in Acht, es ist ein Hund da, der könnte dich beißen!« Insofern ein Kind *Grund* zur Erwartung hat, es könnte vom Vater, von einer anderen Pflegeperson abgestraft werden, empfindet es Realangst. Ebenso sind die Angst vor dem Liebesverlust und der Isolierung aus der Gemeinschaft oft Realängste.

Dagegen sind andere Ängste *irreale* Ängste, das heißt sie sind Ängste ohne äußere Gefahr. Sie stammen aus *inneren* Quellen. Bei allen Kindern, ab und zu auch bei Erwachsenen, können wir *phobische Ängste* feststellen. Sie entstehen dadurch, dass sich innere, irreale Angst an ein *äußeres Objekt* heftet. Ein Kind ist nie von einem Hund gebissen oder erschreckt worden, man hat ihm auch nie warnend mitgeteilt, es könnte von einem solchen Tier gebissen werden – trotzdem ängstigt es sich vor Hunden, es hat eine Hundephobie. Ein anderes Kind ängstigt sich vor Pferden, Kühen, Mäusen, Fröschen oder Käfern – oft vor Tierchen, die gar nicht imstande sind, den Menschen irgendwie zu schädigen. Ich sah eine 12-Jährige, die eine Schlangenphobie hatte, obwohl sie ihr Lebtag noch nie eine lebendige Schlange oder Blindschleiche gesehen; trotzdem musste ihre Schlafstube allabendlich peinlich nach etwaigen Schlangen durchstöbert werden – vorher hätte sich das Mädchen nicht zum Schlafen hingelegt.

Eine Vierjährige, Susanne, zeigt eine Abortphobie; das Mädchen behauptet, im Abort stecke der Teufel, und ist nicht dazu zu bewegen, das Klosett aufzusuchen. Der Hinweis, der Teufel stecke darin, erhellt uns ein wenig die Herkunft jener phobischen Ängste, die sich auf bestimmte *Örtlichkeiten* beziehen. Susanne vermutet, am betreffenden Ort befinde sich ein schlimmgesinnter Unhold. Es gibt jedoch Kinder, die nicht begründen können, weshalb sie sich vor dem Estrich, dem Keller fürchten; sie sagen nur: »Weil es dort dunkel ist!« Erst eine genauere Untersuchung der damit verknüpften Fantasien zeigt fast regelmäßig, dass in der *Dunkelheit* eine gefährliche Person oder ein bösartiger Geist vermutet wird. Auf ähnliche Weise entsteht oft auch die *Angst vor dem Gewitter*. Ein Büblein sagte mir einst: »Weißt du, der Liebe Gott ist unzufrieden und brummt noch viel schrecklicher als der Vater, wenn ich etwas Dummes angestellt habe!« Der zornige Vater ist also ins Übersinnliche projiziert, und die Stimme des Gewitters bzw. die zürnende Stimme Gottes ist eigentlich diejenige des Vaters.

Phobien entstehen oft – nicht immer – aus *Ambivalenz* der Kinder zu ihren frühesten Erziehern, und meist leiden die Kinder an mehreren Phobien zugleich. So fürchtete sich die Vierjährige mit der Klosettphobie auch vor Hunden. Sie wagte nicht, auf geradem Weg an einem Nachbarhaus vorüberzugehen, weil man dort einen Hund hielt, es sei denn, dass sie vom Vater oder von der Mutter begleitet wurde. Aber selbst unter solcher Begleitung empfand sie Angst.

Einst, als sie an der Seite der Mutter an dem Haus vorüberging, sah sie den Hund. Ohne ein Wort zu sagen, ging die Kleine auf die andere, dem Hund abgewendete Seite der Mutter. Diese sprach zu ihrem Töchterchen: »Warum gehst du auf die andere Seite?«

»Ich habe Angst vor dem Hund!«

»Der ist ja angekettet, hast du es nicht gesehen?«

»Er könnte sich losreißen!«

»Dann würde er dich gewiss auch finden, falls er dir etwas antun wollte!«

»Weißt du«, gab das Mädchen sinnend Bescheid, »wenn er käme, würde er zuerst dich fressen, und dann hätte er genug! Und mich würde er in Ruhe lassen!«

»Aber wenn er mich fräße, wer würde dann dem Papa kochen?«

»Oh!«, rief die Kleine, »das könnte ich schon tun, und ich würde auch im Bett bei ihm liegen, damit er warm hat! Das könnte ich so gut wie du!«

Wir sehen ein Mädchen, das seine Mutter gewiss wie jedes andere Kind liebt, das uns jedoch seine Eifersucht auf die Mutter verrät: Es fantasiert sich anstelle der Mutter neben den Vater. Deshalb lässt es – in seiner Fantasie – die Mutter »herzlos« vom Hund beseitigen.

Es wundert uns, dass die Kleine ihre Beseitigungswünsche ohne jegliche Schuldgefühle äußert. Aber an deren Stelle steht die Hundephobie, die Wiedervergeltungsangst, der Hund könnte sie fressen. Bewusst ist dem kleinen Mädchen nur die Liebe zur Mutter, die »schützende« Mutter. Für das ambivalente Gefühl, den eifersüchtigen Hass, der verdrängt worden ist, besteht ein anderes Objekt, der Hund. Ihm wird angedichtet, er könnte das Mädchen fressen wollen. Der Hass hat eine Projektion auf das Tier erfahren. Nicht die Mutter straft das Mädchen für den Hass und hasst, rückvergütend, das Mädchen, sondern der Hund. Nicht die Mutter ist »gefährlich«, das Tier ist es. Und nicht das Mädchen ist der Mutter böse gesinnt, sondern der Hund, der ja auch dem Mädchen böse gesinnt ist. Wir stoßen auf die *komplizierte und mehrfache Determinierung der Phobie*. Einesteils identifiziert das Mädchen die Mutter – die »böse« Mutter – mit dem Hund; sie ist »böse« darum, weil sie dem Mädchen nicht den von ihm gewünschten Platz an der Seite des Papas gewährt und von der Kleinen als erfolgreiche Rivalin empfunden wird. Aber das Gewissen erlaubt dem Mädchen nicht, Ablehnungsgefühle gegenüber der Mutter zu empfinden. Außerdem hat es die Mutter als erwünschte Beschützerin nötig, es liebt sie. In ihm waltet somit ein Gefühlskonflikt. Es erledigt ihn so, dass es seine ablehnenden Gefühle, die der Mutter gelten, auf den Hund verschiebt. *Weil* es jedoch den Hund als böse ansieht, hält es sich für von ihm gefährdet und sucht sich vor ihm zu schützen. Es macht einen Umweg um das Haus, wo sich der Hund befindet, oder es stellt sich in den Schutz der Mutter. Bei dem Gespräch über die Angst vor dem Hund äußert sich etwas wie eine Wiederkehr des Verdrängten: Das Mädchen wünscht, dass der Hund – eventuell – die Mutter beseitige, dass er es dabei in Ruhe ließe und dass es nachher beim Papa die Stelle der Mutter vertreten könnte. Aber auch des Mädchens eigene schlimmen, gegen die Mutter gerichteten Affekte sind an das Phobietier delegiert: Nicht das Töchterchen will der Mutter böse, sondern der Hund.

Die irreale innere Angst, die sich bei der Phobie äußert, ist nun an ein Objekt gebunden und wird *fakultativ*: Sie tritt nur dann auf, wenn ihr

Objekt Gegenstand der Wahrnehmung wird. Vor dem ursprünglichen Objekt, der Mutter, ist das Mädchen angstfrei. Wir sehen: Die Phobie ist imstande, eine ursprünglich *permanente* Angst zu einer fakultativen zu machen, sie tritt nur hin und wieder auf: dann, wenn das Phobietier in der Nähe ist. Damit ist jedoch bereits Angst »gebannt« oder immerhin vermindert.

Die Phobien der kleinen Kinder vergehen in späteren Jahren meist von selber wieder, sie »wachsen sich aus«. Ihre Herkunft ist auch in der archetypischen Urangst begründet, der »Existenzangst« des Menschen, der in das übermächtige und feindselige Dasein »geworfen« ist.

Den Verlauf des »Auswachsens« oder »Ver«wachsens phobischer Angst konnte an dem Mädchen mit der Hundephobie verfolgt werden. Als es etwas über vier Jahre alt geworden war, fing es an, dem Kettenhund im Nachbarhaus Knochen, Brotstücke, andere Speisen, auch Teile von besonders geschätzten Leckerbissen hinzuwerfen, immerhin zuerst aus genügender Distanz. Allmählich wagte sich das Mädchen weiter vor – bis an das Tier heran. Es söhnte sich gleichsam mit ihm aus, indem es ihm etwas *opferte*. Der Hund fraß nun statt des Mädchens »Teile des Mädchens«: dessen Speisen, also dessen Besitz – und als wir, früher einmal, das prälogische Denken der Kinder untersuchten, erkannten wir, dass das Kind, pars pro toto, seinen Besitz als Teil seiner selbst, ja, als sich selbst einschätzt, auffasst. Etwas opfern heißt für das Unbewusste immer »sich selber opfern« und zugleich »sich selber – als Ganzes – vor der Opferung bewahren« – vor der Vernichtung nämlich.

Während das Mädchen nun den Hund mit Opfern bestach und besänftigte, ja, ihn sich allmählich zum Freund und Gespielen machte, fing es an, sich mit dem Tier zu *identifizieren*. Es hatte dies teilweise schon von allem Anfang an getan, wie wir sahen: Im Hund sah es gleichsam seine bösen, auf die Mutter gerichteten Wünsche verkörpert. Jetzt aber bekam die Identifizierung eine andere Farbe: Die Kleine führte *Spiele* auf, als wäre sie ein Hund. Sie bellte und knurrte, und oft, wenn sie ganz gewöhnliche Mitteilungen anzubringen hatte, tat sie es so, als ob sie bellte. Sie verlangte, dass man ihr das Essen im Geschirr auf den Teppich reichte, und sie fing an, Mutter und Vater zu beißen, bald nur mehr andeutungsweise und spielerisch, bald heftiger, wenngleich mit schelmischem Lächeln. Inzwischen war sie zur Hundeliebhaberin geworden und wünschte, die Eltern sollten ihr einen Hund schenken, was auch geschah. Jetzt – das Mädchen war inzwischen etwa fünf Jahre alt geworden – zeigte sich von

Hundeangst überhaupt keine Spur mehr. Auch ihre anderen Ängste waren verschwunden, so die Klosettangst und die Angst vor dunklen Räumen.

Freud hat uns einige Kinderphobien geschildert, so die Pferdephobie des kleinen Hans, die Wolfsphobie eines anderen Knaben und die berühmte Flüssigkeitsphobie eines jungen Mädchens, anhand derer die Psychoanalyse im Sinne eines therapeutischen Verfahrens ihren Anfang genommen hat. Jung (1946) schilderte die Erdbebenphobie der kleinen Anna.

Gerade das Studium der Kindheitsphobien zeigt uns, dass im Verlauf der Reifung Angstbedingungen aufgegeben werden und Gefahrsituationen ihre Bedeutung verlieren. Dies tritt als Begleiterscheinung der *Stärkung des Ichs*, der *Integration*, der Reifwerdung des Ichs, ein.

Im Lauf der Entwicklung der Psychoanalyse als Wissenschaft vom Unbewussten hat die Theorie über die Angst verschiedene Wandlungen und Korrekturen erfahren. Wenn wir in Berücksichtigung ziehen, dass die Psychoanalyse keine fertige Lehre und auch kein philosophisches System ist, mit dessen Hilfe man die Erscheinungen erklären könnte, sondern dass ihre Theorien allmählich aus der Praxis herauswuchsen, verstehen wir solche Retouchen, die sich aus der immer tiefer dringenden Erkenntnis ergeben mussten.

Zuerst nahm Freud an, dass Angst dann entstehe, wenn eine Sexualerregung in ihrem Ablauf zur Befriedigung gestört, gehemmt, aufgehalten oder abgelenkt wurde. Die Behandlung von Aktualneurosen schien die Auffassung zu berechtigen, dass sich libidinöse Triebregungen unter den aufgezählten Bedingungen oder Umständen in Angst verwandelten. Angst bedeutete also ein Verdrängungsprodukt.

Dann aber erkannte Freud, als er sich den Phobien zuwandte, die phobische Angst sei eine *Ich-Angst*, entstehe im Ich; sie gehe nicht aus der Verdrängung hervor, rufe vielmehr die Verdrängungsmechanismen herbei. Man nahm dann eine Zeitlang an, die Angst sei eine psychophysische Erscheinung, die erstmals bei der *Geburt* erlebt werde – alle Angst sei eine Art Wiederholung der Umstände, die für das Geborenwerden charakteristisch sind. Zeichen wie Atemnot, Beengung, beschleunigte Tätigkeit des Herzens, Schweißausbrüche – körperliche Sensationen verschiedener Art bei Angstanfällen, die genau gleich oder doch sehr ähnlich verlaufen wie während und unmittelbar nach dem Geburtsvorgang, schienen die Ansicht zu bestätigen, der Angstzustand sei eine Reproduktion des Geburtstraumas.

> »Die Zurückführung der Angst auf das Geburtsereignis hat sich gegen naheliegende Einwände zu verteidigen. Die Angst ist eine wahrscheinlich allen Organismen, jedenfalls allen höheren zukommende Reaktion, die Geburt wird jedoch nur von den Säugetieren erlebt, und es ist fraglich, ob sie bei allen diesen die Bedeutung eines Traumas hat. Es gibt also Angst ohne Geburtsvorbild. Aber dieser Einwand setzt sich über die Schranken zwischen Biologie und Psychologie hinaus. Gerade weil die Angst eine biologisch unentbehrliche Funktion zu erfüllen hat, als Reaktion auf den Zustand der Gefahr, mag sie bei verschiedenen Lebewesen auf verschiedene Art eingerichtet worden sein. Wir wissen auch nicht, ob sie bei dem Menschen ferner stehenden Lebewesen denselben Inhalt an Sensationen und Innervationen hat wie beim Menschen. Das hindert also nicht, daß die Angst beim Menschen den Geburtsvorgang zum Vorbild nimmt« (Freud, 1926d, S. 164).

Freud diskutiert das Verhältnis der Angst zum Trauma der Geburt weiter und äußert sich:

> »Ich muß den Schluß ziehen, daß die frühesten Kindheitsphobien eine direkte Rückführung auf den Eindruck des Geburtsaktes nicht zulassen und sich überhaupt bis jetzt der Erklärung entzogen haben. Eine gewisse Angstbereitschaft des Säuglings ist unverkennbar. Sie ist nicht etwa unmittelbar nach der Geburt am stärksten, um dann langsam abzunehmen, sondern tritt erst später mit dem Fortschritt der seelischen Entwicklung hervor und hält über eine gewisse Periode der Kinderzeit an. Wenn sich solche Frühphobien über diese Zeit hinaus erstrecken, erwecken sie den Verdacht einer neurotischen Störung, wiewohl uns ihre Beziehung zu den späteren deutlichen Neurosen der Kindheit keineswegs ersichtlich ist.
>
> Nur wenige Fälle der kindlichen Angstäußerung sind uns verständlich; an diese werden wir uns halten müssen. So, wenn das Kind allein, in der Dunkelheit, ist und wenn es eine fremde Person an Stelle der ihm vertrauten (der Mutter) findet. Diese drei Fälle reduzieren sich auf eine einzige Bedingung, das Vermissen der geliebten (ersehnten) Person. Von da an ist aber der Weg zum Verständnis der Angst und der Vereinigung der Widersprüche, die sich an sie zu knüpfen scheinen, frei.
>
> Das Erinnerungsbild der ersehnten Person wird gewiß intensiv, wahrscheinlich zunächst halluzinatorisch besetzt. Aber das hat keinen Erfolg, und nun hat es den Anschein, als ob diese Sehnsucht in Angst umschlüge. Es macht geradezu den Eindruck, als wäre diese Angst ein Ausdruck der Rat-

losigkeit, als wüßte das noch sehr unentwickelte Wesen mit dieser sehnsüchtigen Besetzung nichts Besseres anzufangen. Die Angst erscheint so als Reaktion auf das Vermissen des Objekts, und es drängen sich uns die Analogien auf, daß auch die Kastrationsangst die Trennung von einem hochgeschätzten Objekt zum Inhalt hat und daß die ursprünglichste Angst (die ›*Urangst*‹ der Geburt) bei der Trennung von der Mutter entstand.

Die nächste Überlegung führt über diese Betonung des Objektverlustes hinaus. Wenn der Säugling nach der Wahrnehmung der Mutter verlangt, so doch nur darum, weil er bereits aus Erfahrung weiß, daß sie alle seine Bedürfnisse ohne Verzug befriedigt. Die Situation, die er als ›Gefahr‹ wertet, gegen die er versichert sein will, ist also die der Unbefriedigung, des *Anwachsens der Bedürfnisspannung*, gegen die er ohnmächtig ist. Ich meine, von diesem Gesichtspunkt aus ordnet sich alles ein; die Situation der Unbefriedigung, in der Reizgrößen eine unlustvolle Höhe erreichen, ohne Bewältigung durch psychische Verwendung und Abfuhr zu finden, muß für den Säugling die Analogie mit dem Geburtserlebnis, die Wiederholung der Gefahrsituation sein; das beiden Gemeinsame ist die ökonomische Störung durch das Anwachsen der Erledigung heischenden Reizgrößen, dieses Moment ist also der eigentliche Kern der ›Gefahr‹. In beiden Fällen tritt die Angstreaktion auf, die sich auch noch beim Säugling als zweckmäßig erweist, indem die Richtung der Abfuhr auf Atem- und Stimmuskulatur nun die Mutter herbeiruft, wie sie früher die Lungentätigkeit zur Wegschaffung der inneren Reize anregte (bei der Geburt). Mehr als diese Kennzeichnung der Gefahr braucht das Kind von seiner Geburt nicht bewahrt zu haben.

Mit der Erfahrung, daß ein äußeres, durch Wahrnehmung erfaßbares Objekt der gefährlichen Situation ein Ende machen kann, verschiebt sich nun der Inhalt der Gefahr von der ökonomischen Situation auf seine Bedingung, den Objektverlust. Das Vermissen der Mutter wird nun die Gefahr, bei deren Eintritt der Säugling das Angstsignal gibt, noch ehe die gefürchtete ökonomische Situation eingetreten ist. Diese Wandlung bedeutet einen ersten großen Fortschritt in der Fürsorge für die Selbsterhaltung, sie schließt gleichzeitig den Übergang von der automatisch ungewollten Neuentstehung der Angst zu ihrer beabsichtigten Reproduktion als Signal der Gefahr ein.

In beiden Hinsichten, sowohl als automatisches Phänomen wie als rettendes Signal, zeigt sich die Angst als Produkt der psychischen Hilflosigkeit des Säuglings, welche das selbstverständliche Gegenstück seiner biologischen Hilflosigkeit ist. Das auffällige Zusammentreffen, daß sowohl die Geburtsangst wie die Säuglingsangst die Bedingung der Trennung von der Mutter

> anerkennt, bedarf keiner psychologischen Deutung; es erklärt sich biologisch einfach genug aus der Tatsache, daß die Mutter, die zuerst alle Bedürfnisse des Fötus durch die Einrichtungen ihres Leibes beschwichtigt hatte, dieselbe Funktion zum Teil mit anderen Mitteln auch nach der Geburt fortsetzt. Intrauterinleben und erste Kindheit sind weit mehr ein Kontinuum, als uns die auffällige Caesur des Geburtsaktes glauben läßt. Das psychische Mutterobjekt ersetzt dem Kinde die biologische Fötalsituation. Wir dürfen darum nicht vergessen, daß im Intrauterinleben die Mutter kein Objekt war und daß es damals keine Objekte gab« (a.a.O., S. 167ff.).

Die letzte Konzeption Freuds über die Angst lautet also: Angst ist das Signal der drohenden Gefahr des Anwachsens einer Bedürfnisspannung, gegen die der Mensch ohnmächtig ist; um der Angst zu entgehen, benutzt er die verschiedensten Mittel, die Gefahr herabzusetzen oder zu beseitigen durch Flucht oder aktives Eingreifen durch Aggression.

Die Angst, haben wir gehört, wird vom Ich produziert und empfunden. Insofern das Ich Angst empfindet, die nicht als Realangst angesprochen werden kann, also irreale Angst bedeutet, signalisiert sie folgende drei Gefahren:

1. die Gefahr eines Triebdurchbruchs, die das Ich gefährden könnte; man hat diese Angst *Es-Angst* benannt;
2. die Gefahr der Bestrafung durch das Über-Ich oder der Entfremdung des Ichs vom Über-Ich; wir sprechen dann von neurotischer oder *Über-Ich-Angst*;
3. die Gefahr der Unlust einer erwarteten Angst, die *Angst vor der Angst.*

Ein etwa 14-jähriger Bub gerät mit einem größeren und stärkeren Kameraden in einen Streit, wird plötzlich von sinnloser Wut ergriffen, sodass er nicht mehr überlegen kann, zieht das Taschenmesser und sticht damit den Gegner in den Leib. Der Streit nimmt damit sofort ein Ende, aber es folgt eine Menge von Untersuchungen, man wirft den Fehlbaren aus der Schulanstalt hinaus, und die Unliebsamkeiten wollen kein Ende nehmen. – Der Halbwüchsige meidet nun alles, was seine Gefühle hervorrufen könnte, bewusst. Er entwickelt zunächst keine eigentliche Neurose als Abwehr seiner kriminellen Triebe, ist jedoch ängstlich darauf bedacht, allen Situationen auszuweichen, die ihn affektiv erregen könnten, und äußerlich erscheint sein Gehaben als das eines »neurotischen Charakters«. Was er zeigt, ist Angst vor dem Es, *Angst vor dem Triebdurchbruch.*

Ein etwa 18 Jahre altes Mädchen kann ohne Begleitung seiner Mutter oder seines Vaters – es ist einziges Kind – nicht auf die Straße gehen. Die Forderung, dies selbstständig zu tun, erfüllt es mit höchster Angst, und wenn es selbstständig auszugehen versucht – am guten Willen mangelt es nicht –, fällt es einen Meter vor der Haustürtreppe auf dem Trottoir zusammen, empfindet unerträgliche Krämpfe im Unterleib, windet sich, bäumt sich wie in einem epileptischen Anfall und wird von verschiedenen Ärzten zuerst auch mit Luminal und Sedobrol auf Epilepsie behandelt; dann merkt einer von ihnen, dass das Leiden eine psychogene Wurzel haben muss, diagnostiziert es als Angsthysterie und schickt die Patientin zu einem Psychotherapeuten. Die Angst zu fallen ist wirklich eine Angst, zu »fallen« – moralisch zu fallen, sich also gegen die Forderung des Über-Ichs zu vergehen und von diesem dann bestraft zu werden. Die Angst – *Über-Ich-Angst* – ist eine *neurotische Angst.*

Angst vor der Angst haben alle jene Menschen, die einen »ängstlich-depressiven Charakter« entwickelt haben. Sie verbringen ihr ganzes Leben und Tun damit, überall gefahrdrohende Situationen zu erblicken und zu vermeiden, um sich nicht ängstigen zu müssen – um nicht ihrer Angst hilflos ausgeliefert zu sein. Oft geschieht dies mit allerhand zwangsneurotischen Zeremoniellen.

Wenn wir uns nun fragen, mit was für Mitteln die Angst bekämpft wird, treffen wir auf eine Unmenge von psychischen Abwehrreaktionen oder -organisationen, und wenn uns die Plastizität und Modulierfähigkeit des Seelischen gegenständlich sichtbar werden soll, brauchen wir nur den Mechanismen zur Angstabwehr nachzugehen. Einige davon haben wir bereits angetroffen.

So sahen wir ein Knäblein, Peter, das unter dem Eindruck panischer Angst zur Angstbannung den *Totstellreflex* benutzte, dann die *Leugnung*, hierauf endlich die *Flucht*: Erinnern wir uns Peters, der, in den Waschkeller tretend, einen Nachbarn beim Kaninchenschlachten erblickt.

Die gewöhnliche Angstabwehr ist die *Fluchtreaktion* vor der von der Angst signalisierten Gefahr. Es wird »das Hasenpanier« ergriffen, wenn der Fluchtimpuls sich der motorischen Innervationen bedient. Ein Flüchten anderer Art ist die *Leugnung*, die wir als eine *psychische Flucht* bezeichnen können. Die *Leugnung* ist jedoch bereits eine neurosenähnliche Abwehr; sie macht etwas scheinbar ungeschehen, nichtexistent, von dem sich die Sinneswahrnehmung sagen muss, dass es doch vorhanden sei – sie widersetzt sich der Realitätsprüfung.

Eher einer normalen Reaktion entsprechend ist die Angstbannung mit der *reaktiven Aggression.* Wir begegnen ihr auch bei den Tieren. Hediger (1959) hat festgestellt, dass das Tier, von einer realen oder vermeintlichen Gefahr bedroht, zunächst dem Fluchtimpuls folgt. Hat jedoch die Gefahr sich ihm so weit genähert, dass es eine Flucht für aussichtslos erachtet – hat die Gefahr den »Fluchtraum« bereits überschritten –, dann greift das Tier an. Unter »Fluchtraum« ist ein Umkreis zu verstehen, der bei verschiedenen Tieren von verschiedenem Durchmesser ist. Selbst reißende Tiere und Schlangen, in ihrer Ruhe überrascht, suchen vor Gefahren zunächst zu flüchten, und erst dann, wenn sie eine Flucht für undurchführbar halten, stellen sie sich zum Kampf, springen den Gegner an.

Dass die Angst mit dem Erwachsenwerden – weil sich mit zunehmendem Alter das Ich festigt und viel von seiner ursprünglichen Hilflosigkeit und Ratlosigkeit verliert – weniger in Erscheinung tritt, dass die Angstgelegenheiten vermindert werden, wurde bereits gesagt. Mancherlei angstbetonte Tatbestände, die in der frühen Kindheit den Grund zu neurotischen Reaktionen oder Symptomen legten, lösen sich später auf, weil sie, dem erstarkten Ich zur kritischen Verarbeitung und Neubearbeitung übergeben, von diesem als irreale »Gespenster« erkannt werden. Das Ich sagt sich dann ähnlich wie das Kind, das sich vor einem Schatten gefürchtet hat und dies erkennt: »Wie konnte ich mich nur dermaßen täuschen!«

Am mannigfachsten sind die *neurotischen* Mittel zur Angstbekämpfung. Wir sahen viele von ihnen.

Als typisch *zwangsneurotisches* Zeremoniell zur Bekämpfung seiner aus kriminellen Impulsen entstandenen Wiedervergeltungs- und Todesangst sah ich bei einem elfjährigen Knaben das Stehlen und Beseitigen von Messern und ähnlichen Gegenständen, die als Mordwerkzeuge hätten benutzt werden können.

Angsthysterisch bewältigte jene erwähnte 18-Jährige ihre Angst, indem sie Platzangst mit krampfartigen Leibschmerzen und eigentliche hysterische Anfälle entwickelte.

Eine *angstneurotische* Angstmeisterung sahen wir bei Kindern mit einfachen Phobien, etwa bei der Kleinen mit der Hundeangst.

Ich möchte Ihnen nun noch rasch eine rein *hysterische* Angstbewältigung bei einem siebenjährigen Knaben skizzieren.

Nennen wir ihn Viktor. Sein Vater ist ein Spenglermeister, der Bub ältestes Kind der Familie. Die Familie wohnt in einem kleinen Dorf. Seit seinem vierten Lebensjahr *hinkt* Viktor, nachdem er sich einmal mit einer

Sichel an der Wade verletzt hat. Man hatte nähen müssen, aber die Folge der Verletzung hätte nicht unbedingt so arg zu sein brauchen, ja, der Arzt fand die Fleischwunde für gut geheilt, hielt das Bein für intakt und sah eigentlich nicht ein, weshalb Viktor hinken musste; organisch sei dazu kein Grund vorhanden, sagte er aus. Viktor äffe nur seine Mutter nach und übertreibe deren Leiden. Die Mutter Viktors hinkte auch ein wenig. Man gab dafür der ziemlich schweren Geburt der um dreieinhalb Jahre jüngeren Schwester Viktors Schuld.

Der Hintergrund für das wirklich psychogene Hinken des Bübchens ist ein ziemlich trauriger: Seine Eltern hatten, während er noch ein Kleinkind war, sehr oft heftigen Streit. Der Vater war angeblich als Handwerksmann genötigt, von Zeit zu Zeit seinen Kunden nachzugehen und mit ihnen »ein Glas Wein« zu trinken. Gewiss tat er dies mehr deshalb, weil er das Weintrinken liebte. Er kam dann berauscht heim, und die Frau machte ihm Szenen. Dann wurde er äußerst heftig, schlug sie und prügelte mitunter auch das Knäblein durch, wenn sich dieses in den Streit einmischte und für die Mutter Partei nahm. Einmal bedrohte der Mann seine Frau mit einer Axt.

Viktor war im Schlafzimmer der Eltern untergebracht, und es entging ihm nicht, dass aus dem Bett der Eltern gelegentlich Geräusche ertönten, die das Büblein nicht verstand und sich nicht deuten konnte. Viktor hielt sie für Anzeichen, dass der Vater der Mutter irgendwie Gewalt antat. Nachdem diese aus dem Spital nach der Geburt des Mädchens zurückkam, stellte das Büblein fest, dass der Vater viel zärtlicher, umgänglicher zu ihr war; auch das kleine Schwesterchen behandelte der Mann mit großer Zärtlichkeit; er verwöhnte es und erweckte damit den Neid Viktors. Dieser hatte inzwischen sein Bettchen an das Schwesterchen abtreten müssen und schlief nun in einem eigenen Stübchen. Darauf war er einesteils stolz, anderenteils fühlte er sich doch »ausgetrieben« von der Nähe der heißgeliebten Mutter.

Das Symptom des Hinkens, das Viktor entwickelte, ja, selbst die Verwundung mit der Sichel standen in Beziehung mit seinen Gefühlen den Eltern und dem Schwesterchen gegenüber und dienten der Bannung seiner Angst vor dem Vater. Der Knabe identifizierte sich mit Mutter und Schwesterchen. Die Verletzung mit der Sichel deutet zunächst das an, was Viktor gesehen und miterlebt hat: Der Vater bedrohte einst die Mutter mit der Axt. Die Beschädigung hat aber noch einen viel weiteren Sinn: Viktor nimmt dasselbe auf sich, was in seiner Fantasie der Vater im Ehebett mit der Mutter tut, er tut ihr Gewalt an. Indem sich Viktor sinnbildlich die gleiche Gewalt antut, identifiziert er sich mit der Mutter. Die Verletzung des Beins hat ferner für die Fantasie des Knaben den Sinn einer Kastration, was soviel heißt, dass er aus sich ein Mädchen macht. Denn der Bub hat sich die übliche infantil-sexuelle Theorie zurechtgelegt, dass Mädchen dadurch entstehen, dass die Eltern einem Knaben die Geschlechtsteile verstümmeln. Durch die Verletzung ist aus Viktor gleichsam ein Mädchen geworden wie das Schwesterchen – und *wenn* er ein Mädchen ist, kann er – wieder in seiner Fantasie – vom Vater die gleiche Liebe, Schonung, Fürsorge erwarten, die dieser dem Schwesterchen zuwendet. Wir könnten auch sagen: Die Grausamkeit des Vaters hat zur Folge gehabt, dass Viktor seine männliche Rolle leugnet und dafür eine feminin-homosexuelle aufnimmt, das heißt vom Vater gleich geliebt werden will, wie es Mutter und Schwesterchen erfahren. Das äußerlich sichtbare Symptom des sehr komplizierten Verdrängungsvorgangs ist das hysterische Hinken. Dieses selber ist die deutliche *Konversion eines seelischen Konflikts in eine physische Erscheinung* und eine Angstfolge, eine verarbeitete, aber eine neurotisch-hysterisch verarbeitete Angst.

Was ich hier mit der knappen Skizze der Entwicklung Viktors habe darstellen wollen, ist die Angstbindung, die *Angstbewältigung mit dem Mittel eines konversionshysterischen Symptoms.*

15 Psychoanalyse und die Entwicklung und Erziehung des Gewissens

Meine Damen und Herren!

Sigmund Freud, der so oft von der wissenschaftlichen Welt Missverstandene und Angezweifelte, hat schon von allem Anfang der Psychoanalyse an gewusst und in Berücksichtigung gezogen, dass im Menschen neben dem Triebhaften auch jene höheren Funktionen wirksam sind, von denen seine Widersacher behaupteten, er stelle sich ihnen gegenüber blind oder gar er leugne sie. Wie wäre jemand dazu gekommen, von einer *Traumzensur* zu sprechen, der nicht erkannt hätte, es arbeiteten bedeutsame Kräfte gegen die verborgenen, hintergründigen Wünsche des Träumers, also sogar beim Schläfer, dessen bewusste Überwachung weitgehend ausgeschaltet ist. Wie kämen unsere *Fehlhandlungen* zustande, wenn uns nicht eine mächtige seelische Instanz zum Bekenntnis der Wahrheit drängte, etwa im Sich-Versprechen unsere geheimsten Gedanken zu verraten. Es ist Freud, der uns die Psychologie der Fehlhandlungen klargelegt hat. Und wie denn können *Neurosen* entstehen und in ihrer Dynamik verstanden werden, wenn den Triebansprüchen kein Damm entgegenstände, sodass unser Unbewusstes zu Kompromissen gezwungen wird und Symptome produziert, die zugleich Befriedigung und Strafe zum Inhalt haben. Freud hat uns diesen Kampf und Krampf gegen strebende Kräfte verständlich gemacht, und er ist es gewesen, der einst jenen hochwichtigen Satz aussprach, der Mensch sei in seinem Unbewussten wohl viel unmoralischer, als er gerne wahrhaben und eingestehen möchte. Zugleich aber sei er auch viel moralischer, als er wisse. Es ist Freud gewesen, der die glänzende Abhandlung *Das Ich und das Es* (1923b) verfasst und darin erörtert hat, wie die Ich-Funktionen bis ins Unbewusste reichen und, regulierend, oft streng, mitunter überstreng, den inneren Richter spielen. Wahrhaftig, wer die Freud'schen Schriften liest, der stößt überall darauf, dass ihr Autor das Gewissen sehr wohl kennt und um seine Bedeutung weiß. Zwar hat Freud zu Beginn seiner Forschung und der praktischen psychoanalytischen Tätigkeit hauptsächlich den Triebverhältnissen seine volle Aufmerksamkeit geschenkt. Er betrat da Neuland, das zu ergründen es ihn drängte, denn er war Arzt und stand einer Heilaufgabe gegenüber; er wollte Neurotiker gesund machen, und er hatte immer wieder beobachten können, dass sie an Triebverstrickungen litten. Aus seiner praktischen Tätigkeit ergaben sich die psychoanalytischen Theorien, die nur stückweise aufgebaut werden konnten und die Freud immer wieder ergänzte und korrigierte; er scheute sich in seiner harten Ehrlichkeit nicht, dies zu tun, unbekümmert um einen etwaigen Prestigeverlust in den Augen anderer. Auch dann, als er sich in seinen späteren Forscherjahren stärker der Ergründung der Ich-Funktion zuwandte, stieß er auf völlig neue Tatbestände, in deren Verknüpfungen und Verstrickungen er Licht zu bringen suchte.

Wir wollen uns zwei Stellen aus Freuds Schriften vor Augen halten, in denen er über das Gewissen spricht. Die erste ist aus *Totem und Tabu* (1912–1913a, S. 83ff.) zitiert. Sie lautet:

> »Wir erinnern uns […] der durch ihre Unklarheit verwirrenden Auskunft, welche uns Wundt über die Doppelbedeutung des Wortes Tabu: heilig und unrein geboten hat. […] Ursprünglich habe das Wort Tabu heilig und unrein noch nicht bedeutet, sondern habe das Dämonische bezeichnet, das nicht berührt werden darf, und somit ein wichtiges, den beiden extremen Begriffen gemeinsames Merkmal hervorgehoben, doch beweise diese bleibende Gemeinschaft, daß zwischen den beiden Gebieten des Heiligen und des Unreinen eine ursprüngliche Übereinstimmung obwalte, die erst später einer Differenzierung gewichen sei.
>
> Im Gegensatze hiezu leiten wir aus unseren Erörterungen mühelos ab, daß dem Worte Tabu von allem Anfang an die erwähnte Doppelbedeutung zukommt, daß es zur Bezeichnung einer bestimmten Ambivalenz dient und alles dessen, was auf dem Boden dieser Ambivalenz erwachsen ist. *Tabu* ist selbst ein ambivalentes Wort, und nachträglich meinen wir, man hätte aus dem festgestellten Sinne dieses Wortes allein erraten können, was sich als Ergebnis weitläufiger Untersuchung herausgestellt hat, daß das Tabuverbot als das Resultat einer Gefühlsambivalenz zu verstehen ist. Das Studium der ältesten Sprachen hat uns belehrt, daß es einst viele solche Worte gab, welche Gegensätze in sich faßten, in gewissem – wenn auch nicht in ganz dem nämlichen Sinne – wie das Wort Tabu ambivalent waren. […] Geringe lautliche Modifikationen des gegensinnigen Urwortes haben später dazu gedient, um den beiden hier verei-

nigten Gegensätzen einen gesonderten sprachlichen Ausdruck zu schaffen.

Das Wort Tabu hat ein anderes Schicksal gehabt; mit der abnehmenden Wichtigkeit der von ihm bezeichneten Ambivalenz ist es selbst, respektive sind die ihm analogen Worte aus dem Sprachschatz geschwunden. Ich hoffe, in späterem Zusammenhange wahrscheinlich machen zu können, daß sich hinter dem Schicksal dieses Begriffes eine greifbare historische Wandlung verbirgt, daß das Wort zuerst an ganz bestimmten menschlichen Relationen haftete, denen die große Gefühlsambivalenz eigen war, und daß es von hier aus auf andere, analoge Relationen ausgedehnt wurde.

Wenn wir nicht irren, so wirft das Verständnis des Tabu auch ein Licht auf die Natur und Entstehung des *Gewissens*. Man kann ohne Dehnung der Begriffe von einem Tabugewissen und von einem Tabuschuldbewußtsein nach Übertretung des Tabu sprechen. Das Tabugewissen ist wahrscheinlich die älteste Form, in welcher uns das Phänomen des Gewissens entgegentritt.

Denn was ist ›Gewissen‹? Nach dem Zeugnis der Sprache gehört es zu dem, was man am gewissesten weiß; in manchen Sprachen scheidet sich seine Bezeichnung kaum von der des Bewußtseins.

Gewissen ist die innere Wahrnehmung von der Verwerfung bestimmter in uns bestehender Wunschregungen; der Ton liegt aber darauf, dass diese Verwerfung sich auf nichts anderes zu berufen braucht, daß sie ihrer selbst gewiß ist. Noch deutlicher wird dies beim Schuldbewußtsein, der Wahrnehmung der inneren Verurteilung solcher Akte, durch die wir bestimmte Wunschregungen vollzogen haben. Eine Begründung erscheint hier überflüssig; jeder, der ein Gewissen hat, muss die Berechtigung der Verurteilung, den Vorwurf der vollzogenen Handlung, in sich verspüren. Diesen nämlichen Charakter zeigt aber das Verhalten der Wilden gegen das Tabu; das Tabu ist ein Gewissensgebot, seine Verletzung läßt ein entsetzliches Schuldgefühl entstehen, welches ebenso selbstverständlich wie nach seiner Herkunft unbekannt ist.«

Hier fügt Freud in einer Fußnote bei (S. 85):

»Es ist eine interessante Parallele, daß das Schuldbewußtsein des Tabu in nichts gemindert wird, wenn die Übertretung unwissentlich geschah [...], und daß noch im griechischen Mythus die Verschuldung des Ödipus nicht aufgehoben wird dadurch, daß sie ohne, ja gegen sein Wissen und Wollen erworben wurde.«

Alsdann fährt Freud folgendermaßen in seiner Erörterung fort (S. 85f.):

> »Also entsteht wahrscheinlich auch das Gewissen auf dem Boden einer Gefühlsambivalenz aus ganz bestimmten menschlichen Relationen, an denen diese Ambivalenz haftet, und unter den für das Tabu und die Zwangsneurose geltend gemachten Bedingungen, daß das eine Glied des Gegensatzes unbewusst sei und durch das zwanghaft herrschende andere verdrängt erhalten werde. Zu diesem Schlusse stimmt mehrerlei, was wir aus der Analyse der Neurose gelernt haben. Erstens, daß im Charakter der Zwangsneurotiker der Zug der peinlichen Gewissenhaftigkeit hervortritt als Reaktionssymptom gegen die im Unbewußten lauernde Versuchung und daß bei Steigerung des Krankseins die höchsten Grade von Schuldbewußtsein von ihnen entwickelt werden. Man kann in der Tat den Ausspruch wagen, wenn wir nicht an den Zwangskranken die Herkunft des Schuldbewußtseins ergründen können, so haben wir überhaupt keine Aussicht, dieselbe zu erfahren. Die Lösung dieser Aufgabe gelingt nun beim einzelnen neurotischen Individuum; für die Völker getrauen wir uns eine ähnliche Lösung zu erschließen.
>
> Zweitens muss es uns auffallen, dass das Schuldbewußtsein viel von der Natur der Angst hat; es kann ohne Bedenken als ›Gewissensangst‹ beschrieben werden. Die Angst deutet aber auf unbewußte Quellen hin; wir haben aus der Neurosenpsychologie gelernt, daß, wenn Wunschregungen der Verdrängung unterliegen, deren Libido in Angst verwandelt wird. Dazu wollen wir erinnern, dass auch beim Schuldbewußtsein etwas unbekannt und unbewußt ist, nämlich die Motivierung der Verwerfung. Diesem Unbekannten entspricht der Angstcharakter des Schuldbewußtseins.«

Freud betrachtet demnach das Gewissen als ein Kräftegefüge, das sich am Anfang der menschlichen Kultivierung aufbaute, also aus einem sozialpsychologischen und sozialhistorischen Erwerb, und als ein Etwas, das als Anlage von den Vätern auf die Kinder vererbt wird. Gerade die Psychoanalyse hat uns gezeigt, dass nichts aus dem Nichts entsteht. Folglich kann auch die Fähigkeit, ein Gewissen zu bilden, nicht aus dem Nichts entstanden sein; die Natur, das überall im All waltende Normgesetz – wir könnten auch sagen: Gott – gibt dem Kind die Möglichkeit in die Wiege, ein Gewissen zu entwickeln. Wie dieser Satz verstanden werden muss, darüber wollen wir uns später unterhalten und uns jetzt erst über einen anderen Passus in Freuds Werk orientieren, wo er über das Gewissen spricht.

Er steht in *Neue Folge der Vorlesungen zur Einführung in die Psychoanalyse* (1933a, S. 67f.) verzeichnet und lautet:

> »Wir verkennen das Stück psychologischer Wahrheit keineswegs, das in der Behauptung, das Gewissen sei göttlicher Herkunft, enthalten ist, aber der Satz bedarf der Deutung. Wenn das Gewissen auch etwas ›in uns‹ ist, so ist es doch nicht von Anfang an. Es ist so recht ein Gegensatz zum Sexualleben, das wirklich vom Anfang des Lebens an da ist und nicht erst später hinzukommt. Aber das kleine Kind ist bekanntlich amoralisch, es besitzt keine inneren Hemmungen gegen seine nach Lust strebenden Impulse. Die Rolle, die späterhin das Über-Ich übernimmt, wird zuerst von einer äußeren Macht, von der elterlichen Autorität, gespielt. Der Elterneinfluß regiert das Kind durch Gewährung von Liebesbeweisen und durch Androhung von Strafen, die dem Kinde den Liebesverlust beweisen und an sich gefürchtet werden müssen. Diese Realangst ist der Vorläufer der späteren Gewissensangst; solange sie herrscht, braucht man von Über-Ich und von Gewissen nicht zu reden. Erst in weiterer Folge bildet sich die sekundäre Situation aus, die wir allzu bereitwillig für die normale halten, daß die äußere Abhaltung verinnerlicht wird, daß an die Stelle der Elterninstanz das Über-Ich tritt, welches nun das Ich genau so beobachtet, lenkt und bedroht wie früher die Eltern das Kind.
>
> Das Über-Ich, das solcherart die Macht, die Leistung und selbst die Methoden der Elterninstanz übernimmt, ist aber nicht nur der Rechtsnachfolger, sondern wirklich der legitime Leibeserbe derselben. Es geht direkt aus ihr hervor, wir werden bald erfahren, durch welchen Vorgang. Zunächst müssen wir jedoch bei einer Unstimmigkeit zwischen beiden verweilen. Das Über-Ich scheint in einseitiger Auswahl nur die Härte und Strenge der Eltern, ihre verbietende und strafende Funktion aufgegriffen zu haben, während deren liebevolle Fürsorge keine Aufnahme und Fortsetzung findet. Haben die Eltern wirklich ein strenges Regiment geführt, so glauben wir es leicht begreiflich zu finden, wenn sich auch beim Kind ein strenges Über-Ich entwickelt, aber die Erfahrung zeigt, gegen unsere Erwartung, daß das Über-Ich denselben Charakter unerbittlicher Härte erwerben kann, auch wenn die Erziehung milde und gütig war, Drohungen und Strafen möglichst vermieden hat.«

Damit sind wir nun auf einen sehr merkwürdig erscheinenden Tatbestand gestoßen. Trotz einer milden, das Kind nicht überfordernden und nicht frustrierenden Erziehung kann ein überstarkes Gewissen entstehen. Woher kommt es? Des Rätsels Lösung besteht darin, dass gewisse Inhalte des Gewissens ebenso wie die urtümliche Fähigkeit, ein individuelles Gewissen zu bilden, also die Gewissensanlage zu besitzen, durch Erbfaktoren begründet sind, durch in uns eingeritzte gesetzgebende Erinnerungsspuren, die tief in die Menschheitsgeschichte zurückreichen und dem kollektiven Unbewussten angehören, also ein Bestandteil aller Menschen sind.

Aller Menschen? Gibt es unter ihnen denn nicht auch solche, die ihr Leben lang kein Gewissen zeigen? Da sind gewisse Kategorien der Oligophrenen, der Mindersinnigen, Schwachsinnigen. Sie verhalten sich völlig gewissenlos, und nicht einmal die Gewöhnung und Dressur setzen bei ihnen an. Man kann sie nur in Bewahranstalten versorgen, um die Gesellschaft vor ihnen zu schützen. Und dann sind uns die narzisstisch-triebhaften Charaktere bekannt, die sogenannten Hochstapler. Sie verfügen gewöhnlich über keine geringe Intelligenz, ab und zu sind sie sogar intellektuell überdurchschnittlich begabt, aber sie verwenden ihre geistigen Fähigkeiten ausschließlich dazu, die Mitmenschen hinters Licht zu führen und auszunutzen, und sie tun es ohne die geringsten Gewissensbisse. Schon unter den Halbwüchsigen kann man mitunter jene Typen beobachten, die man früher als Vertreter der »moral insanity« kennzeichnete; und man vermag sie auch nicht mit psychotherapeutischen Methoden von ihrem Manko zu befreien. Das Erstaunliche bei ihnen besteht darin, dass sie – ihr Manko abgezählt – völlig »normale« Menschen, aber trotzdem für die Gemeinschaft untragbar sind.

Um in der Gemeinschaft existieren zu können, bedarf der Mensch eines Gewissens. Ansonsten verhält er sich asozial oder antisozial. Und auch ihn muss man, damit er nicht zum Schädling werde, absondern, versorgen; es sei denn, dass man ihn in ein Milieu bringe, das ihm nur übriglässt, entweder unterzugehen oder nachträglich doch noch etwas wie ein Gewissen zu bilden. Es sei hier daran erinnert, wie die Engländer einst mit ihren Verbrechern vorgegangen sind. Sie setzten sie an den unwirtlichen Küsten Australiens aus. Hier sahen sie sich gezwungen, sich zu vergesellschaften, um bestehen zu können. Wer es nicht tat, ging völlig allein und einsam im Kampf gegen die Unbill der Natur, die feindlichen Ureinwohner unter. Und allmählich entwickelte sich aus der einstigen Verbrecherschar ein Kulturvolk mit blühenden Städten und einer beachtlichen Kultur.

In ähnlicher Weise sind wir in vergangenen Zeiten mit den Tunichtguten aus unseren Kreisen verfahren: Wir exportierten sie nach Amerika.

Dort waren sie, um ein bildhaftes Wort zu benutzen, auf den Grundsatz gestellt: Friss Vogel oder stirb! – ähnlich wie die Städtegründer in Sidney, Adelaide usw. Manch einer unter ihnen, wohl die Mehrzahl, schlug sich durch. Dies konnte nur dadurch geschehen, dass sie sich mindestens ein Stück weit ihren Mitmenschen anpassten, gewisse Verzichte in Bezug auf ihren Egoismus leisteten und damit Freunde erwarben und einer Gemeinschaft teilhaftig wurden, an deren Spielregeln sie sich hielten, Rücksichten nahmen, etwas wie ein Gewissen bildeten, vielleicht gar eines, das wir als normal bezeichnen dürfen.

Um ein Gewissen bilden zu können, das heißt um den Gewissenskeim, die in der Wiege erhaltene Anlage auszubilden, zu entwickeln, sie mit einer bestimmten Form, mit einem gültigen Inhalt auszufüllen, Normen zu empfinden, an die man sich zu halten hat, bedarf der Mensch eines *Partners*. Das Gewissen, sagten wir, sei eine sozialpsychologische Erscheinung oder Funktion, und der Mensch müsse an einen Partner gebunden sein. Die Bindung ist entweder auf *Liebe* oder auf *Angst* gegründet, in den meisten Fällen wohl auf beide Faktoren.

Ein etwa zweieinhalbjähriges Büblein steht allein vor dem Spalierkirschbaum im Garten. Die Früchte sind schon rot, und man sieht dem Kleinen an, dass es ihn gelüstet, davon zu pflücken. Er sagt aber zu sich selber: »Nicht nehmen, hat Mutti nicht gern, wird traurig«, und er trollt sich von dannen. – Eine ungefähr Gleichaltrige in ähnlicher Situation klopft sich strafend auf das begehrliche Händchen und äußert: »Mutti gibt Schläge, Mädi« – das heißt Mädchen – »darf nicht nehmen.«

Beide Kinder geben Gewissensregungen Ausdruck. Der Knabe widersteht einer Regung, die ihm das Gewissen darum verbietet, weil die Mutter einen Wunsch ausgesprochen hat; der Knabe möchte die geliebte Mutter nicht betrüben. »Hat Mutti nicht gern, wird traurig«, sagt er. Und wir gehen nicht fehl, wenn wir sein Verhalten vor dem Baum als Ausfluss der *Liebe* auffassen. Anders ist es bei dem Mädchen. Es nimmt eine erwartete Strafe voraus, und seine Gewissensregung, so plastisch dargestellt, entspricht der Strafangst. Seine strafende Hand ist gleichsam die der Mutter, die in Funktion tritt, falls das Kind einem ihrer Verbote zuwiderhandelt. Die Mutter würde das Kind, wie es wohl aus Erfahrung wissen kann, auf die Händchen schlagen, falls es seinem Wunsch stattgäbe, von den Früchten zu naschen. Zweifellos liebt es seine Mutter auch, ebenso gut wie der Knabe, aber seine Gewissenhaftigkeit ist eher auf *Straferwartung* als auf dem Bestreben aufgebaut, der Mutti kein Leid zu bereiten, so wie es der Wunsch des Knaben ist.

Gewissen entsteht also einesteils aus dem Bedürfnis nach Rücksichtnahme; wir können es gelegentlich schon bei sehr jungen Kindern wirksam sehen. Andernteils entsteht es aus peinlichen Erfahrungen, die einem gefürchteten Liebesverlust entsprechen.

Wenn sich ein kindliches Gewissen fast ausschließlich auf Strafangst aufbaut, können wir in der Kinderstube sogar nicht selten ein Phänomen beobachten, das der *Projektion* und dem *Sündenbockprinzip* entspricht. – Eine Mutter hat ihr Söhnchen hauptsächlich mit harten Strafen dressiert und gewissenhaft machen wollen. Eines Tages geht sie zu einer Besorgung aus und lässt den ungefähr Dreijährigen zu Hause allein. Als sie zurückkommt, sieht sie das Kanarienvögelchen tot auf dem Stubenboden liegen. Blass vor Schrecken errät sie, der Kleine habe es umgebracht, und sie stellt ihn zur Rede. Mit empörtem Gesichtchen meldet er: »Mani« – so heißt das Vögelchen – »hat Zucker genascht; das darf man nicht, Zucker naschen. Ich habe Mani bestraft.« Wirklich, die Zuckerdose auf dem Stubentisch war geleert, aber es war gewiss nicht das Vögelchen, sondern der Kleine selber gewesen, der hinter die Dose geraten war und der Versuchung nicht widerstehen konnte. Nachträglich hatte sich bei ihm dann das Gewissen geregt. Jetzt begann ein etwas komplizierter seelischer Vorgang. Die Gewissensangst veranlasste den Knaben, der sich noch völlig im Alter des magisch-animistischen und totemistischen Denkens und Auffassens befand, zur *Projektion der Schuld*, um sie von sich abzuwenden. Er verschob die Schuld auf den Vogel, und er bestrafte ihn dafür mit dem Tode. Damit war für den Knaben die Sache abgetan, in Ordnung.

Der Vorfall erinnert uns an Bräuche bei den alttestamentlichen Israeliten. Um das Missfallen und die Strafe Jehovas ihrer Sünden wegen von sich abzulenken, projizierten sie diese auf einen Sündenbock, ein Tier, das sie in die Wüste hineinjagten oder das sie, wenn es zurückkam, über einen Felsen hetzten, sodass es zerschmetterte. Auch andere Völker, selbst neuzeitliche, haben Ähnliches getan. Nur waren die Sündenböcke nicht Tiere, sondern Menschen, so etwa in den Südstaaten Nordamerikas die [Afroamerikaner], bei den europäischen Pogromen die Juden, im Mittelalter die Hexen, die Ketzer, bei den Indern die Parias. Den Objekten der Schuldprojektion wird alles Schlechte, Schlimme, Unmoralische zugetraut, und darum werden sie verachtet und oft auch gehasst, während man sich ihnen gegenüber hoch erhaben vorkommt. Die Ungerechtigkeit, die in der Schuldprojektion inbegriffen ist, wird als solche vom Gewissen der Projizierenden nicht empfunden. Man fühlt nur die vollständige Entlastung seines eigenen Gewissens. Diese Vorgänge können wir besonders beim Umgang mit Kindern recht häufig beobachten.

Der fünfjährige Max hat von seiner Mutter Stubenarrest bekommen, weil er in einem unbewachten Augenblick hinter den Küchenschrank geriet und eine große Tüte mit Mehl auf den Steinboden fallen ließ. Die Tüte zerplatzte, das Mehl war nicht mehr verwendbar. Nachdem Max wieder hinaus darf ins Freie, trifft sein erster Blick auf sein vierjähriges Schwesterchen Trudi. Max bleibt einen Augenblick stehen, als ob er sich auf etwas besänne, dann läuft er zum Schwesterchen hin und verabreicht ihr eine schallende Ohrfeige. Die Mutter hat den Vorfall durchs Fenster gesehen, kommt, ruft Max und stellt ihn zur Rede: »Warum schlägst du Trudi?«, erkundigt sie sich. »Sie nascht halt immer«, gibt der Knabe empört zur Antwort, »sie hat Papiersäcke aus dem Küchenschrank genommen und zerplatzen lassen; dafür habe ich ihr jetzt eines gegeben.« »*Du* hast naschen wollen und *du* hast eine Tüte zerplatzen lassen, nicht die Trudi«, berichtigt die Mutter. Max reißt die Augen erschrocken auf, dann sieht er so aus wie jemand, der sich nach einem Augenblick der Panik wieder aufgefangen hat. Seine Mimik wechselt, und Max erwidert: »Aber Trudi hat viele Papiersäcke genommen und kaputt gemacht!« Dies behauptet er in aller Bestimmtheit, zeigt keinesfalls Reue, wird sich seines ungerechten Tuns nicht bewusst und fügt nur bei: »Du hast mich ja auch bestraft.« – Wir sehen bei Max wieder den Vorgang der Projektion, ähnlich wie bei dem Töter des Kanarienvogels; und wir sehen nebenbei, dass Gerechtigkeit für das kleinere Kind bedeutet: Meine Geschwister sollen es gleich schlecht haben wie ich, ja, womöglich noch schlechter. Max straft die Trudi viel härter, als er von seiner Mutter bestraft worden ist. Und er straft das Schwesterchen für eine angedichtete gewissenswidrige Tat, die er selber begangen hat und die er in Bezug auf Trudi vergrößert. Außerdem reagiert er seinen Ärger über die erlittene Strafe ab, indem er seine Straftat und seine wohl nicht völlig erledigten Schuldgefühle auf das Schwesterchen projiziert und an ihm ahndet.

Wir sind bei der Betrachtung des Projektionsvorgangs auf die Tatsache gestoßen, dass das Gewissen keine sehr einfache Organisation ist und dass es mit Mechanismen arbeitet, die seinem Träger unbewusst sind.

Der kleine Mann mit dem Kanarienvogel und Max begingen ihre Schuldprojektion nicht mit bewusster Absicht, nicht vorsätzlich, nicht zum gewünschten und klar erkannten Zweck, sich von der eigenen Schuld zu befreien. Es war ihr Unbewusstes, welches als Anteil des Gewissens die Projektion zustande brachte.

Und schon jetzt ahnen wir, wie kompliziert das Gefüge ist, das wir als Gewissen bezeichnen, und dass wir gut daran tun, nicht auf jene terribles simplificateurs zu hören, welche behaupten, das Gewissen sei dem Menschen fix und fertig, als etwas Kleinodhaftes, Vollkommenes geschenkt, das ihm von der Wiege an mit absoluter Sicherheit mitteile, was gut und böse, schlecht und recht oder erlaubt und unerlaubt ist.

Wir sehen unbewusste Kräfte bei Gewissensäußerungen auch dann am Werk, wenn ein Kind eine begangene Straftat, eine gewissenswidrige Tat bagatellisiert und durch eine weniger strafwürdige ersetzt.

Die zweijährige Margret kommt zum Vater gelaufen und weist ihm ihr altes Püppchen vor. »Nase ab«, erklärt die Kleine mit klagendem Ton. Der Vater weiß, dass an dem Porzellanpüppchen schon längst die Nase weggeschlagen ist, und er wundert sich, dass Margret dies erwähnt. Sie erklärt weiter: »Margret hat Püppchen Nase abgeschlagen.« »Nein«, erwidert der Vater, »das hast du nicht getan. Die Nase war schon weg, als du das Püppchen von deiner älteren Schwester Anna bekamst.« Margret macht ein hoffnungsvolles Gesichtchen: »Macht nichts, dass Nase ab ist?«, fragt sie. Der Vater lächelt. »Nein, das macht nichts«, beruhigt er die Kleine und streichelt ihr über den Scheitel. Sie stößt einen Seufzer der Erleichterung aus und geht davon. Dann kommt die Mutter aus dem Hause, tritt zum Vater und fragt, die irdene Teekanne in den Händen: »Sag', Arthur, hast du das gemacht?« Sie weist die Kanne vor, der röhrenartige Ausguss ist weggeschlagen. Der Gatte ist verwundert. »Ich? Wie käme ich dazu«, sagt er kopfschüttelnd, und dann fällt ihm blitzartig sein vorheriges Gespräch mit Margret ein. Man holt sie herbei, und jetzt, da sie die Kanne sieht, gerät die Kleine in Angst und beginnt zu heulen. »Papa hat gesagt, macht nichts«, verteidigt sie sich. Wir erkennen: Die kleine Margret hatte unbefugterweise mit der Teekanne gespielt und den Ausguss abgeschlagen. Darum geriet sie in Gewissensnot; sie fürchtete, der Beschädigung wegen bestraft zu werden. Wie rettet sie sich aus ihrer Straferwartungsangst? Sie setzt an die Stelle der größeren oder gröberen Straftat eine andere geringfügigere, gar eine, die sie gar nicht begangen hat. Margret bildet sich nur ein, sie begangen zu haben, um damit die wirklich begangene in den Hintergrund ihres Bewusstseins zu schieben. Nicht daran ist sie interessiert, ob sie dem Püppchen die Nase abgeschlagen habe oder nicht, vielmehr daran, was der Vater dazu sagt – und er sagt: »Macht nichts.« Dieses »Macht nichts« will sie hören, und sie bezieht es eigentlich nicht auf die beschädigte Puppe, sondern auf den Teetopf. Margret wollte von ihrem Vater Absolution erhalten. Sie verschiebt dessen »Macht nichts« auf die Kanne, die sie beschädigt hat, und darum wiederholt sie Vaters Ausspruch, als die Mutter den Topf in den Händen hat, sodass sich das kleine Mädchen wiederum genau daran erinnern muss, was wirklich geschehen ist. Ihrem Vater hatte die kleine Margret eigentlich sagen wollen: Ich habe nicht etwa den Teetopf beschädigt, sondern nur dem alten Püppchen die Nase weggeschlagen; nicht wahr, lieber Papa, das ist kein so sehr großes Verbrechen. Und der Vater bestätigt, was das Töchterchen wahrhaben wollte. Da schwieg das Gewissen Margrets, es war beruhigt. Kinder benutzen viel häufiger, als wir glauben, die Bagatellisierung der Straftat in der Art, wie wir es bei Margret sahen. Es geschieht dies immer nach dem gleichen Schema. Die eigentliche Tat wird geleugnet und durch eine weniger bedenkliche ersetzt.

Ich sah einst ein älteres Mädchen, das ein Frankenstück entwendet hatte und das, als man den Diebstahl entdeckte und es deswegen zur Rede stellte, in auffälliger Art immer wieder äußerte: »Ich habe nur den Franken gestohlen!« Diese Versicherung konnte man so deuten, dass das Mädchen sagen wollte, es habe nicht noch viel mehr Geld entwendet. Dann jedoch stellte sich heraus, dass es zwei Bauernhäuser angezündet hatte. Der Ausspruch »Ich habe nur den Franken gestohlen« bedeutete also: Ich habe nicht noch viel Schlimmeres, Strafwürdigeres getan. Und der Frankendiebstahl diente der Bagatellisierung der bedeutsameren Straftat. Ich erwähne diesen Fall, um anzudeuten, wie weit bei Kindern die Verharmlosung, die Bagatellisierung aus Gewissensgründen gehen kann, und dass sich hinter einer geringfügigen Straftat manchmal eine viel gewichtigere verbirgt. Es sei nochmals darauf hingewiesen, dass das Verschieben einer argen Straftat auf eine unbedeutendere nicht mit bewusstem Willen geschieht und dass es als ein unbewusster Vorgang zum Zweck der Gewissenserleichterung verstanden werden muss.

Das, was ich Bagatellisierung nannte, hat nämlich auch ein *Geständnis* zum Inhalt. Wenn die kleine Margret sich beschuldigt, dem Püppchen die Nase weggeschlagen zu haben, dann möchte sie eigentlich dem Vater gestehen, sie habe etwas Strafwürdiges getan, sie habe der Teekanne den Ausguss weggeschlagen. Es ist nur so, dass der Vater das Töchterchen nicht verstehen kann, dass er nicht wissen kann, es wolle ihm eine andere Tat eingestehen und dafür Absolution erhalten. Die Absolution macht den Sünder schuldfrei. Dies tut jedoch, wie neuere Forschungen ergeben haben, schon das freiwillig geleistete Geständnis. Die Straftat isoliert den Fehlbaren aus der Gemeinschaft, er fühlt sich anders als die übrigen, die anderen; er betrachtet sich als durch die eigene Schuld von den übrigen ausgeschlossen. Das Geständnis will seiner Bitte Ausdruck verleihen: Das habe ich getan, nehmt durch euer Mitwissen Anteil an meiner Schuld, werdet dadurch wie ich, damit ich wieder wie ihr werden kann, damit ich mich wieder als Glied eurer Gemeinschaft fühlen darf. Dabei wird eine Bestrafung riskiert und in Kauf genommen. Wie sehr der Mensch nötig hat, aus seiner inneren Vereinsamung herauszukommen, kann vielfach bewiesen werden. Sehr schön gab ein Zehnjähriger seinem Gemeinschaftsbedürfnis Ausdruck. Er hatte dem Vater eine Zigarre weggenommen und geraucht. Deswegen sprach der Vater nicht mehr mit ihm. Nach drei Tagen stellte sich der Knabe mit einem Lederriemen vor den Vater hin und sprach: »Strafe mich, aber dann red' wieder mit mir, hab' mich wiederum lieb.«

Darauf, dass Kinder und Halbwüchsige, die sich wegen ihrer Straftaten isoliert fühlen, Banden bilden, habe ich oft hingewiesen. Man glaubt, an der Bandenbildung, etwa an der von Dieben, seien hauptsächlich oder nur gewisse praktische Absichten schuld, etwa das Schmierestehen. Jede genauere Untersuchung jedoch ergibt, dass sich der erste Dieb isoliert gefühlt hat und dass er, um wiederum einer Gemeinschaft teilhaftig zu werden, zur Bandengründung kam, deshalb Kameraden zur gleichen Schuld verführte. Denn für die Kinder bedeutet geteilte Schuld halbe Schuld, und ein kollektiv begangenes Verbrechen belastet die Gewissen fast nicht mehr. Als ich einmal in einem unserer Dörfer als psychologischer Gerichtsexperte die Mitglieder einer jugendlichen Diebesbande untersuchen musste, sagte mir ein 13-Jähriger, als ich ihn fragte, warum er, der Sohn eines der Honoratioren, an einem Einbruch teilgenommen habe, völlig ruhig und anscheinend ohne die geringsten Gewissensbisse: »Das hatte mir doch der Fritz befohlen.« Fritz war der Rädelsführer gewesen. Er hatte die Pläne ausgeheckt, seine Bande hatte nur seine Befehle ausgeführt, und deshalb fühlten sie fast keine oder überhaupt keine Schuld.

Als wichtigster unbewusster Gewissensanteil ist wohl der Bekenntnis- und Geständniszwang zu betrachten. Wir haben ihn schon bei Margret, die mit der nasenlosen Puppe zum Vater trat, wirksam sehen können, und ich möchte ihn an zwei weiteren Beispielen illustrieren, um ihn deutlicher zu machen.

Einer meiner 14½-jährigen Schüler, Paul mit Namen, gab mir vor Kurzem folgende freiwillige Niederschrift:

»Als ich einmal stahl. Einmal an einem Sonntagnachmittag fuhr ich mit dem Velo (Fahrrad) an die Aare und wollte fischen, aber kein Schwanz wollte beißen. Ich nahm mein Zeug zusammen und fuhr Richtung nach Hause. Als ich bei der Brücke in Worblaufen war, fiel ich plötzlich um und zerriss die Hosen. Es waren neue. Ich wusste, das gibt Schläge. Da dachte ich, ich kann doch nichts dafür, und ich dauerte mich. Es dünkte mich, da sollte ich doch etwas zum Trost haben. Als ich zu Hause ankam, war die Tür geschlossen. Ich läutete, aber niemand kam. Da wusste ich, sie sind alle spazieren gegangen. Ich stieg auf die Holzbeige und kletterte aufs Dach, wo ein Fensterchen offenstand am Balkönchen. So konnte ich ins Haus schlüpfen, ging die Treppe hinunter und in mein Zimmer. Dort zog ich rasch andere Hosen an und versteckte die zerrissenen zuhinterst im Schrank. Dann ging ich in die Küche, denn ich hatte Gelüste nach etwas Gutem. Ich dachte, vielleicht findest du einen guten Bissen. Ich fand nirgends etwas, nur Papiersäcke mit Mehl und Erbsen und solchen Sachen. Plötzlich sah ich zuunterst im Küchenschrank eine Mettwurst. Ich schaute sie an und dachte: Soll ich oder soll ich nicht? Ich biss hinein und verschwand damit in mein Zimmerchen, dort wollte ich sie fertig verzehren. Da hörte ich, dass jemand den Schlüssel in die Haustür steckte. Schnell verschlang ich die Wurst fertig und schlüpfte wieder zum Fensterchen hinaus aufs Dach und glitt hinunter hinters Haus. Dort legte ich mich auf die Bank und schlief dann ein. Ich erwachte, als mich die Mutter weckte, ich solle kommen, um den Vieruhr-Imbiss zu nehmen, es gebe Mettwurst. Mit einem schweren Herzen musste ich ihr folgen. Als sie von der Küche her ins Zimmer kam, war sie ganz blass vor Schrecken. Es sei keine Mettwurst mehr da, jemand müsse sie gestohlen haben. Da sagte der Vater: ›Der Paul ist's nicht gewesen, weil ja die Haustür geschlossen war.‹ Mir fiel ein Stein vom Herzen, und ich tat nichts dergleichen. Aber am anderen Tag, als ich von der Schule heimkam, wusste es die Mutter doch, wer der Dieb gewesen war; denn ich hatte, als ich die Wurst so geschwind fertig verschlang, ein Stücklein auf den Boden fallen lassen, ohne es zu merken. Das hatte die Mutter beim Zimmermachen gefunden. Ich bekam Schläge. Und als der Vater heimkam und hörte, was geschehen war, gab es grad' noch einmal. Mich dünkte es, das sei zu viel Strafe. Und als die Mutter später die Hosen fand und fragte, was da geschehen sei, sagte ich nur: ›Das ist schon lange gewesen.‹ Da machte sie mir nichts, und ich dachte: ›So, jetzt sind wir quitt, weil ich wegen der Mettwurst Strafe genug bekommen habe.‹«

Dieser Bericht ist nicht nur sehr aufschlussreich für das Denken und Empfinden eines halbwüchsigen Knaben, er zeigt uns auch das Wirken des unbewussten Geständniszwangs. Paul bestrebt sich in seinem Bewussten, mit allen Mitteln zu verheimlichen, was er als strafwürdig empfindet: Die zerrissenen Hosen verbirgt er zuhinterst im Schrank, und als die Mutter das Fehlen der Mettwurst entdeckt, tut der Sohn nichts dergleichen, dass er wisse, wohin sie verschwunden ist. Er ist froh darüber, als er die Ansicht des Vaters vernimmt, es könne nicht Paul gewesen sein, der die Wurst entwendet hat. »Mir fiel ein Stein vom Herzen«, sagt er. Aber weshalb ist er so unvorsichtig gewesen, ein Stücklein von der Wurst fallen zu lassen? Es handelte sich doch um eine klebrige Fleischmasse, von der nicht so leicht etwas abfallen kann. Er sei so unvorsichtig gewesen, könnte man sagen, weil er in Eile und Aufregung war, denn er konnte hören, dass seine Leute zurückkamen, und er fürchtete, ertappt zu werden.

Freud hat uns gelehrt, dass die Zufälle recht oft keine Zufälle, sondern vom Unbewussten arrangierte Fehlleistungen sind, die irgendetwas verraten. Paul hat seinen Diebstahl, den er verheimlichen wollte, der Mutter verraten. Die Umstände, sein schlechtes Gewissen und die Angst, bei frischer Tat erwischt zu werden, begünstigten den Selbstverrat. Sie sind jedoch nicht dessen Ursache. Ursache ist der unbewusste Wille zur Sühne, zum Geständnis.

Auch daran, dass Paul seine Taten dem Lehrer eingesteht, ist der unbewusste Sühnewunsch schuld, denn Paul hat ja die Mutter belogen. Er sagte ihr, die Hosen seien längst zerrissen gewesen – und dies war nicht die Wahrheit. Vor sich selber entschuldigt er die Lüge, weil er findet, er habe für den Wurstdiebstahl genug Strafe erhalten. Aber irgendwie war sein Gewissen doch noch nicht ganz zur Ruhe gekommen, obwohl sein zweites Verbrechen, das Anlügen der Mutter, kein so großes war, besonders weil Paul sich als im Voraus genügend bestraft betrachtete. Wir müssen in Erwägung ziehen, dass der unbewusste Gewissensanteil, das Über-Ich, wie Freud es bezeichnete, viel strenger mit uns ist als der bewusste. Darum war für Paul die Sache noch nicht damit abgetan, dass er sich sagte, die Lüge sei ja im Voraus gesühnt, weil er für den Diebstahl »zu viel Strafe« erhalten habe, und nun einen Anteil davon auf das Konto der Lüge verbuchte. Die Bedrängung vom Gewissen her treibt Paul dazu, sich einer Autorität, die die Eltern vertritt, zu offenbaren. Dies ist der letzte Grund, weshalb er seinem Lehrer ein Geständnis leistet. Der Lehrer braucht zu der Geschichte kein Wort zu äußern; es ist völlig unnötig, dass er sich mit Paul bespricht, etwa aus pädagogischem Pflichtbewusstsein, das Wahrheitsideal in dem Knaben zu festigen. Denn indem Paul ihm freiwillig gesteht, bringt er sein Gewissen endgültig ins Gleichgewicht. Das freiwillige Geständnis entspricht einer Sühne, und es enthält, allgemein gesprochen, den Impuls zur Besserung, enthält alle die Strebungen, die den gläubigen Katholiken bei der kirchlichen Beichte bewegen und welche die landläufige Erziehung mit ihren Strafen erreichen will.

Wir, die Anhänger Freuds, sind gewohnt, dass man uns vorwirft, unsere Gedankengänge seien »konstruiert«. Es sei beispielsweise nicht glaubhaft und auch nicht statthaft, hinter dem Verlieren des Wurstbissens und hinter dem freiwilligen Aufsatz Pauls das Wirken eines unbewussten Geständniszwangs, des Sühnebedürfnisses und von Gewissensregungen zu sehen. Darum lockt es mich, aus meiner Erfahrung im Umgang mit Schülern ein weiteres Beispiel vorzulegen, in dem sich die verräterischen Fehlhandlungen häufen und, wie mir scheint, eine so deutliche Sprache sprechen, dass sie jedermann auffällig wird.

Aus der Reisekasse im Schrank wurde ein Fünffrankenstück entwendet. Ich stellte dies vor der versammelten Klasse fest und fragte, was da zu machen sei. Die Kinder ratschlagten, gemeinsam wurden die Ratschläge diskutiert und verworfen, weil sie zu nichts führen mussten. »Es ist natürlich für niemand von uns angenehm«, sagte ich dann, »auf die Schulreise zu gehen mit dem Gedanken, es befinde sich ein Dieb unter uns. Ich frage mich, ob wir überhaupt diese Reise antreten sollen, wenn jeder auf jeden misstrauisch ist. Vielleicht werden wir darüber noch abstimmen müssen.« Und dann wollte ich dem Dieb eine Befriedigung geben, seinen Narzissmus absättigen, und deshalb fuhr ich in meiner Rede also weiter: »Der Dieb ist sehr klug vorgegangen und er hat alles so eingerichtet, dass man ihn nicht erwischen kann. Sogar der Lehrer ist ohnmächtig. Der Dieb hat ihn mit seinem Witz übertroffen.« Die Schüler lauschten gespannt und verwundert. »Aber vielleicht, ja sicher, würde es den Dieb später einmal reuen, dass er das Geldstück entwendet hat. Wenn er älter geworden ist, wird er über sich denken, das sei eine schäbige Tat gewesen, die Kameraden zu bestehlen. Und er wird an der Erinnerung an die Schulreise keine Freude haben. Eine Pein wird sie ihm sein. Ich will darum dem Dieb einen guten Rat geben: Er soll den Fünffränkler ebenso klug, wie er ihn entwendet hat, wieder in die Schachtel im Schrank hineinpraktizieren.« Warum denn der Schrank nicht abgeschlossen würde und warum ich das Geld nicht zu Hause verwahrte? Ein Knabe, Hektor, sagte aus, dies hätte wohl geschehen müssen, damit niemand in Versuchung gerate. »Ich will ja«, hatte ich erwidert, »dass ihr in Versuchung kommt zu stehlen. Wie anders könntet ihr euch sonst bewähren? Wie anders könntet ihr beweisen, dass ihr ehrliche Buben und Mädchen seid? Es ist einer noch lange kein ehrlicher Mensch, der es nur darum zu sein scheint, weil er keine Gelegenheit zum Stehlen hat. Wenn er sie aber hat und sich meistert, zügelt, ehrlich bleibt – wohl, der ist ein Kerl.« (Ich erwähne diese Gespräche, um anzudeuten, wie der Lehrer Zwischenfälle wie den vorliegenden Diebstahl pädagogisch auswerten kann.) Am Tag nach unserem Gespräch prüften wir unseren Kassenbestand. Das Fünffrankenstück fehlte immer noch. Nach dem Schulschluss trat dann jener Hektor zu mir, der missbilligt hatte, dass die Reisekasse für jedermann offen dalag. In einem Töpfchen brachte er mir, wohl aus der Sammlung seines Vaters, der eine Kakteenzucht betrieb, einen kleinen Igelkaktus. Wieso er mir denn den bringe, fragte ich. »Sie haben doch heut' Geburtstag«, erwiderte er. »Du irrst dich, den hatte ich doch schon im Februar.« Hektor errötete. »Ich habe etwas verwechselt«, stammelte er und fügte eine langwierige, verlegene Entschuldigung bei, als hätte er etwas ganz Dummes getan. Und während er sprach, spielte er, ohne sich darüber Rechenschaft zu geben, mit dem Töpflein, das auf dem Rande meines Schreibtisches stand. Plötzlich fiel es auf den Boden und zerbrach. »Tut nichts«, tröstete ich, »die Pflanze ist ja heil geblieben. Im Schrank sind andere Töpfe. Wir topfen dein Kaktüslein einfach um.« Während wir dies taten, stach sich der Knabe, der doch den Umgang mit solchen Gewächsen kannte, in die Finger. Er blutete stark, zog das Taschentuch hervor, und da rollte ihm ein Fünffrankenstück über den Stubenboden. Es dürfte jedermann klar sein, dass es das gestohlene war. Und es war es auch wirklich. Die angereihten Fehlhandlungen Hektors können nicht als zufällig betrachtet werden. Zuerst irrt sich Hektor über mein Geburtsdatum; er merkt nicht, dass ich am betreffenden Tag nicht Geburtstag haben kann, weil ich sonst auch von den übrigen Schülern beglückwünscht oder beschenkt worden wäre; dann lässt er das Blumentöpflein fallen, das er mir doch zum Geschenk hatte machen wollen. Hierauf sticht er sich an den Kaktusstacheln blutig, und zuletzt lässt er das Geldstück rollen (zu den Beispielen »Paul« und »Hektor« vgl. Zulliger, 1956).

Es hätte schon auffallen können, dass Hektor forderte, das Reisegeld müsste besser verwahrt werden, »damit niemand in Versuchung komme«. Er war einst Zeuge gewesen, als ich wirklich Geburtstag hatte. Auch er war damals bei den Gratulanten. Warum vergaß er dies? Er musste eine Rationalisierung dafür haben, mir einen Kaktus zu schenken. Eigentlich wollte er mit dem Geschenk etwas sühnen, sein Gewissen besänftigen. Aber: Sein Gewissen geht auf diesen Handel nicht ein. Deshalb zerschlägt Hektor den Topf. Es ist so, als wollte sein Gewissen zu ihm sagen: »Ich erkenne die Sühne nicht an.« Hektor hat unzählige Male mit Kakteen hantiert, ohne sich zu stechen. Weshalb sticht er sich jetzt? Entspricht die Verletzung einer Selbstbestrafung, die vom schlechten Gewissen arrangiert wurde? Oder hat sie dazu zu dienen, dass er sein Schnupftuch hervorziehen muss, das dann den Fünffränkler mitzieht? Und weshalb hat er diesen so ungeschickt auf oder in statt unter das Nastuch gelegt? Warum hat er, als er in die Tasche griff, das Geldstück nicht gefühlt? Wir sehen einen Selbstverrat, hervorgebracht vom unbewussten Anteil des Bubengewissens, wie wir ihn uns nicht schöner wünschen können, nämlich als Demonstration des Bestehens dieses Gewissensanteils. Es wurde vorhin erwähnt, dass Kinder mit schlechtem Gewissen sich selber bestrafen können. Solche Vorgänge sind auch sehr oft zu beobachten.

Der 15-jährige Karl hat mit einem Kieselstein eine sehr teure Turnhallenfensterscheibe eingeschlagen, leugnet jedoch hartnäckig seine Tat, und sie kann ihm nicht bewiesen werden. Am gleichen Abend geht er auf den Turnplatz – bekanntlich kehren Verbrecher oft an den Tatort zurück – und steigt aufs Klettergerüst. Die Benutzung der Turngeräte außerhalb der Turnstunden ist von der Schulbehörde den Kindern verboten. Karl fällt hinunter und bricht sich einen Arm. Auf sein Wehgeschrei kommt der Abwart, und Karl schluchzt: »Das ist die Strafe Gottes, weil ich log. Ich habe die Scheibe tatsächlich eingeschlagen.« Wahrhaftig, der unbewusste Gewissensanteil als Teil des Über-Ichs benimmt sich dem Ich gegenüber wie ein primitiver oder auch wie ein archaischer Despot, der gegen Ungehorsam nur die Todesstrafe oder die der Ausstoßung, der Verbannung kennt. Die Selbstverletzungen der Kinder, deren unbewusstes Gewissen eine Selbstbestrafung verfügt hat, sind meist als angedeutete oder als gemilderte Todesstrafen aufzufassen, nach dem primitiven Gesetz des Pars pro Toto. Wenn ein Bauernbub, der wegen seiner Onanie unter schwersten Schuldgefühlen leidet, einmal zufällig beim Runkelrübenzerkleinern die Hand zu nahe an die ihm vollständig vertraute Schnitzelmaschine hält und sich einen Finger abschneidet, ergibt die nachfolgende psychologische Expertise genau, dass dies einem symbolischen Selbstmord gleichkommt. Zugleich ist die schuldige Hand bestraft, und zugleich bedeutet die Opferung des Fingers einen Ersatz für die Opferung eines anderen Glieds, des Geschlechtsteils, mit dem »gesündigt« worden ist.

Wir sind damit auf einen psychologischen Tatbestand gestoßen, der uns beweist, es sei im Gewissenskeim, in der Gewissensanlage doch auch schon ein bestimmter Gewissensinhalt vorhanden. Der Keim, die Anlage sei also mehr als nur die Möglichkeit und Fähigkeit, ein Gewissen zu bilden. Freud hat diesen überlieferten Inhalt als Überrest von Erinnerungsspuren bezeichnet, die am Anfang der Menschheit zur Zeit der Urvater- und der Brüderhordeorganisation aktuell waren und in unserem *Unbewussten* weiter wirksam werden können. Und insofern müssen wir jetzt unsere frühere Behauptung, dass die Form, die Normierung, der Inhalt des Gewissens sich im Kind unter Milieu- und Erziehungseinflüssen bilde, ein Stück weit korrigieren. Damit ist jedoch nicht geleugnet, dass der *bewusste* Gewissensanteil individuell erworben werde, wie es anhand der Beispiele von Kleinkindern am Beginn dieses Vortrags dargelegt wurde. Es handelt sich um ein Sowohl-als-Auch, nicht um eine Streitfrage, ob das Gewissen von vornherein fix und fertig vorhanden sei oder ob es vom Kind allmählich erworben werde. Wir müssen uns darüber verständigen, um was für einen Gewissens*teil* es sich handelt. Und jetzt sei nochmals daran erinnert, dass es Freud aufgefallen ist, es könne sich ein überstrenges Über-Ich zeigen, selbst dann, wenn die Erziehung sehr milde und nicht frustrierend war. Wir können dies jetzt verstehen, nachdem wir die Herkunft des unbewussten Gewissensanteils kennen. Das Gewissen besteht also aus zwei Bestandteilen, wovon der erste ererbt, der andere auf dem Weg der Liebe und der Strafangst individuell erworben wird. Der zweite Bestandteil bildet sich durch Introjektion ursprünglich von außen kommender moralischer Postulate. Beim Kleinkind wirken zuerst die Erziehungsforderungen der Nächsten, der Mutter und des Vaters, als Gewissen. Dies zeigt sich dadurch ganz deutlich, dass das Kind die Gewissens*stimme* als die einer Autoritätsperson vernimmt. Aus Schülerberichten habe ich den Eindruck erhalten, dass sich die Gewissensstimme erst während der Pubertätsjahre von persönlichen Vorbildern ablöst und dann – schließlich – als »Stimme Gottes« empfunden werden kann. Vorher ist sie die Stimme des Vaters, der Mutter, des Lehrers, des Pfarrers.

Eine 13-Jährige schrieb mir jüngst, sie sei in Versuchung gekommen, Schokolade zu naschen. Als sie diese bereits in den Händen hatte, dachte sie an die Mutter. »Ich hörte ihre Stimme warnend zu mir sagen: ›Heidi, was tust du? Das ist ja gestohlen.‹ Dann legte ich die Tafel wieder an ihren Platz.« Ich könnte das Material vermehren, aber ich habe viel solches Material publiziert in dem Bändchen *Umgang mit dem kindlichen Gewissen* (Zulliger, 1953). Die Bildung des individuellen aktuellen Gewissens findet zu jener Zeit statt, da das Kind erstmals seinen in Bezug auf die Eltern wirkenden Ambivalenzkonflikt auflöst, also im fünften bis siebten Altersjahr. Während dieser Entwicklungsepoche gibt es seine intensiven Besitzansprüche auf beide Elternteile auf, indem es sich mit ihnen identifiziert. Es verleibt sich ihre Bilder, die Imagines, ein, richtet sie in sich selber auf, und auf diesem Weg gelingt es ihm, auf die ursprünglich oralen Ansprüche zu verzichten. Im Identifikationsvorgang ist aber inbegriffen, dass das Kind auch die moralischen Ansprüche, welche in den Eltern verkörpert sind, in sich aufnimmt, in sich aufrichtet und sie nun als eigenes Gesetz empfindet.

Freud würde etwa formulieren: »Der Ödipuskomplex beginnt zu zerfallen, und in dem Maße, wie dies gelingt und wie dieser intrapsychische Prozess fortschreitet, was sich auf dem Wege der Identifikation vollzieht, bildet sich das persönliche Gewissen.«

In gleicher Art, wie dies in Bezug auf die Eltern als allererste *Gewissensvorbilder* geschieht, verinnerlicht der aufwachsende Mensch auch andere ihm imponierende Personen, Ideen, moralische Forderungen und empfindet sie schließlich als eigenen Besitz. Die Heldenverehrung trägt dazu bei, die Lektüre, die Bibel, der moralische und der kirchliche Unterricht, die Liebe zur höchsten, zur absoluten Autorität, zu Gott. Und erst dann, wenn dies alles in einer viele Jahre dauernden Entwicklung eingeübt, eingespielt, eingebahnt und nicht gestört worden ist, kann die Gewissensstimme als diejenige Gottes empfunden werden, als ein *Dessen-gewiss-Sein, was sein soll, was Gott will.* Damit hat sich das individuelle Gewissen zu jenem einheitlichen Gefüge gerundet, wie wir es im Bürger wirksam wünschen, getragen von zwischenmenschlichem Verantwortungsgefühl, der Liebe zu den Mitmenschen und der Liebe zu Gott – und nicht aus der Angst vor der Strafe des Kollektivs und vor der »Zuchtrute« Gottes – also aus freiem Entschluss und nicht aus Feigheit.

Es hat sich nun in der Praxis Folgendes gezeigt: Wem es gelingt, in der erwähnten natürlichen freien Art sein individuelles Gewissen zu entwickeln und zu bilden, eingebettet in Liebe und im Bewusstsein der Gegenliebe der Mitmenschen und Gottes, der entgeht in hohem Maße den Wirkungen jenes dunklen, von den Urständen herrührenden überstrengen unbewussten Gewissensanteils, der in seiner Grausamkeit destruktiv handelt und so oder so zur Selbstzerstörung zwingt, wie wir es andeutungsweise bei dem Knaben sahen, der einen geleugneten Glasscheibenbruch durch einen Armbruch ersetzte, und bei jenem anderen, dessen Unbewusstes ihn veranlasste, seine Onanieschuldgefühle durch das Opfer eines Fingers zu sühnen. Denn er ist ausgesöhnt, vertraut mit der höchsten Instanz und darum ihrer Liebe und ihres Schutzes gewiss; er ist der, der eben das Gewissen fertigentwickelt hat.

Im Hinblick darauf dürfte es uns deutlich geworden sein, wie hochwichtig es ist, auf die Gewissens*bildung* und die Gewissens*entwicklung* unserer Kinder zu achten, der Gewissens*erziehung* unsere volle und unablässige Aufmerksamkeit zu schenken, sie zu lenken und uns dabei ebenso vor Überforderung wie vor Lässigkeit zu hüten.

Um jedoch all dies tun zu können, müssen wir als Erzieher der künftigen Generationen den Aufbau des Gewissens kennen, seine Kompliziertheit und die Vielfalt der Kräfte, die, geeint, es ausmachen. Es ist die *Einsicht*, die uns befähigt, bei unserem pädagogischen Verhalten nicht dem Zufall preisgegeben zu sein und im Dunkel tappen zu müssen. Warum liegt uns denn so viel an der Gewissenserziehung? Weil zu hoffen ist, dass gestützt darauf in der Zukunft Generationen ans Ruder kommen, welche die destruktiven Triebe meistern, beherrschen, ihnen nicht weiter untertan sind – Generationen, die aus Nächstenliebe und aus Liebe zu Gott den Krieg verpönen, verhindern und reif sind zum Frieden. Freuds Lebenswerk, scheint mir, hat uns Mittel an die Hand gegeben, um diesem weit gesteckten Ziele näherzukommen.

Auch dann, wenn wir an das erwähnte Fernziel nicht glauben, ist es nötig, Gewissenserziehung zu treiben, weil das Gewissen die zwischenmenschlichen Ordnungen reguliert. Dabei wollen wir uns an die Liebesfähigkeit der Kinder halten und weniger an die Strafangst, ob diese sich nun auf die Umwelt oder auf den strafenden Arm Gottes beziehe. Wer nur aus Angst »gut« ist, ist nicht wahrhaft gut, ist nur feige. Gut ist er, wenn er es aus freien Stücken ist; weil er Verantwortungsgefühl empfindet den Mitmenschen und Gott gegenüber; weil er liebt.

16 Über eine Lücke in der psychoanalytischen Pädagogik

Seit zehn Jahren besitzen wir eine *Zeitschrift für psychoanalytische Pädagogik*. Wir sind stolz darauf und dürfen behaupten, dass sie meist ein hohes Niveau innehielt. Sie ist bei den Erziehungswissenschaftlern hochgeschätzt, und selbst die analysenfeindliche Kritik versagt ihr die Achtung nicht. Sie wissen, dass darin eine beträchtliche Anzahl verdienstvoller Abhandlungen und Aufsätze erschienen sind, die unsere Kenntnis von der Kinderseele bereichert haben und uns wesentliche berufliche Anregungen schenkten. Sie ist Sammelstelle und Zentrum der Bewegung für psychoanalytisch orientierte Pädagogik geworden, deren Entwicklung sich anhand der Zeitschrift verfolgen lässt.

Wenn ich Ihnen aber heute verrate, dass mich die Entwicklung der psychoanalytischen Pädagogik im Allgemeinen und im Besonderen unsere Zeitschrift nicht ganz befriedigen, sind Sie wohl erstaunt. Sie verweisen darauf, dass ich als Mitherausgeber zeichne, selber ziemlich eifrig mitarbeite und dass ich mir das Messer ans eigene Fleisch setze, wenn ich kritisiere.

Darüber bin ich mir selber klar genug. Meine Kritik will keineswegs herabmindern, was geleistet worden ist. Ich möchte nur darauf hinweisen, dass innerhalb der psychoanalytischen Pädagogik als Spezialwissenschaft eine Lücke besteht. Mir scheint, unsere Forschung sei in bestimmtem Sinne einseitig geblieben, ich bin überzeugt, dass dies andere ebenso empfinden, und möchte meine Stimme erheben, um Sie auf einen Bezirk aufmerksam zu machen, den zu beackern wir vielleicht vernachlässigt haben.

Allerdings habe ich schon im Jahr 1929 anlässlich des XI. Internationalen Psychoanalytischen Kongresses in Oxford in einem Vortrag auf die Fragestellungen aufmerksam gemacht (Zulliger, 1930), die ich Ihnen heute unterbreiten möchte, und darum sage ich Ihnen jetzt eigentlich nichts Neues.

»Psychoanalytische Pädagogik«, führte ich damals aus, sei im Grunde genommen eher ein massenpsychologisches Problem als eine Frage der seelenkundlichen Erfassung einzelner an der Erziehung interessierter oder beteiligter Objekte, und sie gehe die Psychologie der Erzieher ebenso an wie jene der zu erziehenden Kinder. Es handle sich weniger um die Psychologie einzelner Menschen und affektiv und libidinös gefärbter Paarbeziehungen als um die Erforschung, Kenntnis und bewusste Regulierung der seelischen Relationen zwischen einer Gemeinschaft und ihrem Leiter.

Dass das Hauptproblem der psychoanalytischen Pädagogik auf dieser Ebene liegen muss, wird klar, wenn wir daran denken,

1. dass beispielsweise ein Schullehrer nicht einem einzigen Kind, vielmehr einer Schülerklasse gegenübersteht;
2. dass die wichtigsten erzieherischen Aufgaben, die sich ihm zeigen, auf dem Boden seiner Beziehungen zur ganzen Klasse gelöst werden müssen;
3. dass ihm die glückliche Bewältigung all der Erziehungsschwierigkeiten bei normalen Kindern nur dann gelingt, wenn er aus Instinkt oder willentlich und wissentlich die auftretenden Probleme als massenpsychologische Phänomene angreift und erledigt.

Erziehung, sogar recht gute Erziehung gab es, lange bevor die Erzieher die Seelenkunde als Hilfsmittel erkannten und benutzten. Gewiss ist heute für den Pädagogen die Kenntnis der Psychologie nicht überflüssig; denn die Umweltverhältnisse des Kindes haben sich gegenüber früheren Zeiten so bedeutend verändert, dass die Erziehung ganz im Allgemeinen viel schwieriger geworden ist. Es würde uns vom Thema abführen, wollten wir hier einen Vergleich über die Bedingungen einstiger und heutiger Erziehung anstellen – wir müssen uns mit der Feststellung begnügen. Zu allen Zeiten jedoch gab es Pädagogen, die sich ihren Zöglingen gegenüber intuitiv so verhielten, als wüssten sie von den seelischen Beziehungen, die eine Gemeinschaft aufrechterhalten, tragen, und um die Faktoren, die sie fördern oder stören, auflösen und anarchistisch und regressiv auf die Zöglinge einwirken.

Aber es gab und gibt Erzieher, die weder so viel guten pädagogischen Instinkt besitzen noch sich ihn durch Studium aneignen. Dank der Untersuchungen Freuds und einzelner seiner Mitarbeiter ist es heute möglich, dass ein Pädagoge sich einen großen Teil der Kenntnisse, die wir im Auge haben, erwerben kann, falls er sie nicht anlagemäßig besitzt beziehungsweise falls sie in ihm latent geblieben und verschüttet sind (denn kein normaler Mensch ist vollkommener Einzelgänger, jedem ist ein mehr oder minder großes Maß von Gemeinschaftssinn, Gemeinschaftsgefühl und Gemeinschaftsinstinkt eigen). Wo zum sicheren Instinkt noch das Wissen hinzukommt, scheint mir ein Idealfall vorzuliegen – anders gesagt: Auch der aus Begabung »gute« Pädagoge sollte sich alles pädagogische Wissen mitsamt den Hilfswissenschaften aneignen.

Wir wollen uns bemühen, auf dem sicheren Boden der konkreten Anschauung zu bleiben, und uns einmal die Verhältnisse in einer Schulklasse ansehen, deren Leiter weder die nötige gemeinschafterhaltende Intuition noch das Wissen darum besitzt. Er kann ein ganz ausgezeichneter Übermittler von schulischen Pensen sein und sich in dieser Beziehung sehr wohl für seinen Beruf eignen. Nur gehört er zu jenen Lehrern, die mit ihren 30 Schülern 30 Paarverhältnisse eingehen – oder die mit einigen wenigen Schülern solche bilden und sich für die übrigen Zöglinge menschlich nicht interessieren. Die Erfahrung lehrt, dass derartige Pädagogen, nachdem sie eine neue Schülerklasse erhalten haben, schon in ganz kurzer Zeit auf unüberwindbare Schwierigkeiten stoßen.

Es zeigen sich immer heftiger werdende Eifersüchteleien (oder deren Ersatzerscheinungen) einzelner Schüler oder Schülergruppen. Neid, Missgunst, Hass, Streitigkeiten kommen auf, die Gemeinschaft zerfällt oder kann sich gar nicht organisieren. Es bilden sich innerhalb der Klasse Parteien, die um die Oberhand ringen. Die Schüler oder Schülergruppen hetzen einander gegenseitig auf, und das sich abwickelnde Drama ist durch heftige Affektausbrüche gekennzeichnet. Diese entsprechen der Realität nicht mehr, aber sie fressen Interessen und Energien auf, die einer besseren Sache, der Aneignung von Lehrstoffen und der charakterlichen Entwicklung, dienen könnten. Es entsteht ein Bürgerkrieg im Kleinen. Dabei entscheidet gewöhnlich weniger der Geist als die rohe Körperkraft: Die rücksichtsloseren Robusten setzen sich als Führer durch, siegen über die Feinerorganisierten, tyrannisieren sie, selbst wenn die Gegenparteien in der Mehrheit sind; dann geht der Kampf mehr unterirdisch weiter, und in der Klasse ist es der latenten Aggressionsbereitschaften wegen kaum mehr auszuhalten. Wenn sie sich gegen den in solcher Situation unbehilflichen Lehrer richten, liegt eigentlich die Sache für die Kinder subjektiv am glücklichsten. Was die erwachsenen Beurteiler in einem solchen Fall als »schlimmen Klassengeist« kennzeichnen, eint zum mindesten die früheren Widersacher innerhalb der Schülerschaft erneut zu einer – wenn auch gefährlichen – »Gemeinschaft«. Der Lehrer ist am Abschluss der geschilderten Entwicklung gewöhnlich selber schuld: Im Augenblick, als er den Zerfall in Gruppen erkannte und nicht verhindern konnte, glaubte er, die Risse durch sein Machtwort, durch Schulzwang, Strenge und Strafen zusammenleimen zu können – und dann zeigte sich jene Erscheinung, die

Eltern an ihren Kindern beobachten, wenn sich Erwachsene autoritativ in den Streit der Geschwister einmischen: Plötzlich wendet sich die Kinderschar in einer geschlossenen Phalanx gegen den, der eingreift; die Aggression hat in ihm ein gemeinsames äußeres Ziel gefunden, und, gestützt auf das gemeinsame äußere Aggressionsziel, entsteht wie automatisch eine Art »Gemeinschaft«, angeführt von ihrem aggressivsten Mitglied.

Der Pädagoge, der es nicht versteht, aus seiner Klasse eine Gemeinschaft zu bilden, sie durch seine Haltung zu unterstützen und heimlich, in seiner Absicht für das Empfinden der Kinder unmerkbar, zu leiten, und der stattdessen Paarrelationen eingeht, ist noch in anderer Beziehung als seiner Misserfolge wegen zu bedauern. Er fasst beispielsweise kindliche Ungezogenheiten als persönliche Beleidigungen auf. Seine nur mühsam aufgerichtete Sicherheit im Beruf – mühsam darum, weil er im Innersten genau fühlt, auf was für wackeligen Grundlagen er sich bewegt – wird durch Kleinigkeiten gefährdet. Wo ein geliebter Schüler auch nur ein bisschen über die Grenzen dessen geht, was sich der Lehrer als pädagogisches Ideal abgezirkelt hat, überwältigen ihn Enttäuschung und Depression. Ist der jugendliche »Sünder« von ihm ungeliebt, reagiert der Pädagoge mit vollkommen unangepassten Gegenmaßnahmen, die nur Hass und Ressentiments hervorrufen. Die Ambivalenzerscheinungen an seinen Zöglingen begreift er nicht, sie machen ihn irre, misstrauisch und verstimmen ihn, und vor allem steht er ihnen hilflos gegenüber. Sie verleiden ihm auf die Dauer den Beruf, und die andauernde Spannung lässt ihn »schulmüde« und »nervös« werden. Er steht seinem Beruf überhaupt unsachlich gegenüber, weil er aus ihm und von den Kindern in unzulässigem Maße libidinöse Befriedigungen erwartet. Darum geht er auf libidinöse Ansprüche der Schüler positiv oder abwehrend ein, in beiden Fällen zwangsweise unadäquat. Ihm mangeln Gefühl und Wissen darüber, dass Erziehung am besten unter dem Gesetz der Versagung betrieben wird, und er hat die nötige Empfindsamkeit nicht in seinen Fingerspitzen, wie die Versagung dosiert werden muss. Außerdem ist er nicht auch nur gröblich imstande, die Auswirkungen seines Narzissmus innerhalb seines Berufs zu überblicken und abzuschätzen; er gibt sich nicht Rechenschaft darüber, wie sehr er bestrebt ist, ihn in seiner Arbeit abzusättigen. Er fällt in helle Empörung oder lähmende Niedergeschlagenheit, wo sich seinem Streben nach Befriedigungen Hindernisse in den Weg stellen.

Sie werden mir entgegenhalten, dass die tatsächlichen Verhältnisse selten gar so schlimm sind. Sie haben Recht – glücklicherweise ist es so, wie Sie behaupten. Ich bin mir bewusst, dass ich mit kräftigen Farben gemalt und Ihnen sozusagen den »Idealfall« eines ungeeigneten Pädagogen dargestellt habe. Meist zeigen sich die Zerfallserscheinungen in einer von einem Unfähigen geführten Schülerklasse und am Pädagogen selbst weniger krass. Die Auswirkungen sind milder in der Form, sie äußern sich mehr nur andeutungsweise. Wir wissen jedoch, dass eine Krankheit darum nicht weniger bedenklich ist, wenn ihre Symptome nicht lärmend sind (um einen Vergleich aus der Medizin zu gebrauchen). Und wenn Sie sich Ihrer Schülerzeit entsinnen, erinnern Sie sich wahrscheinlich an gewisse Lehrer, deren Klassen sich mit regelmäßiger Sicherheit in der Art zersetzten, wie ich Ihnen geschildert habe. Ich füge bei, dass ich meine Darstellung auch nicht aus der Luft griff.

Wenn ähnliche Verhältnisse dermaßen augenfälligen Ausmaßes nicht gerade sehr häufig zu beobachten sind, ist der Grund darin zu suchen, dass schon eine beträchtliche Instinktunsicherheit bei einem Pädagogen vorhanden sein muss, um den naturgegebenen Gemeinschaftswillen und die Gemeinschaftsbereitschaft der Kinder so arg zu stören, dass alles in Gärung und Chaos gerät. Aber auch die milderen Formen einer unbewusst durch den Lehrer provozierten Anarchie sind bedenklich genug. Denn sie hindern die Weiterentwicklung der kindlichen Gemeinschafts*fähigkeit*, oder sie *stabilisieren* sie auf einer minderwertigen, regressiven Stufe. Damit will ich eine Art »Gemeinschaft« kennzeichnen, die man vielleicht mit dem Ausdruck »Bande« umschreiben kann. Sie ist auf der Basis der primitivsten Triebe aufgerichtet, fast regelmäßig ausschließlich auf der Aggressionsbereitschaft; sie hält so lange, als ein gemeinsames Aggressionsziel, ein gleichgerichteter Aggressionswille vorhanden ist, wendet sich beispielsweise gegen den Lehrer, gegen andere »Banden«, gegen die Erwachsenen überhaupt, und zeichnet sich durch einen konspiratorischen Charakter aus. Sie ist meist reichlich gewalttätig, und sobald ihr das äußere Ziel genommen ist, wendet sie sich in ihren Aggressionen nach innen; die »Bande« teilt sich auf und bekämpft sich mit der gleichen Heftigkeit so lange, bis sich wieder ein »äußerer Feind« zeigt. Bei allen diesen von dumpfen und wenig sublimen Affekten und Trieben geleiteten Äußerungen spielt die Vernunft eine sehr geringe Rolle, und das Bedenkliche dabei ist, dass sich

1. die Dinge in einem diabolischen Kreislauf immer wiederholen und
2. dass der »magische« Kreis solcher Abläufe nur schwer zu sprengen ist.

Wo sich einmal eine »Bande« konstituiert hat, ist es beinahe unmöglich, sie aus ihrer primitiven seelischen Organisation wieder herauszureißen und aus ihr eine Gemeinschaft herzustellen, die höhere kulturelle Ziele verfolgt. Seelisch sind die Mitglieder »Gangster« geworden, und sie haben eine zähe Tendenz, es dauernd zu bleiben.

Ich wiederhole, warum dem so ist: Ihr Gemeinschaftsinstinkt ist auf eine primitive Stufe regrediert und dort fixiert worden – ich glaube, deshalb, weil das Mitgerissenwerden in primitivste Aggressivität wie ein psychisches Trauma wirkt –, und niemand kann die vielen Mitglieder einzeln in eine psychotherapeutische Kur nehmen, um die regressiven Fixierungen aufzuheben.

Gewöhnlich werden sie nur von der Gesellschaft in ihren Äußerungen unterdrückt. Sie sind dann als gangsterhafte Grundlage in Latenz, bereit, bei günstiger Gelegenheit wieder hervorzubrechen.

Wie sehr verbreitet unter dem Deckmantel braver Bürgerlichkeit die bandenbildenden Grundlagen innerhalb unserer Kultur schlummern, das lehrt – unter anderem – die erschreckende Geschichte des Gangsterunwesens in den Vereinigten Staaten. Sie zeigt, dass die Bildung primitiver »Banden« durchaus nicht abhängig ist von der Prosperität oder Nichtprosperität eines Landes, denn es organisierten sich in Amerika Gangsterbanden, lange bevor die sogenannte Weltkrise ihre Schatten über die Staaten warf.

Als Erzieher des Volkes fühlen wir uns für dessen Entwicklung mitverantwortlich, und wir haben uns die Frage vorzulegen,

a) inwiefern wir am Aufkommen bandenbildender Tendenzen mitschuldig sind und
b) ob es möglich sei, diesen Tendenzen bei den Generationen, die uns momentan und in Zukunft in die Hände gegeben werden, wirksam begegnen zu können.

Es wird uns bestenfalls nur teilweise gelingen, weil nicht allein nur wir Berufspädagogen an der Erziehung des Volkes beteiligt sind. Es wäre deshalb auch ungerechtfertigt, wollten wir die Schule allein für Bandenbildungen verantwortlich machen. Wir verfielen so in den Fehler jener zahlreichen bequemen Denker, die finden, an allem sei die Schule schuld.

Dass und wie wir als Lehrer bandenbildende Strebungen in unseren Schülern fördern können, ist bereits skizziert worden. Wir haben gesehen, es handelt sich um ein massenpsychologisches Problem, das Veränderungen in der individuellen Psyche zustande bringt – Veränderungen, die, einmal vorhanden, nicht oder kaum auf dem Weg der Massenpsychologie rückgängig gemacht werden können. Man müsste die einzelnen Massenindividuen in Angriff nehmen können – und das vermögen wir nicht aus zweierlei Gründen:

Die Gutmachung der Schäden würde in einer einzigen Schülerklasse Jahrzehnte dauern, wollte sie ein einzelner Mensch vornehmen. Dann bedeutet psychoanalytische Pädagogik etwas ganz anderes als Psychoanalyse am Einzelmenschen im medizinisch-therapeutischen Sinn. Abgesehen davon, dass wir eine therapeutische Aufgabe meist aus technischen Gründen nicht leisten könnten, da wir den Kindern noch in anderer Weise als nur in der Ordinationsstunde gegenüberständen und die daraus resultierenden Übertragungsschwierigkeiten kaum zu bewältigen vermöchten, begäben wir uns auf ein Gebiet, das uns nicht zukommt: Wir würden einfach »Kinderanalyse« betreiben.

»Psychoanalytische Pädagogik« jedoch ist weder medizinisch-therapeutische Psychoanalyse noch Kinderanalyse noch psychoanalytische Heilpädagogik. Sie ist hauptsächlich Handhabung der psychoanalytisch erforschten Massenpsychologie. Der psychoanalytische Pädagoge arbeitet bewusst mit den Phänomenen der Massenübertragung, Gegenübertragung, Versagung, Verzicht, Identifikationswunsch der Kinder; er tut es, ohne zu »analysieren«, sondern durch entsprechende Reaktion und Gegenreaktion, durch sein Verhalten. Psychoanalytische Pädagogik ist eine Erziehungsweise, die auf psychoanalytischem Verständnis der Kinder in ihrer Eigenschaft als Einzelindividuum und als Masse und auf dem Verständnis der Erzieherreaktionen beruht. Ihr Zweck ist, die Kinder sozial, mit einem anderen Wort: »gemeinschaftsfähig« im kulturellen Sinne zu machen[1], wobei die Betonung sowohl auf dem Wort »Gemeinschaft« als auch auf »fähig« zu legen ist. Anders gesagt: Wir wollen bei der Pflege der naturgegebenen gesellschaftlichen Instinkte im Kind dafür sorgen, dass die Fähigkeit, Gemeinschaften einzugehen, nicht vorzeitig stabilisiert und damit in der Höherentwicklung aufgehalten wird. Wir haben nicht die Absicht, unsere Zöglinge ausschließlich für eine ganz bestimmte Gemein-

1 Im Gegensatz zu »gemeinschaftsfähig« im Sinne der »Banden«. – Als drei Stufen der Vergesellschaftung könnten wir zum Zweck der Unterscheidung folgende Einteilung machen: 1. Die Bande als primitivste Form; 2. das Kollektiv als Mittelform; 3. die Gemeinschaft als höchste Form.

schaft abzurichten, sodass sie sich in einer andersgearteten Gemeinschaft nicht wohlfühlen und einpassen könnten. Sie sollen außerdem als Gemeinschaftsindividuen die Übersicht nicht verlieren; sie dürfen nicht mit Scheuklappen versehen und zu jener Intoleranz getrieben werden, als gäbe es nur eine einzig richtige gemeinschaftliche Organisation, nämlich die, in der sie stecken. Denn aus einer solchen Einstellung resultieren unmittelbar Proselytenmacherei und grobe Kampfinstinkte. Unser Ziel jedoch ist, den Aggressionstrieb soweit als möglich in sublimiertere Bahnen zu lenken, in die Arbeit, und den Menschen für die höchste Form der »Gemeinschaft«, die »Menschheit« reif zu machen, indem er alle seine individuellen Fähigkeiten in deren Dienst stellt.

Es ist dies ein etwas gedrängtes Programm, und wir können nicht im Vorhinein dafür garantieren, wie ausgiebig wir es zu erfüllen vermögen und wie nahe wir dem gesteckten Ziel kommen werden. Aber wir wollen unsere gesamten Bemühungen in der Richtung der Ziele orientieren. Es handelt sich eigentlich nicht um neue Erziehungsziele. Aber auf den alten Wegen haben wir die Erziehungsziele oft nicht erreicht. Die psychoanalytische Pädagogik ist ein neuer Weg. Der Weg ist jedoch so wichtig wie das Ziel, denn ohne Weg hängen die Ziele unerreichbar in der Luft.

Wo unser Weg durchführen muss, das hat uns Freud in den *Drei Abhandlungen zur Sexualtheorie* (1905d), in der Schrift »Zur Einführung des Narzißmus« (1914c), hauptsächlich aber in *Totem und Tabu* (1912–1913a) und ganz besonders in *Massenpsychologie und Ich-Analyse* (1921c) gewiesen. Wir müssen seine Darlegungen nur auf unsere Arbeit bezüglich umsetzen.[2]

Im eingangs erwähnten Kongressvortrag »Psychoanalyse und Führerschaft in der Schule« (Zulliger, 1930) habe ich skizziert, wie man die Freud'schen Erkenntnisse in der Schulpraxis anwenden kann.

Ich weiß sehr wohl, dass Sie mir jetzt für ein paar ganz bestimmt wirkende Rezepte dankbar wären. Aber ich kann Ihnen solche kaum geben und weiß auch nicht, ob sie Ihnen etwas nützen würden. Denn nirgends hängt so wie bei der Erziehung alles von momentanen Verhältnissen ab.

Immerhin will ich Ihnen zwei mehr allgemeine Richtlinien aufzeigen.

Erstens ist nötig, dass jemand, der psychoanalytische Pädagogik treiben will, die Psychoanalyse genau kennt. Eine allgemein gehaltene Einführung,

2 Anmerkung der Redaktion [der *Zeitschrift für psychoanalytische Pädagogik*]: Wir verweisen an dieser Stelle auch auf die Arbeit von Edith Buxbaum: Massenpsychologische Probleme in der Schulklasse. Diese Zeitschrift, dieser Jahrgang [X, 1936], Heft 4/5, S. 215–240.

das Anhören einiger einschlägiger Vorträge oder Kurse genügen nicht – selbst nicht ein Vierteljahr Teilnehmen an einer unserer Lehrinstitutionen, auch wenn man zuvor an irgendeiner Universität in Psychologie doktoriert hat. Kurz und gut, man muss die Psychoanalyse am eigenen Leibe erlebt und sich nachher das mehr theoretische Fachwissen angeeignet haben. Erst dann ist man richtig vorbereitet.

Zweitens ist innerhalb der Schule nicht nur danach zu trachten, sämtliche Schülerbetätigungen soweit wie möglich als Gemeinschaftsarbeiten einzurichten und Stoff- und Stundenpläne entsprechend umzugestalten; vor allem sind die sogenannten »Disziplinarfälle« einzelner Schüler zur Gemeinschaftserziehung auszunutzen, wobei dem Lehrer die Rolle des Mittlers, des Parlamentärs zwischen Trieb-Ich und Über-Ich zukommt. Wie das in Einzelfällen gemeint ist, habe ich an Beispielen aus der Praxis bereits dargestellt (Zulliger, 1930), und es soll hier später nochmals skizziert werden.

Woran, so werde ich häufig gefragt, sieht man denn in einer Klasse die Auswirkung der »psychoanalytischen Pädagogik«? Wie äußern sich die Bemühungen des Lehrers in der Haltung der Schüler?

Es kommt häufig vor, dass mir Leute, die um meine besondere pädagogische Einstellung wissen, Schulbesuche machen in der Erwartung, etwas Außerordentliches zu sehen. Als Kuriosum kann ich Ihnen den Wunsch und das Ansinnen eines jugoslawischen Kollegen erzählen: Er schrieb mir, er wolle meine Schule besuchen, er wisse, dass Psychoanalyse eine subtile Angelegenheit sei, die durch fremde Zuschauer nur gestört würde, und ich solle darum einen Schrank leeren und ihn vor Beginn des Unterrichts und von den Kindern ungesehen darin postieren. Eine schwedische Kollegin, die einen Halbtag lang hospitierte, konnte ihre Enttäuschung kaum verbergen, gab sich Mühe, mir trotzdem etwas Freundliches zu sagen und meinte: »Mir ist aufgefallen, dass ein freier, herzlich kameradschaftlicher Ton herrscht zwischen den Schülern beiderlei Geschlechts untereinander, aber das mag von der Gewöhnung zur Koedukation herstammen. Der gleiche ungezwungene Ton besteht zwischen den Schülern und Ihnen, aber daran kann Ihr Charakter und braucht nicht die Psychoanalyse schuld zu sein. Ferner fiel mir auf, dass Sie die meisten Lektionen auf der Grundlage der Gemeinschaftsarbeit einrichten, aber das kann Geschmackssache oder vorgeschriebene Methodik sein!«

Solche Resultate sind wirklich mager. Ich kann nichts dafür, dass man die Wirkungen meiner speziellen psychoanalytischen Bemühungen in der

Klasse nicht augenfälliger sieht. Vielleicht wird es anders sein, wenn man einst noch viel mehr weiß als heute oder wenn jemand eine bessere Technik ausdenkt und sie virtuos handhabt. Vorläufig tröste ich mich damit, dass die Wirkungen eben nicht sehr sichtbar sind und dass ihre äußerliche Sichtbarkeit nicht so wesentlich sei.

Manchmal sieht man sie zwar blitzartig aufleuchten.

Ich will Ihnen drei Episoden aus meiner gegenwärtigen Schulklasse erzählen, die ich als Phänomene eines starken Gemeinschaftsgeistes einschätze. Diesen hätte ich ohne Kenntnis der Freud'schen Forschungen über die seelischen Bedingungen massenpsychologischer Erscheinungen niemals so weit entwickeln können.

Einmal im letzten Frühjahr, als ich ins Klassenzimmer trat, fand ich die Schüler und Schülerinnen im Schwarm versammelt und eifrig disputierend. Einer meiner Schulbuben, ein 14-Jähriger, hatte nämlich einer meiner Schülerinnen ein Brieflein geschrieben, das einen kindlichen Liebesantrag bedeutete: »Liebes Anni, willst du mit mir gehen oder nicht. Ich warte auf Antwort. Mit Gruß, Fritz.«

Irgendwie war der Zettel in die Hände der Klasse geraten, und diese war der Meinung, eine Sonderfreundschaft zwischen andersgeschlechtlichen Mitgliedern ihrer Klasse sei unzulässig und der Fritz möge sich eine Liebste in der Parallelklasse suchen.

Ich ließ weiterdisputieren, neugierig, was dabei herauskomme. Die Klasse fühlte instinktiv, dass die Gewährung derartiger Sonderfreundschaften die Klassengemeinschaft störe und dass da zwei Mitglieder im Begriff standen, sich von der Gesamtheit zu isolieren.

»Wenn Fritz und Anna Schulschätze werden«, meinte ein 15-Jähriger, »dann machen es andere in der Klasse nach, dann gibt's Eifersüchteleien, und es ist nicht mehr so schön!«

»Jetzt sind wir alle untereinander gleich gute Kameraden!«, sprach eine Klassengenossin der Anna zu. »Wir kommen gut miteinander aus, die Buben und die Mädchen. Das soll sich nicht ändern. Es gibt sonst noch Buben genug, die nicht in unserer Klasse sind, lies dir so einen aus, wenn du einen Schatz haben willst!«

»Wenn das erlaubt wird«, urteilte ein dritter Schüler, »dann stecken die zwei die Köpfe zusammen und haben etwas Heimliches, das wäre schade, und das begehrt ihr zwei doch selber nicht!«

Und so weiter. Nach einigen Einwänden gab das Pärchen nach und die Klasse beruhigte sich wieder.

Instinktiv hatte die Gemeinschaft empfunden, dass die gegenseitige Identifizierung der Massenindividuen untereinander gestört würde, wenn sich innerhalb der Gemeinschaft Pärchen bildeten. Und mir fiel jener bedeutsame Satz Freuds ein, dass »in den Massen für das Weib als Sexualobjekt kein Platz« sei. »Die Liebesbeziehung zwischen Mann und Weib bleibt außerhalb dieser Organisationen«, schreibt er.

> »Auch wo sich Massen bilden, die aus Männern und Weibern gemischt sind, spielt der Geschlechtsunterschied keine Rolle. Es hat kaum einen Sinn zu fragen, ob die Libido, welche die Massen zusammenhält, homosexueller oder heterosexueller Natur ist, denn sie ist nicht nach den Geschlechtern differenziert« (Freud, 1921c, S. 158).

Was sich in der Schulklasse als einer kleinen »Masse« ereignet hatte, könnte als Illustration zu den Freud'schen Ausführungen gelten, und wir brauchen den Vorfall nicht weiter zu kommentieren. Wir stellen nur fest, er bedeutet ein Symptom dafür, dass sich die Klasse im Sinne Freuds als »Masse« empfand. Sie manifestierte sich auch in folgendem Begebnis:

Im Frühsommer, als ich an einem Morgen kurz vor sieben Uhr dem Schulhause zuschritt, hielt mich ein Bürger auf.

»Ihre Mädchenklasse hat gestern Nachmittag den Schulgarten begossen!«, beginnt er mit einem empörten Unterton in der Stimme.

»Ja. Warum, ist etwas Ungutes passiert?«

»Bitte, sagen Sie ihr, sie soll mir in Zukunft meine Erdbeerbeete in Ruhe lassen!«, brummt er. »Dafür zahle ich das teure Mietgeld nicht, dass mir nachher mein Pflanzland ausgeplündert wird!«

Dieses grenzt an den Schulgarten.

»Sind Sie sicher, dass es die Mädchen gewesen sind? Wir dürften Kinder nicht ungerecht verdächtigen!«

»Kurz nach Mittag war ich drüben auf dem Land. Ich sah die Erdbeeren und dachte, ich lasse sie den Nachmittag über stehen, sie können noch besser ausreifen. Im späteren Nachmittag wollte ich sie pflücken gehen, da waren sie schon weg. Niemand als ihre Schülerinnen sind in der Nähe gewesen, ich weiß es bestimmt, denn ich half einem Bauern am Abhang droben mähen und konnte auf die Gärten hinuntersehen.«

Ich hätte einwenden können, warum er denn nicht beobachtet habe, als die Mädchen über seine Erdbeerbeete herfielen. Aber ich wollte das Gespräch abkürzen und sagte: »Die Sache wird von mir sofort untersucht werden!«

»Sie brauchen sich keine Mühe zu geben!«, sprach der Mann gehässig. »Ich kenne den Erfolg solcher Untersuchungen genau! – Sagen Sie den Damen lieber gehörig die Meinung, und wenn ich sie mal auf frischer Tat ertappe, werden sie etwas erfahren können!« Er hatte sich recht in Zorn geredet und trottete davon.

Im Klassenzimmer erteilte ich den Buben eine schriftliche Aufgabe, rief die Mädchen zu mir hervor und besprach mich mit ihnen. Sie wollten nichts davon wissen, dass jemand Erdbeeren genascht hatte. Sie behaupteten steif und fest, keine von ihnen hätte das fremde Pflanzland betreten, sie seien alle miteinander zur Arbeit angetreten und nachher gemeinsam wieder fortgegangen.

»Ich will euch Glauben schenken!«, sprach ich. »Aber Herr X. glaubt nicht an eure Unschuld. Er denkt schlecht von euch und hat mir höhnisch gesagt, ich solle die Sache gar nicht untersuchen, er wisse schon, dass dabei nichts herauskomme. Er hält euch alle für nichtsnutzig und feige – für Leute, die zu einem begangenen Fehler nicht einmal stehen dürfen!«

»Das tut uns leid!«, meinten die Schülerinnen. »Aber wir haben nichts getan und wissen nicht, wer es getan hat!«

Da traten plötzlich zwei 15-jährige Mädchen hervor: »Lehrer, wir wollen zu Herrn X. gehen, ihm mitteilen, wir seien die Fehlbaren, und uns entschuldigen!«

In der Annahme, sie seien wirklich die Diebinnen, reichte ich ihnen zwei Franken und rief: »Trabt, fragt den Herrn X., ob der Zweifränkler genügt, und stellt die Sache wieder ins Blei, der Mann ist ziemlich wütend!«

Was jetzt folgte, ereignete sich alles sehr schnell. Kaum waren sie, meinen letzten Zuruf hörend, aus der Tür, ging es in der Klasse los in einem raschen Durcheinander:

»Sie sind gar nicht die Diebinnen, es ist sicher niemand von uns!«, rief es; aus einer Zimmerecke vernahm ich: »Der Zweifränkler wird aus der gemeinsamen Kasse bezahlt, der Lehrer soll nicht auch noch zu Schaden kommen!«, und in der mittleren Reihe standen vier Buben auf: »Ruft die Dora und Marie zurück – wir sind nämlich die Erdbeerenmarder!«

»Warum habt ihr euch nicht sofort gemeldet?«

»Wir beachteten erst gar nicht, was Sie mit den Mädchen besprachen, wir machten an unserer Rechnung. Erst als Sie den Namen von Herrn X. laut ausriefen, merkten wir, was am Pult vorn verhandelt worden war!«

Man durfte ihnen glauben. Sie waren vier der besten Rechner der Klasse, betrieben ihr Lieblingsfach wie einen Sport und verglichen jeweils, wer die

Lösung zuerst fertighatte. Es war festzustellen, dass auch andere Buben so konzentriert bei ihrer Arbeit gewesen waren, dass sie nicht aufpassten, was mit den Mädchen verhandelt wurde.

Hinten im Zimmer riss einer der vier Sünder ein Fenster auf, um die zwei Mädchen, die sich des Diebstahls hatten bezichtigen wollen und bereits auf der Straße gingen, ins Zimmer zurückzurufen.

Die vier Buben erzählten, sie hätten ihre Schulkameradinnen beim Gießen beobachtet, und als sie mit ihrer Arbeit fertig waren und weggingen, da seien sie, die vier, nachschauen gegangen, was die Mädchenklasse verrichtet habe. Dann hätten sie in der Nähe die Erdbeeren gesehen und davon gepflückt.

Sie liefen nun, um sich zu entschuldigen, und sie wollten die Entschädigung bezahlen.

Dora und Marie senkten ihre Köpfe, als sie eintraten.

»Was steht ihr da, als ob ihr das Öl verschüttet hättet?«, fragte ich sie.

»Wir haben Sie doch belogen!«

»Was sagt ihr dazu?«, fragte ich die Klasse.

Diese fand nichts Schlimmes an der Lüge. Dora und Marie hätten die Klassenehre damit retten wollen, und die Lüge sei heldenhaft gewesen. Die zwei Mädchen hätten sich für die anderen opfern wollen.

Das anerkannte ich, und ich gab zu, dass man im Leben manchmal ein Gebot übertreten müsse, um etwas Wertvolleres zu schonen. Darauf ließ ich geheim darüber abstimmen, ob Dora und Marie richtig gehandelt hätten und ob man wirklich der Ansicht sei, die schlechte Meinung des Herrn X. über unsere Mädchenklasse sei es wert, dass man das Wahrheitsgebot übertreten dürfe. Die ganze Klasse stimmte mit »Ja!«.

Diese Identifizierung aller mit den beiden Kameradinnen freute mich heimlich. Aber ich sagte darauf: »Ihr scheint es ja mit der Wahrhaftigkeit überhaupt nicht so sehr genau zu nehmen, wie? – Wir wollen einmal seh'n! Erzählt ein bisschen, wie ihr gelogen habt, und wir wollen dann untersuchen, ob der Lügner nicht ebenso gut auch die Wahrheit hätte sagen können, wenn er es klug angestellt und weniger feig gewesen wäre. Denn meistens lügt man ja kaum aus Heroismus, eher aus Dummheit oder aus Feigheit. Wer beginnt mit dem Erzählen?«

Wir vernahmen zuerst, wie »einst« Kameraden und Geschwister angelogen wurden, dann kamen die Eltern an die Reihe, und das Datum der Lüge rückte nach und nach in die Gegenwart. Die Berichte wurden immer aktueller, schließlich wagte man sich so weit vor, zu erzählen, wie der

Lehrer belogen worden war. Jeder Lügner konfrontierte sich nochmals mit seinen Lügen, die Gemeinschaft beurteilte sie und wies die Wege, wie sie hätten vermieden werden können. Wir benutzten eine Reihe Lektionen für derartige Auseinandersetzungen. Sie hatten den Zweck, die Identifizierung der Schüler untereinander zu bestärken und so das Gemeinschaftsgefühl zu fördern, und gewiss trug die nochmalige Durcharbeitung begangener Fehler dazu bei, Schuldgefühle durch die Geständnisse zu lösen und etwas für die Wahrhaftigkeit der Kinder beizupflichten.

Überblicken wir die Sachlage nochmals: Ausgangspunkt war eine »heroische« Lüge im Dienste der Gemeinschaft und geboren aus dem Gemeinschaftsgefühl – sie wurde für die Stärkung gemeinschaftsbildender Strebungen ausgewertet – das Geständnis vor der Gemeinschaft löste Schuldgefühle – und endlich trug die Gemeinschaft durch das Aufsuchen eines Weges zur Wahrheit bei zur Korrektur der Einzelglieder und der Gesamtheit im Sinne eines hohen kulturellen Ideals.

Das dritte kleine Geschichtchen, das ich Ihnen erzählen möchte, ereignete sich Mitte August.

Der Klassenkassier meldete eines Tages, in der Reisekasse fehlten fünf Franken. Er legte mir das Kassenbuch vor. Es wurde kontrolliert, was jeder Schüler eingezahlt hatte, und mit den Bucheintragungen verglichen. Die Rechnung des Kassiers stimmte, in der Kasse aber war das von ihm angezeigte Manko.

Nach Schulschluss begleiteten mich ein paar Buben und Mädchen ein Stück Weges und teilten mir ihren Verdacht mit, ein Mitschüler namens Karl habe das Geld entwendet. Denn er habe sich schon in früheren Klassen Diebstähle zuschulden kommen lassen und er klaue auch zu Hause manchmal Geld. Ich riet ihnen zu schweigen, da sie nichts beweisen konnten und den Kameraden möglicherweise ungerecht verdächtigten.

Am darauffolgenden Tag ließ ich während einer Geografiestunde das Tal, dem wir einen zweitägigen Besuch abstatten wollten, erst zeichnen, und nachher schilderte ich es mit Begeisterung, malte die Freuden dieser Schulreise aus und versprach, dass es in der Jugendherberge eine »rassige Nacht« geben werde. Kein Teilnehmer würde diese Reise je vergessen, versicherte ich, und ich fügte bei:

> »Auch nicht der blöde Windhund, der uns fünf Franken aus der Reisekasse stibitzt hat. Er kann mich dauern! Uns macht's nichts aus. Die Reise kann gleichwohl durchgeführt werden, ob wir den Fünffränkler noch dazuhaben

> oder nicht. Ein blöder Windhund ist er nämlich, weil er sich selber zum Voraus die Erinnerung an die schönste Schulreise seiner ganzen Schülerzeit verteufelt, und darum kann er mich dauern. ›Prächtig war die Reise!‹, wird er sich einst sagen, ›und ich habe damals Geld gestohlen, das der Klasse gehörte, meinen Kameradinnen und Kameraden. Der Lehrer hat zwar gesagt, es mache nichts, die Reise könne trotzdem genau gleich durchgeführt werden. Aber es war doch gemein von mir‹, und er wird keine rechte Freude haben können an der Erinnerung. Ihm wird einfallen, dass ich gesagt habe, er sei ein blöder Windhund, und er wird sich sagen, der Lehrer hat damals Recht gehabt. Jetzt ist er natürlich zu dumm, um die Tragweite seines Diebstahls abzuschätzen. Er denkt, was für ein gerissener Kerl er sei, weil er sich nicht hat erwischen lassen und da unter uns sitzt und dergleichen tut, er könne nicht ›Piep!‹ machen. Als ob das ein Kunststück gewesen wäre, den Fünffränkler zu klauen, wo doch die Kasse nicht versteckt wird und jeder nachzählen kann, was schon einbezahlt worden ist. – Jetzt wisst ihr meine Meinung, und ich verliere kein Wort mehr darüber!«

Tags darauf teilte Karl meinem Sohn mit, er habe mir 50 Rappen aus der Reisekasse genommen, aber er werde sie wieder ersetzen.

Auf seinen Selbstverrat reagierte ich nicht. Und paar Tage später meldete mir der Kassier, das Kassenmanko sei ausgeglichen worden. Die Klasse freute sich.

Ich sagte:

> »Das ist recht, der Dieb hat sich da selber den größten Gefallen getan. Ich freue mich für ihn, dass er doch kein so blöder Windhund ist, wie ich glaubte. Wer es war, weiß ich nicht, und ich begehre es auch gar nicht zu wissen. Aber bitten möchte ich ihn, er möge mir ebenso heimlich, wie er das Geld fortnahm und wiederum rückerstattete, mal einen Bericht ins Kässchen legen, was er sich alles gedacht hat: *wie* er auf die Idee kam, den Fünffränkler zu stehlen, *was* er sich dachte, wie sich die Klasse und ich mich verhalten würden, *wie* er den Diebstahl ausführte, *warum* er das Geld wieder zurückgab und *wie* er dies machte, dass ihn niemand erwischte. Er – oder vielleicht war's ein Mädchen? – braucht den Bericht nicht zu unterzeichnen, da ich nicht wissen will, wer es war. Nur seine Gedanken interessieren mich. Ich möchte mich in ihn hineinfühlen, wissen, was er innerlich erlebt hat. – Nun denkt er wohl, ich könne ihn an seiner Schrift erkennen. Das ist möglich. Aber ich werde nichts dergleichen tun und ihm nichts nachtragen.

> Denn die Sache ist ja jetzt gutgemacht. Ich werde ihm im Gegenteil heimlich dankbar sein, dass er mir den Bericht abfasste, weil er mich außerordentlich interessiert!«

Ich wartete. Der Bericht kam nicht. Wir machten die Reise, und die Schüler behaupteten, sie sei noch viel schöner gewesen, als ich vorher dargestellt hatte. Ich erinnerte die Klasse daran, dass ich jetzt den Bericht des Diebes erwartete – ohne Erfolg. Ich wartete etwa eine Woche und sagte nichts mehr. Insgeheim, unauffällig beobachtete ich Karl. Er hatte meinem Sohn – quasi als einem Ersatz für mich – seinen Diebstahl angedeutet. In seinem Verhalten mir gegenüber zeigte sich nichts Auffälliges. Aber er arbeitete schlechter, oft war sein Blick abwesend; sein Gesicht hatte dabei einen gespannten Ausdruck. Er litt und er konnte es nicht ganz verbergen.

Mir schien nötig, ihm zu helfen. An einem Vormittag, während die Klasse schriftlich beschäftigt war, ging ich aus dem Zimmer, und dann rief ich Karl zu mir. Die Schüler konnten meinen, der Bursche werde herausgerufen, um eine harmlose Auskunft zu geben, oder es sei jemand gekommen, der ihn verlangte. Und auch Karl glaubte solches, denn er trat harmlos vor mich hin.

Ich schaute ihn eine Weile stumm an. Er hielt den Blick aus, sah mich aber gequält an. Dann legte ich ihm die Hand auf die Schulter und sprach leise zu ihm: »Du, Karl, sag mal, bist du wirklich so ein Feigling? Warum legst du mir den Bericht nicht hin?«

Er wurde rot bis über die Ohren, aber er antwortete sofort, ohne lange Überlegung, sodass ich annehmen konnte, er rede die Wahrheit.

»Ich war mit mir uneins, wie ich es machen wollte. Zu Hause sollen sie nämlich nichts wissen. Sonst erhalte ich unmenschliche Prügel. Ich hatte auch nie gute Gelegenheit, ihn niederzuschreiben. Und ich passte Ihnen mal auf dem Schulweg ab, um die Sache mit Ihnen zu besprechen, aber da gingen andere mit Ihnen. Auch möchte ich der Klasse mitteilen, dass ich der Dieb war, aber ich fürchte, dann verrät es jemand meinem Vater. Und ich möchte der Klasse auch sagen, dass ich nie mehr etwas nehmen werde!«

»Warum soll das die Klasse wissen?«

Er zuckt mit den Schultern. »Ich weiß nicht, ich habe so das Gefühl, ich wäre schuldig, sie zu verständigen. Damit nicht ein Unschuldiger in Verdacht kommt. – Und dann, wenn ich der Klasse sage, dass ich nichts mehr nehmen werde, dann kann ich es auch ganz bestimmt halten!«

Jetzt machte ich mit Karl Folgendes ab: Er sollte hineingehen und sich am Nachmittag, wenn ich einen Aufsatz schreiben ließ, an ein leeres

Pültchen setzen, um den Bericht abzufassen. Ich wollte mit seinem Vater über die Sache sprechen und mir versichern lassen, dass er den Buben nicht abstrafe und ihm nichts vorhielt – dann machte es nichts, wenn einer der Kameraden etwa ausplauderte. Erst nachher sollte der Bericht vor der Klasse vorgelesen werden, und ich würde sie bitten, darüber zu schweigen.

Die Abmachung wurde in der vorbesprochenen Weise durchgeführt.

Der Bericht lautet:

»1. Ich musste an einem Abend, als es schon dämmerte, am Schulhaus vorüber. Da sah ich, dass ein Fenster hinten in unserem Zimmer offen war. Das Geld kam mir in den Sinn. Ich hätte mir schon lange gerne eine Armbanduhr gekauft, wenn auch nur in der EPA[3]. Ich nahm einen Sprung durchs Fenster und ging mit dem Fünfliber davon. Dann durfte ich die Uhr doch nicht kaufen, denn ich könnte sie ja doch nicht tragen, dachte ich. Man würde mich fragen, wo sie her sei. Ich hätte auch gerne Pro-Juventute-Briefmarken gekauft. Und als ich das nächste Mal in die Stadt ging, kaufte ich welche beim Zumstein, und auch noch viele andere Marken. Den Eltern durfte ich sie nicht zeigen, denn sie hätten es schon gemerkt, dass ich die nicht von jemandem erhalten hätte. Denn es sind über 200 Stück. Ich habe sie im Estrich versteckt.

2. Als man darauf kam, dass Geld aus der Kasse gestohlen wurde, machte es mir erst recht Angst, denn ich dachte, es könnte eine polizeiliche Untersuchung geben. Ich studierte, wie ich das Geld verdienen könnte, um das ins Blumentöpfchen zu legen. Ich sammelte wie verrückt Lindenblüten und verkaufte sie. Nahm der Mutter zu Hause einen schönen Kaktus und verkaufte den auch. Sie hat viele, und ich habe die Arbeit mit ihnen, sie frägt ihnen nichts nach. Ich war dann froh, als Sie sagten, es mache nichts, dass das Geld gestohlen worden sei. Und als Sie nicht einmal verlangten, der es gestohlen habe, solle es wieder zurückbringen. Ich dachte daran, ich könnte jetzt eigentlich das zusammengesparte Geld wieder verputzen. Dann fand ich das doch nicht recht. Ich trug das Geldstück immer bei mir, fand aber nie eine Gelegenheit, es zurückzulegen. Ich dachte, ich wäre wirklich ein blöder Windhund, wenn ich es jetzt nicht zurückgäbe, wo ich es doch hatte. Als Sie mich beim Turnspiel ins Klassenzimmer schickten, um Bleistift und Papier zu holen, tat ich gerade noch das Geld in die Kasse und war froh.

3 Einheitspreis-Aktiengesellschaft, ein [preisgünstiges] Warenhaus in Bern.

> 3. Jedes Mal, wenn Sie davon sprachen, drückte es mich, und ich dachte manchmal, es vor allen zu sagen, dass ich der Schelm sei. Ich bitte alle, dass sie mir doch vergeben, es ist mir sehr leid, dass ich so gewesen bin und es nicht eher zugab. Es wird nie mehr etwas solches von mir vorkommen.«

Das ist der spontan niedergelegte Bericht (an dem ich hier nur die Orthografiefehler korrigiert habe). Die Klasse nahm ihn schweigend zur Kenntnis. Soviel mir bekannt ist, plauderte keiner aus. Der Vater Karls versprach, nachdem er in den Bericht Einsicht genommen hatte, den Buben in keinerlei Weise abzustrafen. Er war gerührt, als ich ihm den Verlauf der Geschichte erzählte, und sprach die Hoffnung aus, dass sein Sohn sein Versprechen halten könne. Ich versicherte ihm, dass auch ich bestimmt daran glaube.

Man darf es tun, weil Karl den Drang zeigte, der Gemeinschaft zu beichten, und weil er bestimmt glaubt, er könne sein Versprechen, das er einer Gemeinschaft gegeben habe, besser halten. Es verhält sich nämlich so, dass ihn die Gemeinschaft, der er gestanden und versprochen hat, in seinem Ehrlichkeitsstreben stützt, ohne dass sie etwas Besonderes zu dem Zweck unternimmt. Das Versprechen an sie ist Karl gleichsam Rückendeckung gegen seine Versuchungen. Der Glaube einer Gemeinschaft wirkt noch viel suggestiver und rückhaltender als etwa der eines vereinzelten Freundes. Anders gesagt, ein kollektiver Glaube, ein kollektives »Gesetz« wirkt auf die Affinität des Über-Ichs eines einzelnen intensiver als Glaube und Gesetz eines isolierten Kameraden. Die Vielheit der Träger eines kollektiven Glaubens und Gesetzes geben dem Glauben und Gesetz den Aspekt einer abstrakten Idee; das Kollektiv-Gültige entpersönlicht das Individuell-Gültige zu einer quasi »gottgewollten« Richtlinie und steht so der Aufnahme ins Über-Ich näher als etwa die Erwartungen eines einzelnen Freundes.

Karl hatte uns darauf hingewiesen, wie die Gemeinschaft das Einzelmitglied stützt, und es wurde besprochen, wie nötig wir alle die Kameradschaftlichkeit haben, um uns gegen uns selber und gegen die äußeren Lebensnöte zu schützen.

Die drei Episoden aus dem Leben ein und derselben Schulklasse sollen beweisen, dass es möglich ist, gestützt auf die Lehren Freuds über die Konstituierung von »Massen«, bei Kindern Gemeinschaftsfähigkeit in hohem Maße zu wecken, freizumachen und für die individuelle Charaktererziehung auszunutzen.

Eine solche kulturell wirkende Gemeinschaft beruht, um mit Freud [1921c, S. 128] zu reden, auf einer »Anzahl von Individuen, die ein und dasselbe Objekt an die Stelle ihres Ich-Ideals gesetzt und sich infolgedessen in ihrem Ich miteinander identifiziert haben«.

Die Sache kompliziert sich ein bisschen, sobald wir untersuchen, wer das Objekt ist.

Das Objekt ist die Illusion eines idealen Menschen – nämlich die idealisierte Gestalt des Massenindividuums selber, gefordert vom Lehrer als dessen »Mittler« und dessen teilweiser Verkörperung. Das illusionierte Objekt ist mit all jenen wertvollen Eigenschaften ausgestattet, die sich das kleine Kind als im Vater verkörpert vorstellt, es ist die als vollkommen fantasierte Vater-Imago, und der Lehrer gilt unbewusst als dessen reale und ihm nahekommende Verkörperung.

Es ist deshalb an ihm, als dem Ersatz und dem Stellvertreter der Vater-Imago, das Gefühl aufrechtzuerhalten, er liebe alle »gleichmäßig und gerecht«. Diese Gefühlsbeziehung ist laut Freud unbedingt nötig zur Konstituierung und Erhaltung einer Masse.

Einzelkind und Gemeinschaft sind bewegt vom heftigen Identifikationswunsch mit dem eigenen, in die Zukunft projizierten Ideal-Ich, dessen nahe Erfüllung sie im Lehrer verkörpert sehen, der den Schülern zugleich fern und nah sein muss.

Er ist nicht das Ideal selbst, aber er ist, wie gesagt, dessen Mittler. Ihm kommt insofern eine ähnliche Rolle zu wie dem Priester. Er muss der Anwalt der Ideale sein, streng in der Aufrechterhaltung ihrer Forderung und milde in der Beurteilung all der kindlichen Fehler, die entstehen aus der Diskrepanz zwischen Ideal und kindlicher Realität. Ihm kommt vornehmlich die Aufgabe zu, die Kommunikation zwischen dem kindlichen Trieb-Ich und dem Ideal-Ich aufrechtzuerhalten, gleichsam als *Unterhändler* zwischen entgegengesetzten Mächten.

Um seine Rolle richtig spielen zu können, muss er vor allem keine *Angst* haben vor der kindlichen Trieb-Welt. Das kann er nur dann, wenn er ihr sachlich gegenübersteht. Er ist es, falls er selber möglichst vollständig mit seiner eigenen Infantilität fertig geworden ist und seine seelischen Kräfte in einem gesunden Gleichgewicht wirken. Die triebmäßig bedingten »Fehler« der Kinder dürfen keine latenten eigenen Triebwünsche in ihm aktivieren, gegen die er Reaktionsbildungen mobilisieren muss und derentwegen er den Zöglingen gegenüber so reagiert, als bekämpfe er an ihnen eigene Unzulänglichkeit: darin besteht die Unsachlichkeit, das Persönliche der Lehrerreaktionen. An ihrer Wurzel steht die Angst vor der eigenen Regression ins Infantile.

Und jetzt wird klar, warum wir als nötig erachten, dass der Lehrer selber analysiert sein muss.

Die Forderung gilt für den Erzieher überhaupt. Man kann jedoch nicht alle Eltern, die Erzieher sind, analysieren. Unmöglich ist sogar, nur die Berufspädagogen zu analysieren, obschon man die ungeheuren Vorteile für die Erziehung künftiger Generationen unter angstfreien Lehrern einsieht und wünscht. Wer jedoch psychoanalytische Pädagogik treiben will, von dem ist nicht zu viel verlangt, wenn wir seine eigene Analyse fordern. Denn ohne sie wird er kaum erreichen können, was er anstrebt.

Er muss nämlich von den Lehren Freuds so intensiv durchdrungen sein, dass er sozusagen *ohne* vorherige Überlegung richtig in ihrem Sinne handelt. Jedenfalls müssen ihm die psychoanalytischen Erkenntnisse so geläufig und präsent sein, dass er sie nicht erst nachschlagen sollte, um sicherzugehen.

Die Analyse des Pädagogen fordern wir noch aus einem weiteren Grund; es wird oft behauptet, ein Pädagoge könnte die psychoanalytischen Erkenntnisse dazu *missbrauchen*, um die Schüler irgendwie zu *ver*-führen, statt sie zu führen. Er könnte eigene oder auch Parteiinteressen verfolgen und psychoanalytische Erziehung in diesem Sinne treiben.

Die eigene Analyse des psychoanalytischen Pädagogen und seine spezielle psychoanalytische Ausbildung bieten eine gewisse Gewähr und Sicherung dafür, dass er seine Kenntnisse ebenso wenig missbrauche wie ein psychoanalytischer Therapeut. Er wird sogar seine Erziehungs*ziele* mehr im Sinne der Triebverwandlung, Triebumsetzung und Triebsublimierung orientieren als an weltanschaulichen Dispositionen.

In der Praxis hat sich nun gezeigt, dass recht oft Pädagogen und Pädagoginnen, die mit der Psychoanalyse intensiv in Berührung kommen, umsatteln und Kinderanalytiker oder psychoanalytische Therapeuten werden wollen.

Das sollten nur die dazu ganz besonders Geeigneten tun, die Mehrzahl sollte bei der Stange bleiben. Zu dem Zweck muss die psychoanalytische Pädagogik in ihrer Technik und Theorie so ausgebaut werden, dass sie niemand mehr als fünftes Rad am Wagen betrachtet – und dass sie keiner aus ehrgeizigen Gründen als Sprungbrett benutzt, um Therapeut zu werden. Gerade die Lehranalytiker und Therapeuten müssen die Aussichten und die Wichtigkeit der psychoanalytischen Pädagogik einsehen – damit sich die Ansicht durchsetzen kann, die Ausübung psychoanalytischer Pädagogik sei keine nur zweitrangige und inferiore Tätigkeit. Das ist sie nämlich durchaus nicht! Warum sie ganz außerordentlich wichtig ist, ebenso bedeutsam wie die psychoanalytische Therapeutik, werden wir später klarlegen.

Sie werden schon lange einen wichtigen Einwand auf der Zunge haben. »Die berufliche pädagogische Betätigung«, sagen Sie, »erstreckt sich nicht allein nur auf den Lehrer, der eine *Anzahl* von Schülern zu erziehen hat. Zahlreiche Berufserzieher haben es nur mit einem einzigen Kind zu tun. Der Erziehungsberater, Erziehungsfürsorger, Erziehungshelfer beschäftigt sich nicht mit einer Schar Kinder zugleich, er steht in der Regel nur einzelnen gegenüber. Wenn psychoanalytische Pädagogik eine massenpsychologische Tätigkeit bedeutet, die unter anderen Bedingungen arbeitet als solchen, wie sie bei der Behandlung eines einzelnen Kindes bestehen, dann stimmt etwas in Ihren Ausführungen nicht. Irgendwo liegt ein Denkfehler, eine Unklarheit.«

Freud hat uns nachgewiesen, dass die analytische Situation eine »Masse zu zweien« bedeutet, antworte ich darauf.

»Dann ist ja alles in Ordnung!«, entgegnen Sie mir. »Wenn wir uns also mit einem Kind in einer psychoanalytischen Relation befinden, dann handelt es sich immer um ein massenpsychologisches Phänomen. Wenn wir Sie richtig verstanden haben, wollen Sie der psychoanalytischen Pädagogik und unserer Zeitschrift vorwerfen, sie hätten sich viel zu wenig um die massenpsychologischen Verhältnisse bei der Erziehung gekümmert. Ihr Vorwurf fällt in dem Augenblick in sich zusammen, wo Sie sich erinnern, dass jede psychoanalytische Situation eine massenpsychologische ist!«

Wir wollen nicht aneinander vorbeireden. Ich meine:

Sobald ein psychoanalytisch orientierter Erzieher es nur mit einem einzigen Kind zu tun hat, betreibt er notwendigerweise Psychologie am isolierten Individuum, und diese ist etwas anderes als die Massenpsychologie, unter deren Gesetzen er zu arbeiten hat, sobald ihm mehrere Kinder anvertraut sind. Im ersten Fall nähert sich seine Arbeit der des Kinderanalytikers. Meist betreibt er psychoanalytische Heilpädagogik. Sind ihm aber sieben oder 30 Kinder zugleich anvertraut, dann ist nicht seine Aufgabe, zugleich sieben oder 30 »Massen zu zweien« zu bilden, sondern eine Masse zu acht oder zu 31 – und das ist ein wesentlicher Unterschied. Denn die massenpsychologische Einstellung geht in einer solchen Situation nicht nur, wie bei der Kinderanalyse und bei der Einzelerziehung, vom Analytiker oder analytischen Pädagogen aus, *sondern auch vom Objekt der Erziehung*, das in dem Fall eine »Masse« ist.

Alle Kinder gehen zur Schule, und sie dauert in den meisten Ländern sehr lange Zeit. Ihr Einfluss auf die Kinder ist bedeutend. Mir scheint, dass er für die Kultur eines Volkes bedeutender ist, als es der Einfluss psychoanalytischer Einwirkung auf die relativ wenigen Kinder sein kann, die mit der individuell gerichteten Psychoanalyse in Berührung kommen. Wir müssten danach trachten, dass die Vorteile psychoanalytischer Erkenntnisse breiteren Schichten der Bevölkerung zugutekommen, und wir können dies als psychoanalytische Pädagogen verwirklichen, wenn wir als Lehrer, Kindergärtnerinnen, Hortleiter, Sportführer usw. die massenpsychologischen Erkenntnisse Freuds fruchtbar machen.

Wenn das gelingt, dann erhält unsere Lehre einen viel fruchtbringenderen Charakter für das Gedeihen der Menschheit und eine viel universellere Bedeutung, als wenn wir nur einzelnen damit aus ihren Neurosen heraushelfen. Damit will ich nicht etwa die Wichtigkeit der therapeutischen Analyse herabsetzen. Ich meine nur, die weitergehende Kultivierung und die Glücksmöglichkeit und Lebenstüchtigkeit der Vielen als Gesamtheit, die wir durch psychoanalytische Pädagogik in dem hier dargestellten Sinn fördern können, ist ebenso wichtig wie die Kultivierung, Glücksmöglichkeit und Lebenstüchtigkeit Vereinzelter, die wir in die therapeutische Analyse hineinkriegen, um sie aus ihren Verhinderungen zu lösen.

Wir sollen das eine tun und das andere nicht lassen, scheint mir. Und innerhalb der psychoanalytischen Pädagogik und ihres Publikationsorgans besteht die Lücke, dass sie ihr Augenmerk bis dahin viel zu sehr individuell-psychologischen Dingen zugewendet und die massenpsychologischen etwas vernachlässigt haben. Diese sind jedoch so außerordentlich wichtig, und wir wissen darüber außer den konzisen, aber wenigen Formulierungen Freuds noch so verhältnismäßig wenig, dass wir uns bemühen sollten, das Fehlende in den nächsten zehn Jahren aufzuholen.

Literatur

Abraham, K. (1924). *Versuch einer Entwicklungsgeschichte der Libido.* Wien: Internationaler Psychoanalytischer Verlag.

Abraham, K. (1925). *Psychoanalytische Studien zur Charakterbildung.* Wien: Internationaler Psychoanalytischer Verlag.

Aichhorn, A. (1925). *Verwahrloste Jugend. Die Psychoanalyse in der Fürsorgeerziehung.* Wien: Internationaler Psychoanalytischer Verlag.

Alexander, F. (1927). *Psychoanalyse der Gesamtpersönlichkeit.* Wien: Internationaler Psychoanalytischer Verlag.

Alexander, F. & Staub, H. (1920). *Der Verbrecher und seine Richter. Ein psychoanalytischer Einblick in die Welt der Paragraphen.* Wien: Internationaler Psychoanalytischer Verlag.

Bernfeld, S. (1921). *Psychologie des Säuglings.* Berlin: J. Springer

Freud, A. (1927). *Einführung in die Technik der Kinderanalyse. Vier Vorträge am Lehrinstitut der Wiener Psychoanalytischen Vereinigung.* Wien: Internationaler Psychoanalytischer Verlag.

Freud, S. (1905d). *Drei Abhandlungen zur Sexualtheorie. GW V, 27,* 33–145.

Freud, S. (1909b). Analyse der Phobie eines fünfjährigen Knaben. *GW VII,* 241–377.

Freud, S. (1912–1913a). *Totem und Tabu. GW IX.*

Freud, S. (1914c). Zur Einführung des Narzißmus. *GW X,* 137–170.

Freud, S. (1921c). *Massenpsychologie und Ich-Analyse. GW XIII,* 71–161.

Freud, S. (1923b). *Das Ich und das Es. GW XIII,* 237–289.

Freud, S. (1926d). *Hemmung, Symptom und Angst. GW XIV,* 111–205.

Freud, S. (1933a). *Neue Folge der Vorlesungen zur Einführung in die Psychoanalyse. GW XV.*

Hediger, H. (1959). Die Angst des Tieres. *Die Angst. Studien aus dem C.G. Jung-Institut Zürich. Bd. X* (S. 7–33). Zürich, Stuttgart: Rascher.

Heiss, R. & Hiltmann, H. (Hrsg.). (1951). *Der Farbpyramiden-Test nach Max Pfister.* Bern: Huber.

Hug-Hellmuth, H. (1921). Zur Technik der Kinderanalyse. *Internationale Zeitschrift für Psychoanalyse, VII,* 179–197.

Jung, C.G. (1946). Über Konflikte der kindlichen Seele. In ders., *Psychologie und Erziehung* (S. 125–181). Zürich: Rascher.

Kielholz, A. (1920). Symbolische Diebstähle. *Zeitschrift für die gesamte Neurologie und Psychiatrie, 55,* 304–309.

Klein, M. (1932). *Die Psychoanalyse des Kindes.* Wien: Internationaler Psychoanalytischer Verlag.

Pfister, O. (1913). *Die psychanalytische Methode.* (Pädagogium – Eine Methoden-Sammlung für Erziehung und Unterricht, Bd. I.) Leipzig & Berlin: Klinkhardt.

Pfister, O. (1922). *Die Liebe des Kindes und ihre Fehlentwicklungen. Ein Buch für Eltern und Berufserzieher*. Bern: Bircher.

Reik, Th. (1925). *Geständnis, Zwang und Strafbedürfnis*. Wien: Internationaler Psychoanalytischer Verlag.

Rorschach, H. (1921). *Psychodiagnostik. Methoden und Ergebnisse eines wahrnehmungsdiagnostischen Experiments (Deutenlassen von Zufallsformen)*. Bern: Bircher

Spitz, R. (1957). *Die Entstehung der ersten Objektbeziehungen*. Stuttgart: Klett.

Stekel, W. (1922). *Psychosexueller Infantilismus*. (Störungen des Trieb- und Affektlebens, Bd. V.) Berlin, Wien: Urban & Schwarzenberg.

Stern, W. (Hrsg.). (1905). *Beiträge zur Psychologie der Aussage. Mit besonderer Berücksichtigung von Problemen der Rechtspflege, Pädagogik, Psychiatrie und Geschichtsforschung. 2. Folge, 3. Heft*. Leipzig: Barth.

Zulliger, H. (1921). *Psychoanalytische Erfahrungen aus der Volksschulpraxis*. (Schriften zur Seelenkunde und Erziehungskunst, Heft V.) Bern: Bircher.

Zulliger, H. (1923). *Aus dem unbewußten Seelenleben unserer Schuljugend*. (Schriften zur Seelenkunde und Erziehungskunst, Heft IX.) Bern: Bircher.

Zulliger, H. (1927). *Gelöste Fesseln. Studien, Erlebnisse und Erfahrungen*. Dresden: Huhle.

Zulliger, H. (1930). Psychoanalyse und Führerschaft in der Schule. *Imago – Zeitschrift für Anwendung der Psychoanalyse auf die Natur- und Geisteswissenschaften, XVI*, 39–50.

Zulliger, H. (1932a). Zur Psychologie des Kinderspieles. *Zeitschrift für psychoanalytische Pädagogik, VI*, 223–230.

Zulliger, H. (1932b). Magie im Kinderspiel. *Zeitschrift für psychoanalytische Pädagogik, VI*, 240–245.

Zulliger, H. (1932c). Rorschachscher Testversuch im Dienste der Erziehungsberatung. *Zeitschrift für psychoanalytische Pädagogik, VI*, 489–495.

Zulliger, H. (1935a). Das produktive Kinderspiel in der psychotherapeutischen Praxis. *Psychotherapeutische Praxis, II*, 168–174.

Zulliger, H. (1935b). *Schwierige Schüler. Acht Kapitel zur Theorie und Praxis der tiefenpsychologischen Erziehungsberatung und Erziehungshilfe*. Bern: Huber.

Zulliger, H. (1941). *Einführung in den Behn-Rorschach-Test*. (Arbeiten zur angewandten Psychologie, Bd. 6.) Bern: Huber.

Zulliger, H. (1950). *Über symbolische Diebstähle von Kindern und Jugendlichen*. Biel: Institut für Psycho-Hygiene.

Zulliger, H. (1952). *Heilende Kräfte im kindlichen Spiel*. Stuttgart: Klett.

Zulliger, H. (1953). *Umgang mit dem kindlichen Gewissen*. Stuttgart: Klett.

Zulliger, H. (1954). *Der Tafeln-Z-Test für individuelle und psychologische Prüfungen. Ein abgekürztes Rorschach-Verfahren*. Bern, Stuttgart: Huber.

Zulliger, H. (1956). *Helfen statt strafen – auch bei jugendlichen Dieben*. Stuttgart: Klett.

Zulliger, H. (1956/57). Zur Psychoanalyse einer »Blitz«-Heilung. *Psyche – Eine Zeitschrift für Tiefenpsychologie und Menschenkunde in Forschung und Praxis, X*, 236–256.

Editionsbericht, Quellenangaben und Anmerkungen

Reinhard Fatke

Die Wiedergabe der Texte folgt in der Regel den Veröffentlichungen zu Lebzeiten Zulligers bzw. den Typoskripten aus dem Nachlass. Grundsätzlich wurde der Erstveröffentlichung der Vorzug gegeben. In denjenigen Fällen jedoch, in denen eine spätere Veröffentlichung wichtige Ergänzungen enthielt, wurde auf diese zurückgegriffen. Einige der gedruckten Texte sind von Zulliger handschriftlich bearbeitet worden, vielleicht für einen Vortrag oder für eine spätere Wiederveröffentlichung in einem Sammelband; diese Korrekturen und Ergänzungen wurden für diesen Band jeweils übernommen (nähere Angaben dazu bei den einzelnen Beiträgen).

Die alte Rechtschreibung und die Interpunktion sowie einige veraltete Formen der Deklination und Konjugation wurden behutsam an die neuen Regeln bzw. den aktuellen Gebrauch angepasst. Davon ausgenommen sind längere Originalzitate von Sigmund Freud, in denen die ursprüngliche Schreibweise beibehalten wurde. Gelegentliche spezifische Schweizer Ausdrücke oder Wendungen (sogenannte Helvetismen), wie z.B. »Schulstube« für »Klassenzimmer«, wurden beibehalten und, wo nötig, in eckigen Klammern mit dem üblichen Kürzel »i.e.« (für »id est«) kurz erläutert. Das Gleiche gilt für einige Fachausdrücke, die heute nicht mehr sehr geläufig sind (z.B. »Complexe d'abandon« für »Angst vorm Verlassenwerden«).

Wie es auch bei anderen Autorinnen und Autoren aus Zulligers Generation üblich war, enthalten die Texte nur recht wenige Anmerkungen und nur vereinzelte Literaturhinweise, zumeist als Fußnoten. In Bezug darauf wurde editorisch entschieden, die in Fußnoten genannten Literaturverweise in Form eines Gesamtliteraturverzeichnisses am Ende aller Beiträge aufzuführen und im Text, wie heute üblich, nur Verfassernamen und Erscheinungsjahr in runden Klammern einzufügen. Wenn im Beitrag eine Veröffentlichung ohne weiteren Verweis erwähnt wurde, hat der Herausgeber diesen in eckigen Klammern hinzugefügt und die bibliografische Angabe in das Literaturverzeichnis aufgenommen. Die Literaturnachweise der Texte von Sigmund Freud folgen der *Freud-Bibliographie mit Werkkonkordanz* von Ingeborg Meyer-Palmedo und Gerhard Fichtner (Frankfurt am Main: Fischer, 1999). Fußnoten inhaltlicher Art, die Zulliger seinen Texten gelegentlich hinzufügte, wurden übernommen.

Großen Dank schulde ich den Erben Hans Zulligers, die großzügigerweise ihre Rechte am Copyright an den Verlag abgetreten haben, und insbesondere Christian Tschannen, einem der Enkel Hans Zulligers, der mir mit viel Engagement zusätzliche Dokumente zugänglich gemacht und mit Informationen über die verzweigte Zulliger-Familie sehr geholfen hat. Für Schreibarbeiten, die im Zusammenhang mit dieser Edition angefallen sind, danke ich meinem Mitarbeiter Herrn lic. phil. Daniel Werner sehr herzlich. Den Bibliotheksmitarbeiterinnen und -mitarbeitern des Instituts für Erziehungswissenschaft der Universität Zürich sei ebenfalls herzlich gedankt; ihre Bemühungen bei der Beschaffung entlegener Quellen, wenn sich diese nicht im Zulliger-Nachlass befanden, waren sehr hilfreich. Ein besonderer Dank gebührt Herrn Kollegen Prof. Dr. Wilfried Datler von der Universität Wien, der das Editionsprojekt angestoßen und tatkräftig unterstützt sowie einen Druckkostenzuschuss des Arbeitsbereichs Psychoanalytische Pädagogik des Instituts für Bildungswissenschaft der Universität Wien ermöglicht hat. Einen weiteren Druckkostenzuschuss hat die Steger-Hain-Stiftung zur Förderung der Psychoanalyse bei der Akademie für Psychoanalyse München gewährt, wofür ihr ebenfalls herzlich gedankt sei. Schließlich ist dem Psychosozial-Verlag für die angenehme Zusammenarbeit und die Unterstützung in allen Belangen der Edition zu danken.

1 Mein Curriculum vitae

Unveröffentlichtes Manuskript aus dem Nachlass (undatiert).

Dieser Lebenslauf – von Zulliger nur mit »Curriculum vitae« überschrieben – ist im Zusammenhang mit zwei Ereignissen verfasst worden: Zum einen sollte der mit ihm befreundete Psychoanalytiker Adolf Friedemann, damals Leiter des Instituts für Psychohygiene in Biel (Schweiz), für ein amerikanisches Kompendium mit dem Titel *Psychoanalytic Pioneers* den Beitrag über Zulliger schreiben (Zulliger selbst hat darin den Beitrag über Oskar Pfister verfasst). Offenbar hatte Friedemann Zulliger um Angaben zu seinem Lebenslauf gebeten und benutzte diese dann mit ausführlichen Bezügen auf das »Curriculum vitae« (in übersetzter Fassung) für seinen Beitrag. Erschienen ist das Kompendium erst 1967 nach Zulligers Tod (New York: Basic Books), herausgegeben von F. Alexander, S. Eisenstein und M. Grotjahn, Seite 342 bis 347. Zum anderen diente die Abfassung des Lebenslaufs offensichtlich auch zur Vorbereitung der bevorstehenden Feier zu Zulligers 70. Geburtstag, auf der mehrere Festreden den Jubilar ehrten und insbesondere Werner Kasser über das Leben und Wirken von Hans Zulliger mit ausführlichen Bezügen zu dessen Angaben im »Curriculum vitae« berichtete. Diese Rede wie auch die anderen sind 1963 im Verlag Huber (Bern & Stuttgart) unter dem Titel: *Hans Zulliger – Eine Biographie und Würdigungen seines Wirkens* von Werner Kasser herausgegeben worden. Weitere Details zu Zulligers Werdegang, die aus dem Nachlass stammen, finden sich in der Einführung des Herausgebers zu dieser Edition.

An anderer Stelle, nämlich in einem ausschließlich ihm gewidmeten Sonderheft der Zeitschrift *Schwyzerlüt – Zytschrift für üses Schwyzerdütsch* (26 Jg., 1964, Nr. 2) hat Zulliger – vor allem für seine Landsleute in der Mundart-Community – unter dem Titel »Der Hans Zulliger verzellt us sym Läbe« mit vielen Einzelheiten geschildert, wie er zu seiner literarischen Produktion (insbesondere Gedichten, Balladen, Erzählungen usw.) gefunden hat.

2 Psychoanalyse und Pädagogik

Erstdruck: Freud in der Gegenwart. *Hrsg. v. Th. W. Adorno & W. Dirks. Frankfurt a. M.: Europäische Verlagsanstalt, 1957, S. 327–350.*

Anlässlich der 100. Wiederkehr des Geburtstags von Sigmund Freud veranstalteten die Universitäten Frankfurt a. M. und Heidelberg einen Zyklus von Vorträgen, die im Sommersemester 1956 zwischen dem 6. Mai und dem 12. Juli jeweils an beiden Universitäten gehalten wurden und an denen sich namhafte Vertreter der Psychoanalyse beteiligten. Absicht war, »das lebendige Bewusstsein von Freud in Deutschland wieder herzustellen;

zu zeigen, wie wenig überholt seine Theorien, wie aktuell sie gerade angesichts dessen sind, was man aus ihnen gemacht hat« (so Max Horkheimer und Theodor W. Adorno in ihrer Vorrede, S. XI). Die Vorträge wurden in redigierter Form unter dem Titel *Freud in der Gegenwart* als Band 6 der »Frankfurter Beiträge zur Soziologie« veröffentlicht. Zulliger ist der einzige Referent, der mit drei Vorträgen bei diesem Anlass vertreten war (siehe auch die Beiträge Nr. 4 und Nr. 15 in diesem Band). Der Vortragsstil (z.B. in der Anrede des Publikums) wurde für diese Edition beibehalten.

3 Das umgestürzte und zerbrochene Tintenfass

Erstdruck: Aus dem unbewußten Seelenleben unserer Schuljugend. *(Schriften zur Seelenkunde und Erziehungskunst, hrsg. v. Oskar Pfister. Heft IX.) Bern: Bircher, 1923, S. 35–39.*

Dieser Beitrag stammt aus der Frühzeit von Zulligers Tätigkeit als Dorfschullehrer, als er psychoanalytische Erkenntnisse für Probleme, die im Schulalltag auftauchten, fruchtbar zu machen versuchte. Der berichtete Fall gilt auch als gelungenes Beispiel dafür, wie eine psychoanalytisch-pädagogische Intervention unter Wahrung des institutionellen Rahmens des Schulunterrichts durchgeführt werden kann. Schon zwei Jahre zuvor hatte Zulliger unter dem Titel *Psychoanalytische Erfahrungen aus der Volksschulpraxis* in derselben Reihe (als Heft V) eine Sammlung von Beispielen veröffentlicht, womit er unter anderem zeigen wollte, »was für ein Segen mit psychoanalytischer Pädagogik an den Schülern getan werden konnte« (so rückblickend im Beitrag Nr. 2 in diesem Band). Diese Publikation gelangte auch Sigmund Freud zur Kenntnis, worauf dieser – in einem Brief an Oskar Pfister vom 21.12.1924 – das »prächtige Büchlein« lobte. Zulliger selbst hält in einer unveröffentlichten Notiz aus dem Nachlass fest, dass er zu dieser ersten Veröffentlichung ein »ermunterndes Brieflein« von Freud erhalten habe.

4 Psychoanalyse und Kinderpsychotherapie

Erstdruck: Freud in der Gegenwart. *Hrsg. v. Th. W. Adorno & W. Dirks. Frankfurt a. M.: Europäische Verlagsanstalt, 1957, S. 351–378.*

Siehe dazu die Anmerkung zum Beitrag Nr. 2.

Gestrichen wurden lediglich am Schluss vier Verszeilen von Goethe, wonach jeder seinen eigenen Stil finden müsse.

5 Mein Weg in die Kinderpsychotherapie

Erstdruck: Hans Zulliger: Heilende Kräfte im kindlichen Spiel – Spiel-Therapie. *Zürich: Pestalozzianum, 1959, S. 30–54.*

Nach dem durchschlagenden Erfolg seines Buchs *Heilende Kräfte im kindlichen Spiel* von 1952 (Stuttgart: Klett) wurde Zulliger immer wieder zu Vorträgen und schriftlichen Beiträgen zu diesem Thema gebeten. 1959 hielt er im Pestalozzianum, einer Einrichtung zur Förderung der Lehreraus- und -weiterbildung in Zürich, zwei Vorträge, die unter den beiden Vortragstiteln in einer kleinen Broschüre veröffentlicht wurden. Der zweite Vortrag verbindet auf erhellende Weise systematische und praktische Aspekte der Spieltherapie mit Zulligers eigenem Werdegang. Deshalb wurde diesem Beitrag, der im Original lediglich »Über Spiel-Therapie« heißt, vom Herausgeber ein eigener Titel gegeben.

6 Das »magische« Denken des Kindes als theoretische Begründung der deutungsfreien Spielanalyse

Erstdruck: Hans Zulliger: Bausteine zur Kinderpsychotherapie und Kindertiefenpsychologie. *Zweite, durchgesehene und erweiterte Auflage. Bern/Stuttgart: Huber, 1966, S. 35–46.*

Im zweiten Abschnitt sind einige Fallbeispiele, die in Kurzform dargestellt werden, gestrichen worden, weil sie in anderen Beiträgen dieser Edition, häufig ausführlicher, wiederkehren. Die Auslassung ist in der üblichen Form kenntlich gemacht: […]. Außerdem ist der fünfte Abschnitt entfallen, der lediglich nochmals resümiert, was der Autor »plausibel zu machen« versucht hat, und einige Bemerkungen zu den Anforderungen an die Kinderpsychotherapie wiederholt.

7 Das produktive Kinderspiel in der psychotherapeutischen Praxis

Erstdruck: Psychotherapeutische Praxis, 2, *Heft 3, 1935, 168–174.*

Wieder abgedruckt in: Hans Zulliger: Bausteine zur Kinderpsychotherapie und Kindertiefenpsychologie. *Zweite, durchgesehene und erweiterte Auflage. Bern/Stuttgart: Huber, 1966, S. 26–34.*

8 Die Spaziergang-Behandlung. Eine Form des psychotherapeutischen Umgangs mit gefährdeten Jugendlichen

Erstdruck: Hans Zulliger: Bausteine zur Kinderpsychotherapie und Kindertiefenpsychologie. *Zweite, durchgesehene und erweiterte Auflage. Bern/Stuttgart: Huber, 1966, S. 67–76.*

Wieder abgedruckt in: Handbuch der Kinderpsychotherapie. Band 1. *Hrsg. v. G. Biermann. München: Reinhardt, 1969, S. 428–434.*

Dieser Text ist der zweite Teil eines längeren Beitrags, den Zulliger unter dem Titel »Psychagogischer und psychotherapeutischer Umgang mit gefährdeten Jugendlichen« für die zweite Auflage seines Bandes *Bausteine zur Kinderpsychotherapie und Kindertiefenpsychologie* verfasst hat (S. 60–76). Aufgrund der Erfahrung, dass für Jugendliche nicht mehr die Spieltherapie und noch nicht die Erwachsenentherapie geeignet ist, schuf Zulliger eine dritte Technik, indem er auf wiederholten Spaziergängen in der Landschaft in einer Kombination aus Erlebnissen und Gesprächen mit Jugendlichen psychotherapeutisch arbeitete. Während im ersten Teil des vollständigen Beitrags mehrere kürzere Fallgeschichten von gefährdeten Jugendlichen präsentiert werden, entfaltet der zweite Teil anhand einer ausführlichen Fallgeschichte die Grundprinzipien der – von Zulliger sogenannten – »Spaziergang-Behandlung« und schließt einige allgemeine Gedanken zu den besonderen Aufgaben an, die sich für die Psychotherapie von Jugendlichen stellen. Im drei Jahre später erschienenen *Handbuch der Kinderpsychotherapie, Band 1* wählte der Herausgeber Gerd Biermann diesen zweiten Teil zum Abdruck aus und gab ihm den Titel, der auch für diese Edition übernommen wurde.

9 Eine Lernstörung wird beseitigt. Eine »Spaziergang«-Behandlung

Erstdruck: Hans Zulliger: Bausteine zur Kinderpsychotherapie und Kindertiefenpsychologie. *Zweite, durchgesehene und erweiterte Auflage. Bern/Stuttgart: Huber, 1966, S. 49–56.*

Dieser Text bildet das Kernstück eines längeren Aufsatzes (S. 47–59) mit dem Titel »Kind, Symbol und dessen Bedeutung für die Kinderpsychotherapie« aus dem genannten Band. Präsentiert wird eine ausführliche Fallgeschichte, die – wie der Fall in Beitrag Nr. 8 – veranschaulicht, wie eine »Spaziergang-Behandlung« konkret aussieht. Der für diesen Beitrag gewählte Titel entspricht dem Untertitel, den Zulliger dem ausführlicheren Beitrag in den »Bausteinen« gegeben hat. Lediglich der Zusatz (Eine »Spaziergang«-Behandlung) ist hinzugefügt worden.

10 Bemerkungen zur Kontrollanalyse

Unveröffentlichtes Manuskript aus dem Nachlass (undatiert).

In der psychoanalytischen Literatur finden sich nur selten Berichte über den Verlauf von Kontrollanalysen, und doch gerade sie können Einblick geben einerseits in die Schwierigkeiten, mit denen Psychotherapeuten – in diesem Fall Kinderpsychotherapeuten – vor allem zu Beginn ihrer beruflichen Tätigkeit konfrontiert und teilweise auch überfordert werden, und andererseits in die Interaktion, die sich zwischen der Kinderpsychotherapeutin und dem Kontrollanalytiker entwickelt, sowie in die Erkenntnis, dass die Schwierigkeiten zumeist daraus resultieren, dass die Therapeutin nicht vollständig analysiert worden ist und deshalb nicht-kontrollierte Teile ihres Unbewussten in die Therapie einbringt. Der Text befindet sich im Nachlass, ist maschinenschriftlich verfasst und handschriftlich redigiert, was darauf schließen lässt, dass er für eine Publikation (oder einen Vortrag) vorgesehen war. Der Text stammt aus der Spätzeit von Zulligers Schaffen, als er mit seiner reichhaltigen Erfahrung in der Kinderpsychotherapie offiziell mit Kontrollanalysen betraut wurde.

11 Der Abenteurer-Schundroman

Erstdruck: Zeitschrift für psychoanalytische Pädagogik, VII, *1933, 357–377.*

Mit diesem Beitrag griff Zulliger in die seinerzeit heftig geführten Auseinandersetzungen um die sogenannte »Schundliteratur« ein. Ausgelöst wurde die Debatte – nach Vorläufern im Zusammenhang mit dem Buch *Das Elend unserer Jugendliteratur* von Heinrich Wolgast (1896) – durch das in der Weimarer Republik 1926 erlassene »Gesetz zur Bewahrung der Jugend vor Schund- und Schmutzschriften«. Gegen die vor allem von konservativen Kreisen befeuerte Kampagne gegen das »Schrifttum des Ungeistigen« hatten sich bereits einige Psychoanalytiker (Siegfried Bernfeld, Eric Homburger, Karl Pipal, Edith Buxbaum) zur Wehr gesetzt mit Hinweisen darauf, welch wichtige Funktion das Konsumieren solcher Literatur für die psychische Entwicklung von Kindern und Jugendlichen hat. Zulliger greift mit diesem Beitrag, in dem er ein konkretes Fallbeispiel aus seiner Schulpraxis mit einer tiefenpsychologischen Analyse einer speziellen Abenteurer- und Agentengeschichte verknüpft, in die Debatte ein und entwickelt eine psychoanalytische Begründung dafür, dass die sogenannte Schundliteratur bei den jugendlichen Lesern, insbesondere den Jungen, der Bannung und Bewältigung ihrer Angstfantasien dient. Das spezielle literarische Beispiel stammt aus der Serie »John Kling's Abenteuer«, die von 1923 bis zum Verbot durch die Nationalsozialisten 1939 als Heftchen mit jeweils 96 Seiten Umfang zum Preis von 50 Pfennig vom Dietsch-Verlag in Leipzig vertrieben wurden und sich so großen Zuspruchs erfreuten, dass mehrere 100 solcher Geschichten, verfasst von verschiedenen Autoren, erschienen. (Verfilmt wurde die Serie übrigens in 26 Folgen von 1965 bis 1970 und im Vorabendprogramm des Zweiten Deutschen Fernsehens ausgestrahlt.) In der Originalpublikation dieses Beitrags in Heft 10–12 vom Oktober/Dezember 1933 der *Zeitschrift für psychoanalytische Pädagogik* hat Zulliger eine Reihe von schriftlichen Ergänzungen vorgenommen – vermutlich für einen geplanten, aber dann doch nicht zustande gekommenen Wiederabdruck des Textes an einem anderen Ort. Diese Fassung befindet sich in Zulligers Nachlass und wurde für die vorliegende Edition benutzt.

12 Eine Diebin aus fehlgeleiteter Gewissensreaktion

Erstdruck: Psyche – Eine Zeitschrift für Tiefenpsychologie und Menschenkunde in Forschung und Praxis, VIII, *Heft 9, 1954, 546–560.*

Wieder abgedruckt in: Hans Zulliger: Helfen statt strafen – auch bei jugendlichen Dieben. *Stuttgart: Klett, 1956, S. 141–157. Unveränderter Nachdruck 1970: Frankfurt a. M.: Fischer Taschenbuch, S. 108–120.*

Als 1947 die Zeitschrift *Psyche* gegründet wurde, die nach der einschneidenden Zäsur des Nationalsozialismus die Psychoanalyse in Deutschland und den deutschsprachigen Ländern wiederbeleben wollte, leistete Zulliger einen beachtlichen Beitrag zu dieser Absicht, indem er in den 1950er Jahren fünf Aufsätze in dieser Zeitschrift veröffentlichte (später kamen noch 14 weitere hinzu). Neben mehreren Untersuchungen zur Funktion und Wirksamkeit des von ihm entwickelten Formdeut-Verfahrens, des projektiven »Zulliger-Tafeln-Tests«, publizierte er auch ausführliche Fallanalysen, wie z. B. diese über eine fehlgeleitete Gewissensreaktion. Stehlen als ein jugendtypisches Phänomen behandelt Zulliger immer wieder in seinen Schriften und deckt dabei unterschiedliche Quellen aus dem Unbewussten auf – wie auch im folgenden Beitrag Nr. 13 über ein jugendliches Diebskleeblatt.

13 Ein jugendliches Diebskleeblatt

Erstdruck: Zeitschrift für psychoanalytische Pädagogik, VI, *1932, 21–37.*

Wieder abgedruckt in: Hans Zulliger: Bausteine zur Kinderpsychotherapie und Kindertiefenpsychologie. *Zweite, durchgesehene und erweiterte Auflage. Bern/Stuttgart: Huber, 1966, S. 135–156.*

Dieser Text geht auf eine gutachterliche Stellungnahme zurück, um die Zulliger von der zuständigen Behörde (Jugendanwaltschaft) für die Ermittlung und Verfolgung jugendlicher Straftaten gebeten worden war. Mit schriftstellerischem Geschick machte er daraus eine ausführliche, lebendige Fallgeschichte, in der ein Gruppengeschehen ausschlaggebend für die Straftaten war.

Im Nachlass befindet sich ein Exemplar der *Zeitschrift für psychoanalytische Pädagogik*, in dem Zulliger einige handschriftliche Eintragungen (Korrekturen, Ergänzungen) vorgenommen hat, vielleicht für einen Vortrag oder eine Wiederveröffentlichung. Für den Wiederabdruck in den »Bausteinen« wurden sie jedoch nicht verwendet, obwohl es möglich gewesen wäre, denn den Band hat Zulliger noch kurz vor seinem Tod redigiert; sein Vorwort zu dem Band datiert vom Oktober 1965, dem Monat, in dem er gestorben ist. Für die vorliegende Edition wurden die handschriftlichen Eintragungen übernommen.

14 Die Angst des Kindes

Erstdruck: Die Angst. Studien aus dem C. G. Jung-Institut Zürich, Band X. *Zürich/Stuttgart: Rascher, 1959, S. 35–65.*

Das C. G. Jung-Institut in Zürich veröffentlichte von 1949 an pro Jahr je einen Band mit »Studien«, die sowohl Monografien als auch Vortragsserien zu jeweils einem bestimmten Thema enthielten. Im Winter 1958/59 referierten acht Wissenschaftler aus verschiedenen Disziplinen (u. a. Biologie, Psychiatrie, Religionswissenschaft, Kunstgeschichte) über das Thema »Angst«. Eingeladen war auch Zulliger, der im ersten Teil seines Vortrags mit vielen Fallbeispielen die Angst bei Kindern beschreibt und analysiert und im zweiten Teil eine theoretische Vertiefung auf psychoanalytischer Grundlage vornimmt, wobei er auch die Entwicklung von Sigmund Freuds Angst-Konzeption anhand ausführlicher Originalzitate nachzeichnet. Die Freud-Zitate sind für diese Edition überprüft und, wo nötig, anhand des Originals korrigiert worden. Dabei wurde auch die ursprüngliche Schreibweise (z. B. *ß* statt *ss*) beibehalten. – Gekürzt wurde der Zulliger-Text um eine Passage zu Beginn des zweiten Teils, in dem der Autor Ausdrucks- und Bewältigungsformen der Angst bei Naturvölkern skizziert und dabei Bezug nimmt auf seine Schrift *Zur Psychologie der Trauer- und Bestattungsgebräuche* (Wien: Internationaler Psychoanalytischer Verlag, 1924). Ebenfalls gestrichen wurde ein Schlussabsatz mit dem Hinweis darauf, dass das heutige Versicherungswesen dazu diene, die äußeren Gefahren »und damit die Realangst zu bannen«. Das Thema »Angst« hat Zulliger später wieder aufgenommen und ausführlich 1966 in seinem Buch *Die Angst unserer Kinder* behandelt (Stuttgart: Klett; ungekürzte Wiederauflage 1969: Frankfurt a. M.: Fischer Taschenbuch).

15 Psychoanalyse und die Entwicklung und Erziehung des Gewissens

Erstdruck: Freud in der Gegenwart. *Hrsg. v. Th. W. Adorno & W. Dirks. Frankfurt a. M.: Europäische Verlagsanstalt, 1957, S. 379–398.*

Siehe dazu die Anmerkung zum Beitrag Nr. 2.

Die umfangreichen Zitate aus S. Freuds Schrift *Totem und Tabu* (1923) sind überprüft und, wo nötig, korrigiert worden. Dabei wurde auch die originale Rechtschreibung beibehalten.

Zu diesem Thema hatte Zulliger bereits 1953 unter dem Titel *Umgang mit dem kindlichen Gewissen* eine umfangreichere Publikation vorgelegt (Stuttgart: Klett; ungekürzte Wiederauflage 1969: Frankfurt a. M.: Fischer Taschenbuch).

16 Über eine Lücke in der psychoanalytischen Pädagogik

Erstdruck: Zeitschrift für Psychoanalytische Pädagogik, X, *1936, 337–359.*

Bei diesem Text handelt es sich, laut Fußnote 1, um einen Vortrag, den Zulliger im Herbst 1930 in Wien vor der Arbeitsgemeinschaft der Pädagogen sowie in Prag, Budapest und Zürich vor den Ortsgruppen der Internationalen Psychoanalytischen Vereinigung gehalten hatte. Ein großer Teil der Veröffentlichungen aus der Psychoanalyse und der Psychoanalytischen Pädagogik ging – und geht noch immer – von einer dyadischen Konstellation aus und analysiert die Psychodynamik in diesen Beziehungen unter dem Gesichtspunkt, wie unbewusste Kräfte darin wirken und zu Problemen im Fühlen, Denken und Verhalten führen. Die meisten erzieherischen Interaktionen vollziehen sich jedoch in Gruppensituationen: im Kindergarten, in der Schule, im Erziehungsheim, auch in der Familie. Zulliger arbeitet in diesem Beitrag heraus, was die Berücksichtigung dieser Situation für das Verständnis der Dynamik in Gruppen bedeutet.

Der Schlussabsatz, in dem Zulliger auf seine eigene berufliche Situation als Lehrer hinweist, in der er die von ihm beklagte »Lücke« als besonders auffällig erlebe, und beklagt, dass »wir Berufspädagogen die Kinder vorläufig nicht schon früher als im Schulalter mit der psychoanalytischen Pädagogik erreichen können«, ist entfallen.

Terminologisch ist zu berücksichtigen, dass mit dem Begriff »Massenpsychologie« (so auch schon in S. Freuds Schrift *Massenpsychologie und Ich-Analyse* von 1921) nicht primär das gemeint war, was heutzutage unter »Masse« (im Sinne von Massenauflauf, Massenhysterie u.ä.) verstanden wird, sondern das Verhältnis des Einzelnen zu mehreren anderen relevanten Bezugspersonen als soziales Phänomen. In diesem Sinne verwendet Freud auch den Begriff »Sozialpsychologie« synonym mit »Massenpsychologie«. Zulliger hat vor allem eine (überschaubare) *Gruppe von Menschen* (z. B. eine Schulklasse) und die sich darin abspielenden psycho- und soziodynamischen Prozesse im Auge.

Mit diesem Beitrag leitete Zulliger ein Umdenken in der Psychoanalytischen Pädagogik ein, die auch die Bildung von Gemeinschaften (z. B. in der Schulklasse) und von Horden und Banden betrifft; siehe dazu auch Hans Zulliger (1961): *Horde – Bande – Gemeinschaft.* Stuttgart: Klett.

Siegfried Bernfeld

Sozialistische Pädagogik und Schulkritik

Werke, Band 8

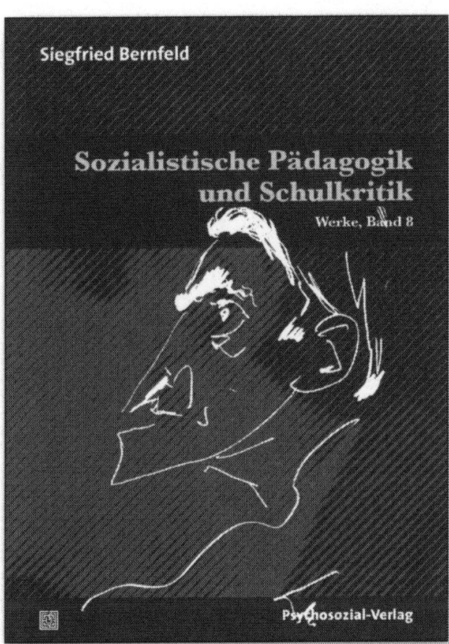

2016 · 566 Seiten · Broschur

ISBN 978-3-8379-2473-2

Sozialistische Schulkritik bedeutete für Siegfried Bernfeld: Schule ist immer politisch. Ihre Funktion ist die Vermittlung des herrschenden Wertesystems und die Reproduktion gesellschaftlicher Machtverhältnisse. Dies leistet sie weniger über Unterrichtsinhalte als über die sozialen Ordnungen und Institutionen des Bildungssystems. Bernfeld untersucht deren Wirkungen mit den Mitteln analytischer Sozialpsychologie. Selbst sozialistischer Erzieher, fragt er außerdem nach der Rolle pädagogischer Einrichtungen im Klassenkampf der Arbeiterschaft und Selbstbefreiung der Schülerschaft in ihrem Schulkampf.

Der vorliegende Band enthält Bernfelds Abhandlungen zur sozialistischen Pädagogik und Schulkritik sowie Materialien zum zeitgenössischen Schulkampf der Gymnasiasten in Österreich und Preußen. Den Kern bildet die Monografie *Die Schulgemeinde und ihre Funktion im Klassenkampf* (1928). Hierin kommt Bernfeld zu einem desillusionierenden Resultat: Die Handlungsspielräume sozialistischer Pädagogik sind in der bürgerlichen Gesellschaft auf die Fürsorgeerziehung beschränkt, also auf solche Kinder und Jugendliche, die das staatliche Bildungssystem bereits ausgeschlossen hat.